新形态一体化系列教材

U0317281

健康评估

主　编　胡亚静　杨雪飞　何捷荣
副主编　张乐乐　许源铎　李海洋　张琦润　唐　敏　赵如静
编　委　（按姓氏笔画排列）

马玉凤　　（天津天狮学院）

许源铎　　（潮州市潮安区金石镇湖美第二卫生分站）

杨雪飞　　（天津医科大学临床医学院）

李海洋　　（中南大学湘雅二医院）

何捷荣　　（德阳科贸职业学院）

陈玉柱　　（天津市滨海新区大港医院）

陈田芳　　（长沙医学院）

余　纯　　（长沙医学院）

张乐乐　　（炮防学院士官学校）

张琦润　　（墨尔本大学）

赵如静　　（天津医科大学临床医学院）

胡亚静　　（河北科技学院）

唐　敏　　（重庆应用技术职业学院）

长江出版传媒　湖北科学技术出版社

图书在版编目（CIP）数据

健康评估 / 胡亚静, 杨雪飞, 何捷荣主编. —武汉：
湖北科学技术出版社, 2023.4
　新形态一体化系列教材
　ISBN 978-7-5352-7021-4

　Ⅰ.①健… Ⅱ.①胡… ②杨… ③何… Ⅲ.①健康—
评估—教材 Ⅳ.①R471

中国版本图书馆CIP数据核字(2022)第171757号

责任编辑：兰季平

责任校对：罗　萍　　　　　　　　　　　　　　封面设计：曾雅明

出版发行：湖北科学技术出版社　　　　　　　　电话：027-87679466

地　　　址：武汉市雄楚大街268号　　　　　　　邮编：430070

　　　　　（湖北出版文化城B座13-14层）

网　　　址：http://www.hbstp.com.cn

印　　　刷：廊坊市广阳区九洲印刷厂　　　　　　邮编：065005

787×1092　　　1/16　　　　　　　印张：25.5　　　　字数：640千字

2023年4月第1版　　　　　　　　　　　　2023年4月第1次印刷

　　　　　　　　　　　　　　　　　　　　　　　　定价：79.80元

本书如有印装质量问题　可找本社市场部更换

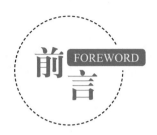

前言 FOREWORD

　　"健康评估"是护理专业的一门主干课程，是联系护理基础课程和专业课程的桥梁，具有很强的实用性。《"健康中国2030"规划纲要》中指出，健康是促进人类全面发展的必然要求，是经济社会发展的基础条件；实现国民健康长寿，是国家富强、民族振兴的重要标志，也是全国各族人民的共同愿望。健康，已经成为全国人民的基本诉求。《健康中国行动（2019—2030年）》给健康评估课程带来了新的课题。为适应新时代要求，进一步推进医学教育改革与发展，故启动本教材第二版的编写和修订工作。

　　本书适应国家对高等教育提出的特色办学的方针，根据护理专业学生的培养目标和教学大纲，以人的健康为中心，以护理程序为框架，以整体护理的思想为主线，根据护理专业学科特点和培养目标进行编写。在注重基本理论、基础知识和基本技能的基础上，融入课程思政的内容。本书紧密结合临床护理工作特点，培养学生护理诊断的思维方法，突出教材的实用性、科学性和先进性。本书总的指导思想是培养学生"以人为中心"的评估理念，从护理角度出发，通过对被评估者身体、心理和社会等方面资料的收集、分析、整理，能够做出准确的护理诊断及监测和判断病情变化，并能书写规范翔实的健康评估纪录。本书共12章，各章突出了学科发展和护理特色，以贴近岗位、贴近护理实践为宗旨，可以为后续护理专业课程奠定坚实的基础，也可以供临床护理工作者使用和参考。

　　鉴于编者能力和学识有限，本教材虽然经过反复讨论和修正，疏漏、不足之处在所难免，敬请使用本教材的广大师生和读者给予批评指正，使之不断完善。同时，我们也希望与各位同仁一道探索健康评估的发展趋势，以求更快、更好地推进我国护理事业的发展。

编　者

2022年6月

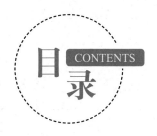

目录 CONTENTS

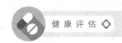

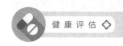

绪论 第一章

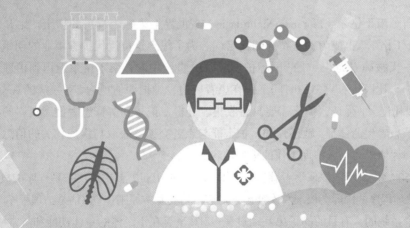

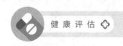
健康评估（health assessment）是一门研究护理人员如何系统收集、分析、记录和解释患者的健康资料，以明确其目前的健康状况，以及是否有潜在的健康问题，进而明确护理诊断的基本理论、基本技能和临床思维方法的学科。

健康评估又被称为护理评估，它是护理基础课程与临床专业课程之间的桥梁，也是学习临床护理课程的基础。健康评估这门课程体现了护理专业的独立性，它是护理人员开展护理工作所必须具备的核心能力。健康评估是护理程序的第一个环节，也会贯穿于整个护理过程中。护理人员要完成高质量的护理工作，必须扎实掌握健康评估的知识和技能。

 健康评估的发展简史

弗洛伦斯·南丁格尔（Florence Nightingale）是世界上第一个真正的护士，她开创了护理事业，而"南丁格尔"也成为护士精神的代名词。为了纪念这位近代护理事业的创始人，南丁格尔生日这一天被确立为"5·12"国际护士节。19世纪中叶，南丁格尔意识到护理观察的重要性，因为护士比医生有更多的时间工作在患者床边，她把评估视为"对疾病的观察"。南丁格尔在《护理札记》中强调，护士需要具备收集、分析、记录和解释患者健康资料的技能，比如观察和记录患者生命体征；她还强调，护士能与患者交谈并获取与疾病相关的信息是非常重要的。从此，评估成为临床护理工作的重要内容之一。

20世纪50年代，美国护理学者莉迪亚·海尔（Lydia Hall）首次提出护理程序的概念。1967年，在有关护理程序的国际会议上首次提出了护理评估的基本原则：①评估是护理程序的第一步；②评估是一个系统的、有目的的护患互动过程；③其重点在于个体的身体功能和日常生活能力；④其过程包括收集资料和临床判断。由此，护理程序在护理作为独立学科的背景下迅速发展起来。当时在护理程序中，护理诊断属于评估中的一个部分。1973年，美国护士协会召开第一届全国护理诊断大会，会议通过了格比和莱文（Gebbie & Lavia）的提议，把护理诊断列为护理程序中一个独立的步骤。此后，护理程序由4个步骤衍变成5个步骤，即目前的评估、诊断、计划、实施、评价。20世纪70年代，美国在护理专业的教学计划内提高了收集资料和身体评估的技巧和方法的比例，但护士的培养仍采用的是医学评估模式，教学中没有体现护理工作的特性。1977年，美国医学家恩格尔（G. L. Engel）提出"护理的本质是以患者为核心，护士应该按照规范的护理程序开展护理工作"，他还创立了"生物-心理-社会"现代医学模式，这种新型医学模式使健康评估作为学科的基本框架得以体现。在护理专业教育中，健康评估的理论和技能也越来越受到关注和重视。1980年，美国护士协会要求现代护士必须具备"整体护理评估的能力"，由此可见，掌握健康评估的理论和技能已经成为衡量护士专业水平的重要标尺。1987年，麦乔琳·高登（Majory Gordon）提出了功能性健康型态（functional health patterns，FHPs）的概念，这一概念具有明显的护理特性，为收集和组织护理对象的健康资料提供了合理的框架。FHPs模式包括11项功能性健康型态评估，这种评估模式对护士收集健康资料给予系统性指导。随着护理的工作范围不断扩大，在家庭和社区逐渐出现从事独立工作的护士，这对护士的护理评估技能提出了更高的要求。为了使健康资料的采集和分析更加系统化、标准化，2000年4月，北美护理诊断协会进一步修订和完善了FHPs理论，形成了NANDA护理诊断分类Ⅱ。该分类系统的问世意味着护理工作越来越独立并且趋于成熟，也顺应了科学技术高速发展的时代和网络信息迅速增长的需要。

1985年9月，我国的上海医科大学在护理本科和专科开设了"健康评估"课程。1998年，我国的护理专家对《诊断学》进行了改革，出版了第一本适用于中国高等护理专业的《健康评估》教材。2001年，《健康评估》被正式纳入高等护理专业全国规划教材，并被定位为护理专业主干课程。

《"健康中国2030"规划纲要》中指出，健康是促进人类全面发展的必然要求，该纲要的颁布为医疗护理专业健康评估课程带来了新的课题，同时也对护士从事护理工作提出了更高的要求。健康评估的能力是现代护士必须具备的核心能力之一。因此，护理专业人才必须扎实掌握健康评估的理论与技能，服务社会，为健康中国计划保驾护航。

二 学习健康评估的目的

学习健康评估的目的包括以下几点。

（1）通过健康评估课程的学习，使学生扎实掌握健康评估的基本理论和基本技能。

（2）在实际护理工作中，使学生能够以护理对象为中心，动态收集、分析、记录和解释患者的健康资料，发现潜在的健康问题。

（3）使学生能够经过综合分析判断之后，总结出护理诊断依据，并进一步做出正确的护理诊断，确立适合患者的护理目标，制订有针对性的、科学的护理措施。

（4）使学生能够做出准确、翔实的护理记录，为患者提供高质量的护理服务。

（5）健康评估重在培养学生科学的临床思维方法，以及分析和解决护理问题的能力。

三 健康评估的内容

（一）健康资料

健康资料包括被评估者目前和既往的身体健康状况，也包括被评估者的心理、社会健康状

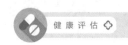

况。健康资料包括问诊资料（健康史）、身体评估资料和辅助检查资料。全面、准确的健康资料是护理诊断的重要依据。

（二）健康史评估

健康史即问诊资料，是护理人员通过与被评估者或知情者进行交谈而获得的有关健康状况的资料。问诊所获得的健康资料属于主观资料，可以为护理诊断提供重要依据。目前临床应用较多的问诊组织形式主要是以下 2 种：生理-心理-社会模式和功能性健康型态模式。护理人员在采集健康史的时候要掌握方法和技巧，理解、关心患者，这是建立良好护患关系的基础。

（三）常见症状评估

症状（symptom）是被评估对象最重要的主观资料，是健康史的重要组成部分。研究症状的发生、发展及演变，对明确护理诊断起着主导作用。本教材第四章将介绍各种常见症状的临床表现和护理评估要点，以及各种常见症状的病因及相关护理诊断。

（四）身体评估

身体评估即体格检查，是护理人员运用自己的感官（眼、耳、鼻）或借助于简单的辅助工具（听诊器、叩诊锤、体温计等）对被评估者进行细致的观察和系统的检查，找出机体正常或异常征象。通过体格检查所发现的异常征象称为体征。身体评估可获得评估对象的客观资料，具有很强的技巧性。本教材第五章将介绍身体评估的内容、方法、顺序、正常表现及注意事项，以及身体评估中常见异常体征的判断和临床意义。

（五）心理及社会评估

心理及社会评估将在本教材第六章中介绍，此部分内容是根据世界卫生组织（World Health Organization，WHO）对健康概念的最新阐述，以"生物-心理-社会"新型生物医学模式为指导，贯彻"以人为中心"的护理理念，着重介绍心理评估和社会评估的目的、内容、方法、意义及注意事项，以及区别于诊断学内容的特色部分。

（六）功能性健康型态评估

功能性健康型态是一种收集和组织健康资料的分类模式，它强调护理程序的运用与临床护理的推理，可用于指导评估者收集、分析和整理资料，以便进一步确定护理诊断。本教材第七章将主要介绍功能性健康型态的相关概念，以及各种功能性健康型态的评估方法、评估内容及常用的护理诊断。

（七）实验室检查

实验室检查（laboratory examination）是运用各种检验技术对评估对象的血液、体液、分泌物、排泄物、细胞和组织进行检查，以获取反映机体功能状态、病理变化和病因等的客观资料。护理人员需要完成大部分标本的采集和保存。本教材第八章将主要介绍标本采集和保存的方法及注意事项、各类检测项目的正常参考值、出现异常变化的临床意义，以及影响结果的因素等。

（八）心电图检查

心电图（electrocardiogram，ECG）指将被评估者的心电活动用心电图机描记下来的曲线。它是诊断心血管疾病的重要方法，也是监测危重患者、观察和判断病情变化的常用手段。本教材第九章将介绍正常心电图的波形特点和正常值、心电图的测量方法，以及出现各种心脏疾病时心电图的特点。

（九）影像学检查

影像学检查（image examination）是指借助于不同的成像手段显示人体内部结构的影像，了解机体结构、病理变化及其功能状态，并对其他评估结果进行验证与补充。本教材第十章将介绍各种影像学检查前的准备、注意事项、适应证和禁忌证以及影像学检查的临床应用。

（十）护理诊断的思维方法

护理诊断（nursing diagnosis）是健康评估的最终目的。通过有目的、有序的健康史采集，全面的身体评估和相关的实验室或影像学检查，能够了解评估对象现存或潜在的健康问题，以便做出初步的护理诊断。本教材第十一章将介绍护理诊断的组成、分类、表述，以及资料的收集、整理的方法，指导学生掌握临床辩证思维方法及护理诊断的步骤。

（十一）健康评估记录

健康评估记录是指将被评估者的健康史、心理和社会评估、身体评估，以及实验室检查等各种辅助检查所获得的客观资料，经过缜密的临床思维分析整理后形成文字记录，健康评估记录同时也是证明评估对象病情的法律依据。本教材第十二章将介绍健康评估记录书写的基本要求、书写方法，以及健康评估记录的意义。

 ## 四　健康评估的学习要求

健康评估作为一门桥梁课程，其学习方法和要求与基础课程有很大不同。除了课堂讲授外，更注重培养学生的临床实践能力和辩证思维能力。因此，学习健康评估应达到如下要求。

（1）坚定"以患者为中心"的护理理念，明确学习目的，端正学习态度，关心、爱护、体贴评估对象，并建立良好的护患关系。

（2）扎实掌握健康评估课程的基本理论和基础知识，能够把健康评估的基本技能熟练运用于临床实践中，注重理论联系实际。

（3）发扬"南丁格尔"精神，善于思考，勤学苦练，树立勇于开拓、求实创新的学习精神。

（4）能独立进行健康资料采集和评估，掌握主诉、症状、体征之间的内在联系和临床意义。能以规范的方法进行系统、全面、重点、有序的身体评估。

（5）熟悉心理、社会评估的目的、意义及注意事项。熟悉各种功能性健康型态评估的方法、内容及常用的护理诊断。

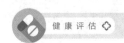

（6）掌握常用实验室检查的标本采集方法，熟悉实验室检查的结果及其临床意义。熟悉心电图机的操作，掌握正常心电图及常见异常心电图的图形分析。熟悉X线检查和超声检查的配合及注意事项。

（7）能根据患者健康史、身体评估、实验室检查和影像学检查所提供的资料进行分析，提出初步的护理诊断。能写出格式正确、语句通顺、表达清楚、字体规范、符合要求的健康评估记录。

✿ 本章小结

健康评估的内容包括健康资料、健康史评估、常见症状评估、身体评估、心理及社会评估、功能性健康型态评估、实验室检查、心电图检查、影像学检查、护理诊断、健康评价记录。

Summary

The content of health assessment includes health data, health history assessment, common symptom assessment, physical assessment, psychological and social assessment, functional health patterns assessment, laboratory examination, electrocardiogram examination, imaging examination, nursing diagnosis, nursing record writing.

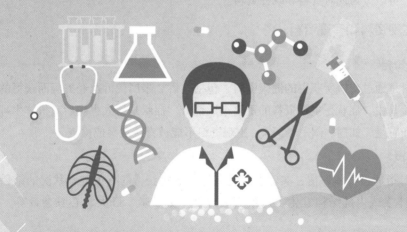

第二章

健康资料

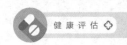

 知识目标

1. 掌握健康资料的内容。
2. 了解健康资料的类型和来源。

◎ 能力目标

通过对本章的学习，可以明确健康资料的内容，为接下来的采集健康资料做好准备。

第一节　健康资料的类型与来源

一　健康资料的类型

健康评估所收集的资料可以是评估对象或有关人员的主观描述，也可以是身体评估、实验室或影像学检查的结果。根据收集资料的方法不同，可以分为主观资料和客观资料；根据发生时间的不同，可以分为现时资料和既往资料。

（一）主观资料和客观资料

1. 主观资料

主观资料是通过交谈所获得的健康资料，包括主诉、亲属代诉及经提问而获得的有关健康状况的描述。其中，症状是主观资料的重要组成部分。症状是指人患病后对机体生理功能异常的自身体验和感受（如痛、闷、晕等）。主观资料不能被直接观察或检查。

2. 客观资料

客观资料指通过身体评估、实验室或器械检查等所获得的有关健康状况的结果。其中患病后机体的体表或内部结构发生了可察觉的改变，如黄疸、肝大、心脏杂音等，称为体征（sign）。

健康评估过程中，主观资料的获得可指导客观资料的收集，而客观资料则可进一步证实或补充所获得的主观资料。对于完整、全面的健康评估来说，主观资料和客观资料同样重要，因为两者都是形成护理诊断的重要依据。

📊 案例分析 2-1

患者张某，女，53 岁，吸烟史 20 年，反复咳嗽、咳痰 5 年，每年 10 月至次年 3 月发作。近 2 年开始出现呼吸困难。3 天前开始出现发热，咳黄色黏稠痰液，不易咳出，1 天前出现喘息加重。体检：体温 38.4 ℃，脉搏 100 次/min，呼吸 27 次/min，血压 140/80 mmHg。神志清楚，查体合作。体形消瘦。口唇发绀，桶状胸，呼吸运动减弱，触觉语颤减低，呼吸音粗，叩诊过清音，肺底散在湿啰音。X 线胸片：双肺纹理增粗。血常规：白细胞 $13.5 \times 10^9/L$。

请分析以上案例中哪些是主观资料，哪些是客观资料？

分析：案例中"反复咳嗽、咳痰 5 年，每年 10 月至次年 3 月发作。近 2 年开始出现呼吸困难。3 天前开始出现发热，咳黄色黏稠痰液，不易咳出，1 天前出现喘息加重"是通过问诊获得的健康资料，属于主观资料。案例中"体温、脉搏、呼吸、血压、神志、体型；口唇发绀，桶状胸，呼吸运动减弱，触觉语颤减低，呼吸音粗，叩诊过清音，肺底散在湿啰音；X 线胸片，血常规"是体征或检查获得的资料，属于客观资料。

（二）现时资料和既往资料

1. 现时资料

现时资料指被评估者目前发生的有关健康问题的资料，如患者的疾病演变过程、生命体征、日常生活状况等。

2. 既往资料

既往资料指被评估者此次就诊之前有关健康问题的资料，包括既往健康史、过敏史、手术史、预防接种史等。

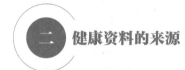

二　健康资料的来源

（一）主要来源

健康资料主要来源于被评估对象本人，如患病后的感受、对健康的认识及需求、对治疗及护理的期望等。这些资料只有被评估对象最清楚、最能准确地加以表述，因此也最可靠。

（二）次要来源

除被评估者外，还可从其他人员或记录中获取所需资料。

1. 家庭成员或关系密切者

家庭成员或关系密切者与被评估者一起生活或工作，对其生活或工作的环境、既往的生活习惯、健康状况及对疾病或健康的态度等有较好的了解，而这些信息对确定护理诊断、制订护理计划等都有重要的参考价值。

2. 目击者

目击者指目睹被评估者发病或受伤过程的人员，可提供有关的病因、患者当时的状况及其进展等资料。

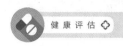
3．其他卫生保健人员

其他卫生保健人员可了解与患者有关的诊疗措施、从医行为等。

4．目前或既往的健康记录或病历

目前或既往的健康记录或病历包括如出生记录、儿童预防接种记录、健康体检记录或病历记录等。由次要来源所获的资料可进一步证实或充实从患者处直接得来的资料。

第二节　健康资料的内容

健康资料不仅包括被评估者目前和既往的身体健康状况，也包括被评估者的心理、社会健康状况。护理人员可以通过以下途径收集健康资料。

问诊资料可以统称为健康史，是护理人员通过与被评估者交谈所获得的有关健康状况的资料，包括目前和既往的健康状况。被评估者需要说出对自己健康状况的认知与反应，以及影响自身健康状况的因素，护理人员会更加关注被评估者在健康状况改变时的主观感受。护理人员要具备丰富的临床实践经验和扎实的健康评估理论知识，才能获得全面系统、真实准确的问诊资料。护理人员与被评估者交谈的方法和技巧也非常重要，交谈的内容主要包括个人基本资料、患者主诉、日常生活习惯、现病史、既往史、月经史、生育史、家族史，以及心理、社会状况等。

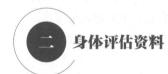

身体评估资料即体格检查资料，是护理人员借助简单的辅助工具，如体温表、听诊器、血压计、叩诊锤等，通过触诊、叩诊、视诊、听诊和嗅诊等方法对被评估者进行系统的检查和仔细的观察。身体评估需要以解剖、生理等医学知识作为基础，具有很强的技术性。身体评估不需要精密的仪器设备，所以便于实施、经济实用。身体评估的结果可以作为护理诊断的依据，指导护理人员制订科学合理的护理计划。身体评估资料包括皮肤黏膜及淋巴结的评估、头面部和颈部的评估、胸部的评估、心脏和周围血管的评估、腹部的评估、肛门直肠和外生殖器的评估、脊柱四肢的评估及神经系统的评估。

 **辅助检查资料**

　　辅助检查资料包括实验室检查、心电图及影像学检查的检测报告。实验室检查资料包括血液检查、尿液检查、粪便检查、肝功能检查、肾功能检查、浆膜腔检查、临床生化检查、免疫学检查等检测报告。影像学检查资料包括X线检查、计算机体层成像、磁共振成像、核医学检查、超声检查等检测报告。辅助检查资料是对问诊资料和身体评估资料的验证和补充，并为护理诊断提供客观依据，其临床意义不容忽视。辅助检查资料的记录和整理须翔实准确，如果是外院检查，需要注明"院外"字样和具体日期；如果是入院之前所做的检查，需要标注地点和日期；如果未做门诊检查，可以记录"缺如"。

✿ 本章小结

　　健康资料按照不同分类方法可分为主观资料和客观资料、现时资料和既往资料；健康资料的来源分为主要来源和次要来源；健康资料的内容包括问诊资料、身体评估资料和辅助检查资料。

Summary

　　Health data can be divided into subjective data and objective data, current data and past data according to different categories of classification. The sources of health data can be divided into primary sources and secondary sources. The content of health data includes self-consultation data, physical assessment data and auxiliary examination data.

目标检测

A_1 型题

1. 问诊资料的获得方式为（　　）。
    A. 交谈
    B. 听诊器
    C. 超声检查
    D. 心电图
    E. 计算机体层成像

目标检测答案

2. 以下不属于问诊内容的是（　　）。
    A. 现病史　　　B. 既往史　　　C. 腹部检查　　　D. 心理、社会状况
    E. 月经史

3. 健康资料主要来源于（　　）。
    A. 目击者　　　B. 被评估者本人　　　C. 家属　　　D. 卫生保健人员
    E. 陪护人员

4. 以下不属于辅助检查资料的是（　　）。
    A. 免疫学检查　　　B. 实验室检查　　　C. 心电图　　　D. 叩诊

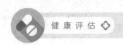

E.影像学检查

5.采用（　　）收集的资料属于主观资料。

A.由家属提供的信息 　　　　B.身体评估的结果

C.心电图检查的结果 　　　　D.实验室检查的结果

E.X线检查的结果

6.下列各项属于客观资料的是（　　　）。

A.头痛 　　　B.关节酸痛 　　　C.肝脏肿大 　　　D.腹泻

E.心慌

第三章

健康史评估

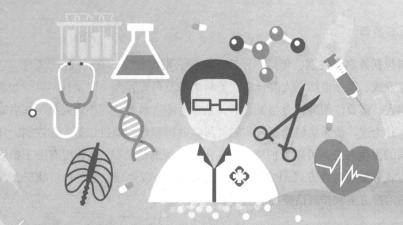

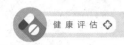

第一节　健康史的内容

健康史是护理人员通过与被评估者或知情者进行交谈而获得的有关健康状况的资料，即问诊资料。问诊所获得的健康资料属于主观资料，可以为护理诊断提供重要依据。目前临床应用较多的问诊组织模式主要是以下两种：生理—心理—社会模式和功能性健康型态模式。

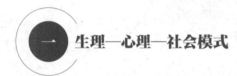

一、生理—心理—社会模式

（一）基本资料

基本资料包括姓名、性别、年龄、民族、籍贯、婚姻状况、文化程度、职业、通信地址、医疗费用支付方式、联系电话、入院日期、资料来源及可靠程度、记录日期等。如果资料不是来源于患者本人，需要注明陈述者与患者的关系。上述资料有利于护理人员了解患者对健康的认识和态度，并为进一步采集健康资料和制订科学的护理计划提供依据。如性别、年龄、职业等与某些疾病的发生有关，可以为护理诊断提供有价值的信息；文化程度有助于护理人员选择合适的交谈方式和健康教育方式；医疗费用的支付方式可以体现患者的经济状况，为进一步选择适合患者的治疗方案和护理措施提供依据。

（二）主诉

主诉（chief complaints）是被评估者感觉最主要、最明显的症状和（或）体征及其性质和持续时间，也是本次就诊最主要的原因。准确精练的主诉可以初步反映病情的轻重缓急，应注意以下要点：①简明扼要，高度概括，并注明主诉自发生到就诊的时间，一般不超过 20 个字，或不超过 3 个主要症状，如"腹痛、腹泻 10 h""咽痛、发热 1 d"；②主诉要准确反映被评估者的主要矛盾，不能用医疗诊断用语，如"患糖尿病 3 年"，应记录为"多食、多饮、多尿、消瘦 3 年"。在被评估者没有自觉症状，但是诊断和入院目的明确的情况下，可以用诸如"乙型肝炎2年，经检查复发3d"的方式记录；③主要症状和（或）体征按发生的先后顺序记录，如"活动后心慌、气急1年，加重伴下肢水肿1周"。

（三）现病史

现病史（history of present illness）是围绕主诉详细描述患者自患病以来疾病的发生、发展、诊疗和护理的全过程，是健康史的主体部分。现病史的主要内容包括以下几方面。

1. 起病情况

起病情况包括发病的时间、地点、发生的急缓、病程长短、有无前驱症状等。脑血栓、心绞痛等起病骤急；肺结核、肿瘤等起病缓慢；脑出血常发生于情绪激动或紧张时；脑血栓常发生于睡眠时。自起病至就诊或入院的这段时间是患病时间。根据具体情况，患病时间可按数年、数月、数日、数小时计算。患病时间难以确定时，要仔细询问后再做判断。

2. 病因和诱因

病因和诱因指与本次疾病发生有关的因素。病因如食物中毒、病毒感染、外伤等；诱因如情绪失控、气候改变、过度疲劳等。了解病因和诱因有助于做出正确的护理诊断，并进一步制订适合患者的护理计划。

3. 主要症状

主要症状的询问要点包括：①主要症状出现的部位、性质、程度、起始情况、持续时间、发作频率及有无使其加重或缓解的因素等，如心绞痛或心肌梗死所导致的胸痛的特点是，多发生在心前区、胸骨后或剑突下，疼痛可向左肩和左臂内侧放射；②患病过程中主要症状的变化及有无新的症状出现，如胃溃疡患者出现呕血、黑便时，要考虑已经并发上消化道出血的可能。

4. 伴随症状

伴随症状指与主要症状同时或随后出现的其他症状，还要问清楚伴随症状与主要症状之间的关系及演变过程等。如发热后患者出现咳嗽、咯血等症状提示为肺部疾病导致；腹泻伴有呕吐症状可以考虑为食物中毒或饮食不洁所致的胃肠炎。伴随症状对发现病因和分析并发症有重要指导意义，同时也可使护理措施更加完善。

5. 诊治经过

诊治经过是指询问患者曾经接受过哪些诊疗和护理、治疗效果如何、是否曾经用过药物、药物的名称、用药的途径、用药剂量和用药时间、是否存在药物不良反应等。

（四）日常生活状况

了解被评估者日常生活状况有助于发现是否存在不良习惯，根据不良生活习惯制订合理规划，以帮助其恢复健康。收集的资料包括：①膳食基本情况、饮水情况、有无特殊饮食及营养状况；②排便、排尿的情况及有无异常改变，是否有辅助排便和留置导尿管等特殊情况；③睡眠习惯、有无睡眠障碍、是否需要药物辅助睡眠，以及休息放松的方式；④是否有规律地锻炼身体，锻炼的形式、强度和时间；⑤生活自理能力是否正常，如果自理能力受限，问清受限的范围、程度及原因，是否使用辅助器具；⑥有无不良嗜好，如吸烟、酗酒、麻醉品成瘾等，若有，

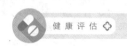

要详细记录摄入时间、用量等。

（五）既往史

既往史（past history）是评估对象过去的健康状况及患病经历，特别是与目前所患疾病有关的患病情况，如慢性阻塞性肺气肿患者有无慢性支气管肺炎病史等。记录顺序按时间先后依次记录。通过对既往史的了解，可以预测将来健康问题的发展方向，也可以为今后治疗和护理方案的制订提供依据。主要内容包括：①评估对象对既往健康状况的评价，与目前所患疾病有关的患病情况；②既往病史，包括既往患病史（各种慢性病）、住院史、手术史、外伤史；③过敏史（allergic history），包括有无对食物、药物或环境因素中已知物质的过敏，若有，应询问过敏时间、过敏反应及处理方法等；④预防接种史（immunization history），包括预防接种的时间和种类；⑤传染病史（infectious disease history），包括有无急慢性传染病史、是否到过疫区、有无性病接触史或曾患过的性病等。

（六）个人史

个人史（personal history）包括：①社会经历，包括出生地、居住地和留居时间（尤其是疫源地和地方病流行区）、受教育程度、业余爱好和家庭经济状况等；②职业及工作条件，包括职业、劳动环境、与工业毒物的接触情况等；③生活习惯及嗜好，包括起居与卫生习惯、饮食的规律和质量等，有无烟酒嗜好及烟酒摄入的时间和量，有无麻醉药品及毒品接触史等；④冶游史，包括有无不洁性交史，是否患过淋病、尖锐湿疣等性病。

（七）月经史

月经史（menstrual history）包括月经初潮（menarche）年龄、月经周期、经期天数、经血量和颜色、经期症状、有无痛经（dysmenorrhea）与白带、末次月经（last menstrual period，LMP）日期、闭经日期、绝经年龄。月经史记录格式如下。

$$初潮年龄 \frac{行经期（天）}{月经周期（天）} 末次月经时间或绝经年龄$$

（八）婚姻史和生育史

婚姻史（marital history）包括婚姻状况、结婚年龄、配偶的健康状况、性生活情况、夫妻关系等。

生育史（childbearing history）包括妊娠与生育次数及年龄、人工或自然流产的次数、有无死产及手术产、围生期感染及计划生育情况等。对男性患者应询问有无影响生育的疾病。

（九）家族史

家族史（family history）包括父母、兄弟、姐妹、子女的健康与疾病情况，尤其应询问有无与其相同或相似的疾病，如血友病、糖尿病、高血压、冠心病、肿瘤、精神病、哮喘等具有遗传倾向的疾病史。

（十）心理、社会状况

心理、社会状况评估涉及的内容较为广泛，是健康评估的重要内容之一。

1. 心理方面

心理方面主要内容包括以下几方面：①认知能力。有无定向力障碍、语言能力障碍，记忆力、注意力是否正常。②感知能力。视觉、听觉、触觉、嗅觉等感觉功能是否正常，是否有幻觉、错觉等。③情绪状态。是否有焦虑、抑郁、沮丧、恐惧、愤怒、失望等不良情绪。④自我概念。患者对自己充满信心、有价值感，还是觉得自己无能为力、毫无希望，或成为别人的累赘等。⑤患者对健康与疾病的认识和反应。⑥压力反应及应对方式。有无各种生理、情绪、认知、行为改变等压力及应对的表现。

2. 社会方面

社会方面主要内容包括以下几方面：①接受教育。包括患者曾参加的专业教育、函授或培训等，以及最终所获得的成绩或成果。②价值观与信仰。患者对客观事物的评价、看法和主张。③生活与居住环境。包括有无污染及噪声等危害健康的因素，以及卫生状况和居民整体素质等。④职业及工作环境。包括工种、工作环境中的卫生状况、是否影响正常生活规律、是否有噪音、是否接触有毒有害物质等。⑤家庭。包括家庭成员构成、患者在家中的地位、家庭关系是否和睦、家庭成员对患者的态度及患者患病后是否对家庭造成影响等。⑥经济负担。是否存在经济负担，特别是因为治疗疾病造成的经济负担，这些负担是否给患者带来了心理压力。⑦社会交往状况。是否存在人际关系紧张，与周围人能否和谐相处。

二 功能性健康型态模式

麦乔琳·高登于 1987 年提出了带有明显护理特征的收集和组织健康资料的分类模式，被称为功能性健康型态。该模式涉及人类健康和生命过程的 11 个方面，不但可以收集患者的健康资料，还包含了患者正常活动能力或潜力等资料，充分体现了护理实践中"以人为本"的特点，为护理诊断明确了临床思维。

（一）健康感知—健康管理型态

健康感知—健康管理型态（health perception and health management pattern）包括：①自觉一般健康状况如何；②为保持或促进健康所做的最重要的事情及其对健康的影响；③有无烟、酒、毒品嗜好及每天的摄入量，有无药物成瘾或药物依赖及剂量和持续时间；④是否经常做乳房自检；⑤平时能否服从医护人员的健康指导；⑥是否知道所患疾病的原因，出现症状时采取的措施及其结果。

（二）营养 – 代谢型态

营养–代谢型态（nutrition–metabolism pattern）包括：①食欲及日常食物摄入的种类、性质、

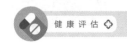

量，有无饮食限制；②有无咀嚼或吞咽困难及程度、原因和进展情况；③近期体重变化及原因；④有无皮肤、黏膜的损害；⑤牙齿有无问题等。

（三）排泄型态

排泄型态（elimination pattern）包括：①每天排便与排尿的次数、量、颜色、性状，有无异常改变及其类型、诱发或影响因素，是否应用药物或辅助器具；②出汗的量及其气味。

（四）活动－运动型态

活动－运动型态（activity-exercise pattern）包括：①进食、转位、洗漱、如厕、洗澡、穿衣、行走、上下楼梯、购物、备餐等生活自理能力及其功能水平；②是否借助轮椅或义肢等辅助用具；③日常活动与运动方式、活动量、活动耐力；④有无医疗或疾病限制。

（五）睡眠－休息型态

睡眠－休息型态（sleep-rest pattern）包括：①日常睡眠情况，睡眠后精力是否充沛；②有无睡眠异常及其原因或影响因素；③是否借助药物或其他方式辅助入睡。

（六）认知－感知型态

认知－感知型态（cognition-perceptual pattern）包括：①有无听觉、视觉、味觉、嗅觉、记忆力、思维能力、语言能力等改变，是否借助于辅助用具；②有无疼痛及疼痛部位、性质、程度、持续时间等；③学习方式及学习中有何困难等。

（七）自我概念型态

自我概念型态（self-concept pattern）包括：①如何看待自己，自我感觉如何；②有无导致焦虑、抑郁、恐惧等情绪的因素。

（八）角色－关系型态

角色－关系型态（role-relationship pattern）包括：①职业、社会交往情况；②角色适应及有无角色适应不良情况；③独居或与家人同住情况；④家庭结构与功能，有无处理家庭问题方面的困难，家庭对评估对象患病或住院持何看法；⑤是否参加社会团体；⑥与朋友关系是否密切，是否经常感到孤独；⑦工作是否顺利；⑧经济收入能否满足个人生活所需。

（九）性－生殖型态

性－生殖型态（sexual-reproductive pattern）包括：①性别认同和性别角色、性生活满意程度、有无改变或障碍；②女性月经史、生育史等。

（十）压力－应对型态

压力－应对型态（coping-stress tolerance pattern）包括：①是否经常感到紧张；②用什么方法解决（药物、酗酒或其他）；③近期生活中有无重大改变或危机，当生活中出现重大问题时如何处理，能否成功，此时对其帮助最大者是谁等。

（十一）价值－信念型态

价值－信念型态（value–belief pattern）包括价值观、人生观、健康信念、有无宗教信仰等。如在生活中能否得到自己所需要的，有无相互对立的价值观，如何理解生活的意义等。

第二节　健康史评估的方法

健康评估是护理程序的第一步，所收集到的健康资料不仅是确定护理诊断的依据，也是确定护理目标、实施护理措施的依据，所以护理程序的实施有赖于全面、系统、准确的健康资料。收集健康资料的方法很多，包括问诊、身体评估、查阅病历或有关辅助检查结果等。

问诊是开始护理评估的第一步，从患者入院到出院整个过程中，都贯穿着问诊环节。通过问诊，护理人员可以与患者建立积极的治疗性关系，还可以向患者灌输健康教育，合理、友善的交流本身也可以起到治疗作用，为良好护患关系建立基础。患者在病痛和焦虑中更希望得到帮助和理解。友善、同情、信任和关爱可以给患者带来希望，提供感情和精神支持。问诊是通过交谈实现的，语言交流本身是一门艺术，护理人员必须掌握交谈的方法和技巧，提高问诊效率，才能收集完整准确的健康资料。

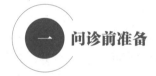 **问诊前准备**

问诊的内容

（一）问诊内容

开始问诊之前，护理人员要熟悉问诊的主要内容，为避免遗漏问诊内容，可事先列好问诊提纲，并明确询问内容的先后顺序等。

（二）问诊环境

安静、舒适、具有私密性的问诊环境可以缓解患者的紧张情绪，让患者如实陈述自己的健康状况及感受。交流过程中要注意保护患者隐私，除医护人员外，房间中不能有其他陌生人。

（三）问诊时机

问诊要把握好时机才能达到理想的问诊效果，如果患者状态许可，尽量以患者本人作为问诊对象，并在入院后尽早采集健康史，还要注意避免患者产生厌倦或疲劳的情绪。当患者病情严重无法配合问诊时，可在简要询问家属之后立即采取抢救措施，详细健康资料可稍后补充或通过询问其亲属获得。

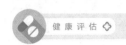

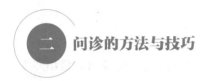 问诊的方法与技巧

（一）建立良好的护患关系

护理人员要主动营造一种放松、和谐的问诊氛围，避免患者出现紧张的情绪。问诊开始前要征得患者同意，如果是患者家属，还应询问其与患者的关系，并向患者承诺对其病史保密。一般先从礼节性的交谈开始问诊。护理人员佩戴胸牌是一种很好的自我介绍方式，接着向患者简要介绍护理人员的职责及问诊的目的，并表明自己会尽全力解除或缓解患者的病痛。以上这些交谈方式有利于建立良好的护患关系，使患者感受到温暖，缩短护理人员与患者之间的距离。

📎 **知识链接 3-1**

称呼语

在问诊开始时，使用礼貌的、适宜的称呼语是非常重要的。称呼语可以体现交流双方之间的角色关系，为顺利完成问诊建立感情基础。称呼语可以分为 3 类：亲属称呼语（如姑姑、舅舅）、社会称呼语（如老师、女士）、姓名称呼语（如李明轩、陈玲）。

（二）围绕主诉问诊

由浅入深，围绕主诉展开有目的、有顺序的问诊。先提出易于回答的常见问题，并耐心倾听患者讲述，如"您觉得哪里不舒服吗？"如果患者诉说头痛，可以继续询问头痛持续的时间、什么样的疼痛、哪些因素可以使头痛减轻或者加重、是否有其他伴随症状、是否就医和接受治疗等。护理人员通过与患者交谈可以逐步深入了解疾病特点、处理经过等。

（三）选择提问方式

1.开放式提问

交谈应先选择易于回答的开放性问题，如："你感到哪儿不舒服？""病了多长时间了？"开放式提问是以患者为中心，可使评估对象叙述的病史更客观、更全面；其优点是患者容易回答，便于获取有价值的信息，缺点是答案可能与评估目的没有直接关系，可能会占用较多的时间，所以急症情况下并不适用。

2.闭合式提问

闭合式提问是一种选择性提问形式，即答案为"是"或"否"，如："你有过胸痛、咳痰、咯血的问题吗？"或让患者做选择题，如"您感觉到的疼痛是锐痛、绞痛、钝痛、烧灼痛，还是其他的什么？"闭合式提问在患者焦虑、语言受限等情况下也非常适用；其缺点是限制患者表达自己的主观感受和提供更多信息，采集的健康资料可能不够准确和全面。护理人员过多使用闭合式提问，则不利于患者主动参与问诊过程，还可能产生压抑感、被动感。

（四）采取接受和尊重的态度

问诊过程中不可用责备的语气提问，如"你为什么不锻炼身体呢？"，以免增加患者与护理人员的距离。对待患者要态度和蔼，始终对其遭遇表示理解、同情和关切。当患者回答不确切时，要耐心启发，如"请再想一想还有什么，能不能再说得准确些"等，并给患者充分的时间思考和回答。恰当地使用一些鼓励与赞扬的语言，可以提高患者提供信息的积极性，如"你已经戒酒了？真有毅力"等。

（五）避免不恰当的提问形式

1.避免暗示性提问

交谈过程中，应避免诱导性提问，如"您的痰是黄色的吗？""您腹痛是刀割样的吗？""您是不是经常在晚上发烧？"以免患者在护理人员引导下随声附和，导致健康资料失去真实性。更为恰当的提问是："您的痰是什么颜色的？""您腹痛时是怎样的感觉？""您通常在什么时候发烧？"

2.避免特定的医学术语

即使是文化程度较高的患者对特定的医学术语也难免发生错误的理解，导致病史资料不确切，如"里急后重""心悸""胸痛""你是否有过血尿"等，正确的提问方法是："你有没有尿色变红的情况？"

3.避免重复提问

交谈时要注意提问的系统性、目的性和侧重性，要全神贯注地倾听患者的回答，对同一问题不应该反复询问，以免降低患者对护理人员的信心和期望。

（六）切入／重回主题

在交谈时，经常遇到患者对护理人员提出的问题抓不住重点、跑题或者避而不谈等情况。如果突然中断交谈或者切换话题，会让患者感到不舒服或者破坏谈话气氛。此时，护理人员需要采用相应的谈话技巧把患者引入原来的话题，并耐心引导患者就重点问题展开陈述，如："我非常荣幸听到您这些诉说，现在我们再来聊一聊您当时腹痛的情况。"

（七）非语言沟通技巧

非语言沟通技巧包括与患者保持合适的距离、手势、触摸、目光接触、微笑、点头、专注及倾听等。适当的非语言沟通有利于患者放松，使其能积极主动与护理人员交流，消除护患之间的障碍。

（八）核实资料

为确保所获病史资料的准确性，在交谈过程中必须对那些含糊不清、存有疑问或矛盾的内容进行核实。常用的核实方法有以下几种。①澄清：要求评估对象对模棱两可或模糊不清的内

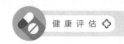

容做进一步的解释和说明，如"你说你感到压抑，请具体说一下是怎样的情况"。②复述：用不同的表述方式重复患者所说的内容，如"您说您的头痛是在紧张时发作，是这样吗"。③反问：以询问的口气重复患者所说的话，但不可加入自己的观点，并鼓励患者提供更多的信息。如患者说："我昨天喝酒了。"护理人员可以问："您说您昨天喝酒了？"当患者出现特殊的非语言行为时，也可以采取反问并询问其原因。如"我发现您总是捂着肚子，是什么原因呢"。④质疑：用于患者所说的话与护理人员所观察到的，或其前后所说的内容不一致时，如"你说你对自己的病没有任何顾虑，可你的眼睛红红的，能告诉我这是为什么吗"。⑤解析：根据患者所提供的信息进行系统分析和推理，并与其交流，如"您最近经常感到头痛，一定没有休息好"；而患者可以对护理人员的解析给予确定、否认或提供其他的解释等，如："我是没有休息好，但头痛是间歇性发作的，所以我没有感到睡眠不足。"

（九）提示问诊结束

当问诊将要结束时，切忌突然结束对话，护理人员应有所暗示或提示，如看看时间、对患者的配合表示认可和感谢等，可告知患者接下来的治疗和护理需要做哪些准备等。

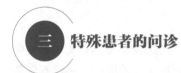

三　特殊患者的问诊

特殊患者系指老年人、儿童、病情危重者、认知功能障碍者、临终患者、情绪异常者，或因不同的文化背景在问诊过程中存在困难的患者。对于这些特殊人群，护理人员应给予特别关注。

（一）老年人和儿童

由于不同年龄段的人群所处的心理、生理发展阶段不同，所以存在语言表达能力和逻辑思维能力的差别，因此配合问诊的能力也不同。婴幼儿或年龄较小（5岁以下）的儿童不能清晰表达自己的感受，护理人员可对其家长问诊或者通过仔细观察患儿的表现而获取疾病相关信息。5岁以上的儿童已经可以清晰表达自己的感受，可在护理人员引导下由患者本人参与问诊。老年患者可能出现视力、听力、记忆力等功能减退的情况，护理人员问诊时要注意语速慢、音量高、语言简要、通俗易懂，问诊时间不宜过长，问诊内容为必要项目。

（二）情绪异常者

1.焦虑、抑郁

当患者有病痛体验时很容易出现焦虑和抑郁等负面情绪，这类患者接收和表达信息都存在不同程度的困难，通常为语速快、易激怒，患者主诉内容较多，但混乱不清晰。这种情况下，护理人员要先向患者解释本次问诊的目的，问诊内容应简明扼要，鼓励患者平静、缓慢地陈述，护理人员耐心倾听的同时要观察患者的表现是否有异常。问诊应多采取直接提问的方式，努力与患者进行感情交流以取得对方信任，根据所获取的重要信息分析患者焦虑、抑郁的原因，必要时可申请精神科医生会诊。

2.愤怒、敌意

有些患者因病痛困扰或家庭、经济问题导致情绪不稳定而迁怒于他人，对医护人员心怀敌意，拒绝配合医疗护理工作。对于这类患者，护理人员应表现出对患者的理解、体谅和同情，以平静、温和的态度问诊，护理人员语言表达应缓慢而清晰，谨慎询问心理、社会及家族史的问题，或根据具体情况分层次进行询问，以免有敏感问题触怒患者。一旦患者情绪失控而出现过激行为时，护理人员应做好自我保护。

3.缄默、忧伤

以下情况有可能引起患者缄默、忧伤：①患者认为护理人员提出的问题令自己感到不舒服，从而表现出沉默或伤心；②护理人员在短时间内提出过多的问题，患者来不及思考而感到惶恐、疑惑或被动；③患者因疾病带来的痛苦感受导致自己情绪难以控制。如果因为交谈方式不当导致患者情绪不稳定，护理人员要及时察觉并适时改变谈话方式或换话题转移其注意力。患者因为疾病困扰感到伤心难过，情绪低落，甚至哭泣时，护理人员应表示理解并给予患者安慰，待患者情绪好转后再继续询问。

（三）病情危重者

若病情许可，应尽可能询问患者本人，问诊的重点应放在当前的病情，与当前紧急情况关系不大的资料待病情稳定后再补充完善，尽量缩短问诊时间。若病情非常危重或患者语言表达受限，可由亲属作为问诊对象或通过其他来源获得病情信息。对于病情紧急的患者，问诊应简明扼要，针对性强，在做重点检查之后，应立即采取抢救措施。病情危重者反应比正常人迟钝，护理人员应给予理解，不要催促患者。

（四）临终患者

对临终患者问诊之前，护理人员要了解患者本人是否知晓自己的病情及预后。如果患者想讨论病情，要根据具体情况予以回答，必要时可建议患者咨询主管医生。临终患者常出现孤独、沮丧、拒绝、抑郁等情绪，护理人员应给予其感情支持，回答患者的问题要恰当中肯，避免语言不当对患者造成伤害。

（五）认知功能障碍者

对于认知功能障碍的患者，可以让患者家属代为陈述，或从目击者及其他了解情况的相关人员处获取患者的病史信息。

（六）不同文化背景的患者

文化背景不同的人群在人际交流及对疾病的认识方面存在不同程度的差异。现实生活中人们总是习惯以自我为中心，这必将会影响问诊的效果。因此，护理人员要理解和尊重患者的文化信仰和价值观，找出自己与患者之间文化的差异，尤其在保持问诊距离和触摸方面，要注意不同文化背景的人感受不同。同时，问诊中如果使用俚语、医学术语及医学缩略语，会影响问诊进度，应尽可能避免。

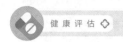

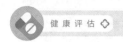

知识链接 3-2

　　交谈是医护人员和患者交往成功的关键。有技巧性的交谈可增加医护人员和患者之间相互满足的关系并可能得到最佳结果。每一个医护人员都应该熟练掌握交谈技巧。如将注意力完全集中在人类的语言交流上，则许多交流过程将从眼前消失。

——美国心理学家伊内洛·斯威谢·伯德惠斯特尔

⚙ 本章小结

> 　　健康史即问诊资料。问诊的方法和技巧直接影响健康史的采集。
>
> Summary
>
> Health history is the data of consultation. The methods and skills of consultation directly affect the collection of health history.

📝 目标检测

A₁ 型题

1. 交谈方法不正确的是（　　　）。

　　A. 避免使用医学术语

　　B. 交谈可以从既往史开始

　　C. 虽有外单位转诊资料，仍应亲自交谈

　　D. 交谈应全面了解，抓住重点

　　E. 对危重患者可在简单的交谈和体检后，实施抢救

目标检测答案

2. 下列健康史采集的注意事项中，错误的是（　　　）。

　　A. 语句通俗，勿使用医学术语　　　　　B. 尽可能询问患者本人

　　C. 少听多问，以免偏离中心　　　　　　D. 转科资料不应取代交谈

　　E. 注意非语言的交流

3. 下列关于主诉的描述最准确的一项是（　　　）。

　　A. 发热3d，昏迷1h　　　　　　　　　B. 慢性咳嗽、咳痰多年

　　C. 水肿1个月，心悸2个月　　　　　　D. 转移性右下腹疼痛伴呕吐

　　E. 昨起胸痛、咳嗽、发热

4. 采集健康史时获得重要线索主要依靠（　　　）。

　　A. 全面护理体检　　　　　　　　　　　B. 详细询问病史

　　C. 做各类实验室检查　　　　　　　　　D. 仔细阅读有关病历资料

　　E. 非语言的沟通

5. 采集健康史的过程中，下列提问不妥的一项是（　　　）。

　　A. 你病了多长时间了　　　　　　　　　B. 你感觉哪儿不舒服

C. 你的粪便发黑吗　　　　　　　　D. 你一般在什么时候发热

E. 你的痰是什么颜色的

6. 可使用医学术语的是（　　）。

A. 与患者交谈时　　　　　　　　　B. 询问亲属及有关人员时

C. 记录主观资料时　　　　　　　　D. 书写客观资料时

E. 询问现病史时

7. 评估腹痛症状时，适宜的提问方式是（　　）。

A. 您是腹痛后就腹泻吗　　　　　　B. 您能描述是怎么痛的吗

C. 您腹痛前有发热症状吗　　　　　D. 您腹痛一般都在饭前吗

E. 您腹痛前是否吃过不卫生的东西

案例思考

患者，男，自 2022 年春天开始，在重体力劳动后出现心慌、气短情况，休息后即可消失，以后逐渐加重至不能劳动，到当地医院检查，曾诊断为"心脏病"。2022 年 5 月入院，3 天前因受凉后出现咽痛、发热，不能平卧，下肢水肿，右上腹胀痛，尿量减少。

思考：如何概括该患者主诉？

第四章

常见症状评估

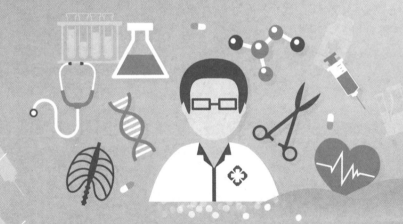

1. 掌握各种常见症状的临床表现和护理评估要点。
2. 熟悉各种常见症状的病因及相关护理诊断。
3. 了解各种常见症状的发生机制。

◎ 能力目标

通过对本章的学习，能够根据常见症状的临床表现，初步判断其对患者的影响，做出与之相应的护理诊断，并列举相关因素或危险因素。

第一节 发　热

正常人的体温因受大脑皮质及下丘脑体温调节中枢的控制，通过神经、体液因素调节产热与散热过程，而保持相对恒定。由各种原因引起体温调节中枢功能紊乱，使机体产热增多，散热减少，体温升高至超过正常范围，称为发热（fever）。发热是临床上常见的症状之一。

🔗 知识链接 4-1

正常体温的生理变化

正常人的体温恒定有赖于体温调节中枢的作用，体温调节中枢使机体的产热和散热保持动态平衡，且恒定于 36 ～ 37 ℃，同一个体 24 h 内体温波动范围不超过 1 ℃。正常体温可因测量方法不同而略有差异，如腋下温度为 36 ～ 37 ℃，口腔温度为 36.3 ～ 37.2 ℃，直肠温度为 36.5 ～ 37.7 ℃。体温在不同个体之间也略有差异，且受昼夜节律、年龄、性别、活动程度、药物、情绪等内外环境因素的影响，如体温在早上 6：00 为最低点，下午4：00 ～ 6：00 为最高点，24 h 波动＜ 1 ℃；剧烈运动、劳动、进餐后，月经前及妊娠期，高温环境等情况下体温略高；青壮年体温相对高于老年人。

一　病因与发生机制

（一）病因

1. 感染性发热

感染性发热（infective fever）为发热的主要类型，包括全身性或局部性感染、急性或慢性

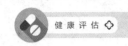

感染。各种病原体（如细菌、病毒、肺炎支原体、立克次体、真菌、螺旋体及寄生虫等）侵入机体均可引起发热。

2．非感染性发热

非感染性发热（non-infective fever）为非病原体物质引起的发热，其常见病因见表4-1。

表4-1 非感染性发热的主要病因

病 因	常见病变
无菌性坏死物质吸收	机械性、物理或化学性损害，如大面积烧伤、内出血、创伤或大手术后的组织损伤；缺血性损伤、坏死，如血管栓塞或血栓形成所致的心、脑等器官梗死或肢体坏死；组织坏死及细胞破坏，如恶性肿瘤、白血病、急性溶血反应等
抗原–抗体反应	见于风湿热、血清病、药物热、结缔组织病等
内分泌与代谢性疾病	甲状腺功能亢进（产热增多）、严重脱水（散热减少）等
皮肤散热障碍	慢性心力衰竭、某些皮肤病（如广泛性皮炎、鱼鳞病）等
体温调节中枢功能障碍	物理性（如中暑）、化学性（如重度安眠药中毒、阿托品中毒）、机械性（如脑出血、颅脑外伤）等因素直接损伤体温调节中枢，致使其功能发生障碍，出现高热无汗（中枢性发热特点）
自主神经功能紊乱	多为功能性低热，常伴自主神经功能紊乱的其他表现，包括原发性低热、感染后低热、夏季低热、生理性低热

（二）发生机制

1．致热源性发热

致热源（pyrogen）是引起发热的最常见因素，包括外源性致热源（exogenous pyrogen）与内源性致热源（endogenous pyrogen）。

（1）外源性致热源指来自体外的致热物质，包括微生物、抗原抗体复合物、某些类固醇等。外源性致热源多为大分子物质，不能通过血–脑屏障直接作用于体温调节中枢，而是通过激活血液中的中性粒细胞、嗜酸性粒细胞和单核–吞噬细胞系统，使其产生并释放白细胞介素–1（IL–1）、肿瘤坏死因子（TNF）和干扰素等内源性致热源。

（2）内源性致热源分子量较小，可通过血–脑屏障直接作用于体温调定点（setpoint），使之上移。体温调节中枢对体温加以重新调节，发出冲动，一方面通过交感神经使皮肤血管及竖毛肌收缩，血流量减少，排汗停止，散热减少；另一方面通过垂体分泌激素使代谢增加或通过运动神经使骨骼肌阵缩（即寒战），使产热增多。这一综合调节作用，最终导致产热大于散热，使体温升高。

2．非致热源性发热

非致热源性发热是由体温调节功能障碍所引起的一种被动性体温升高。体温调节中枢直接受损，如颅脑外伤、脑出血、中暑等；产热过多，如癫痫持续状态、甲状腺功能亢进等；散热减少，如广泛性皮肤病、慢性心力衰竭、中暑等；自主神经功能紊乱，如原发性低热、感染后低热、夏季低热、生理性低热等。

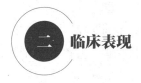

三　临床表现

发热的临床表现

（一）临床分度

以口腔温度为标准，根据体温升高的程度不同将体温分为：①低热（low fever），37.3～38 ℃；②中度发热（moderate fever），38.1～39 ℃；③高热（hyperpyrexia），39.1～41 ℃；④超高热（ultra hyperpyrexia）：41 ℃以上。

知识链接 4-2

不同发热程度的临床意义

1. 低热：常见于慢性感染（如结核）、无菌组织损伤（如术后发热）、功能性低热等。
2. 中度发热或高热：常见于急性感染，如肺炎、流感等。
3. 超高热：常见于体温调节中枢功能障碍，如脑出血、中暑等。

（二）热期

热期依发热的持续时间而定，其特点及临床意义见表4-2。

表4-2　热期的特点及临床意义

发热的临床分期与护理

热　期	特　点	临床意义
急性发热	发热时间在 2 周以内	大多由感染所致
中长期高热	体温在 38 ℃以上，且持续 2 周或更长时间	主要与感染、恶性肿瘤及风湿性疾病和变态反应性疾病有关
长期低热	低热持续 1 个月以上	可见于慢性感染，如结核病、慢性肾盂肾炎、慢性胆道感染、甲状腺功能亢进、风湿性疾病等，也可见于功能性发热

（三）发热的临床过程

发热的临床过程分为体温上升期、高热期、体温下降期 3 个阶段。

1.体温上升期

体温上升常有疲乏无力、肌肉酸痛、皮肤苍白、畏寒或寒战、无汗等表现。体温上升方

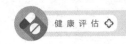
式有两种：①骤升型，体温在几小时内达 39～40℃或以上，常伴有寒战，常见于肺炎球菌肺炎、败血症、疟疾、急性肾盂肾炎、流行性感冒等；②缓升型，体温逐渐上升，在数日内达高峰，多不伴寒战，常见于伤寒、结核病、布氏杆菌病等。

2.高热期

高热期是指体温上升达高峰之后保持一定的时间，持续时间可因病因不同而异。此期寒战消失，表现为头痛、皮肤潮红、灼热、呼吸深快、心率加快、食欲缺乏、腹胀，重者还会出现不同程度的意识（consciousness）障碍、谵妄、惊厥等。

3.体温下降期

体温下降期常表现为多汗、皮肤潮湿。体温下降方式有两种：①骤降型，是指体温于数小时内迅速下降至正常，有时可略低于正常，常伴有大汗淋漓，常见于肺炎球菌肺炎、疟疾、输液反应等；②渐降型，是指体温数天内逐渐降至正常，常见于结核病、风湿热等。

（四）热型

将发热患者在不同时间测得的体温数值分别记录在体温单上，将各体温数值点连接起来形成体温曲线，该曲线的不同形态称为热型（fever type）。6 种常见热型的特点及其临床意义见表 4-3，曲线形态如图 4-1 至图 4-6 所示。

表 4-3　常见热型的特点及其临床意义

热　型	特　点	临床意义
稽留热（continued fever）	体温持续在 39～40℃或更高，达数天或数周，24 h体温波动不超过 1℃	大叶性肺炎、伤寒、副伤寒、斑疹伤寒等
弛张热（remittent fever）	体温在 39℃以上，24 h内体温波动达 2℃或更高，最低体温仍然高于正常	败血症、风湿热、化脓性感染、感染性心内膜炎等
间歇热（intermittent fever）	体温突然升高至 39℃以上，伴恶寒或寒战，数小时后又降至正常水平，经一至数天的间歇（无热期）又复发热，如此反复发作	疟疾、急性肾盂肾炎
回归热（relapsing fever）	体温急骤上升至 39℃或以上，持续数天后骤然下降至正常，高热期与无热期各持续若干天后又规律性交替出现	回归热、霍奇金病
波状热（undulant fever）	体温在数天内逐渐升高至 39℃或以上，随后逐渐降低至正常体温或微热状态，不久又复发，呈波浪式起伏	布鲁杆菌病
不规则热（irregular fever）	发热高低不等，无一定规律性	肺结核、癌性发热、风湿热

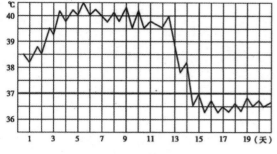

图4-1 稽留热

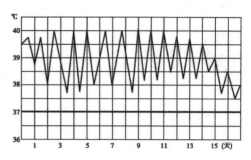

图4-2 弛张热

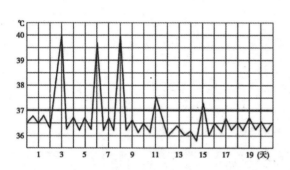

图4-3 间歇热

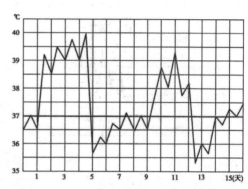

图4-4 回归热

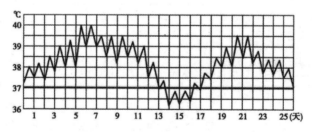

图4-5 波状热

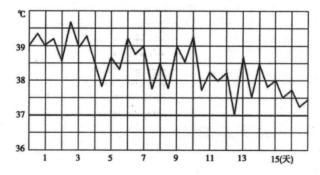

图4-6 不规则热

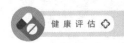
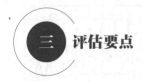 **评估要点**

（一）相关病史

要了解患者的年龄、性别、职业、居住的地区、预防接种史，以及发病的季节、近期旅游和接触感染史等；询问有无相关的病史及诱因，如淋浴受寒、过度疲劳、饮食不洁、精神紧张、高温环境及服用某些药物（如抗肿瘤药、免疫抑制剂、抗生素等）。

（二）临床特点

①起病时间、季节。②起病缓急、发热程度、热型、诱因，血象改变。

（三）伴随症状

发热伴随症状及其临床意义见表4-4。

表4-4　发热伴随症状及其临床意义

伴随症状	临床意义
寒战	常见于各种病原菌引起的感染、药物热、急性溶血、输血反应或输液反应等
结膜充血	多见于麻疹、流行性出血热、钩体病等
肝、脾、淋巴结肿大	见于白血病、淋巴瘤等
出血	见于流行性出血热、败血症、急性白血病等
关节肿痛	见于败血症、风湿性疾病等
皮疹	见于麻疹、猩红热、水痘、风疹、风湿性疾病、药物热等
昏迷	先发热后昏迷，常见于流脑、乙脑、中毒性菌痢、中暑等；先昏迷后发热，见于脑出血、巴比妥药物中毒等

（四）诊断、治疗和护理经过

①是否就诊。②有无用药（如解热药），注意药物种类、剂量、疗效。③有无物理降温，注意降温方法及疗效。

（五）发热对功能性健康型态的影响

①有无因高热出现烦躁不安、谵语、幻觉、昏迷等认知-感知型态的改变。②有无因长期发热所致机体物质消耗增加及营养物质摄入不足，或因使用解热药致大量出汗而发生消瘦、脱水等营养与代谢型态的改变。③小儿高热要注意观察有无惊厥的发生。

四 相关护理诊断

（一）体温过高

体温过高（hyperthermia）与感染、组织损伤、坏死组织吸收、体温调节中枢功能障碍等有关。

（二）体液不足

体液不足（fluid volume deficit）与体温下降期体液丢失过多（出汗）和（或）液体摄入不足有关。

（三）营养失调

营养失调（altered nutrition），指机体内营养低于机体需要量，与长期发热所致机体物质消耗增加及营养物质摄入不足有关。

第二节 疼 痛

疼痛（pain）是机体受到伤害性刺激所引起的痛觉反应，是机体正常的防御功能，可促使机体采取相应的防御措施，以免进一步受到伤害，但痛觉常引起不愉快的情绪反应，强烈持久的疼痛会造成生理功能紊乱，甚至休克。疼痛是临床常见的症状，是许多疾病的先兆，也是患者就诊的主要原因。

本节仅讲述头痛（headache）、胸痛（chest pain）、腹痛（abdominal pain）等临床常见疼痛。

🔗 知识链接 4-3

致痛物质的产生及致痛机制

当各种物理、化学因素刺激机体时，受损部位的组织释放出乙酰胆碱、5-羟色胺、组胺、缓激肽、钾离子、氢离子及酸性代谢产物等致痛物质，直接兴奋神经末梢的痛觉感受器（分布于皮肤和其他组织内的游离神经末梢），冲动传入脊髓后根的神经节细胞，经由脊髓丘脑侧束，进入内囊传至大脑皮层中央后回的第一感觉区，引起痛觉。

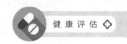

 **一　分类**

疼痛可按起始的部位及传导途径进行分类，不同类型疼痛的特点见表4-5。

表4-5　疼痛的分类及其特点

类　型	疼痛特点
皮肤痛（skin pain）	皮肤受到刺激而产生的痛觉反应。其特点为"双重痛觉"（double pain），即为受刺激后立即出现定位明确的尖锐刺痛（快痛）和1~2 s后出现定位不明确的烧灼样痛（慢痛）
躯体痛（somatic pain）	指肌肉、肌膜、肌腱、关节等深部组织的疼痛，以骨膜最为敏感。各种机械性与化学性刺激均可引起躯体痛，肌肉缺血是引起躯体痛的主要原因
内脏痛（visceral pain）	多为内脏受到机械牵拉、缺血、痉挛和炎症刺激所致。其特点为缓慢而持续、定位不够准确、对刺激分辨力差，表现为钝痛、酸痛、烧灼痛或绞痛
牵涉痛（referred pain）	内脏疾病引起体表某些部位出现疼痛。如胆囊炎除引起右上腹痛之外，还可牵涉右肩疼痛；心绞痛除引起心前区及胸骨后疼痛之外，还可牵涉左肩、左臂内侧疼痛
假性痛（false pain）	去除病变后仍感到相应部位疼痛，如截肢患者仍感到已不存在的肢体疼痛。其发生可能与病变部位去除前的疼痛刺激在大脑皮层形成强兴奋灶的后遗影响有关
神经痛（neuralgia）	为神经受损所致，表现为剧烈灼痛或酸痛

 二　病因与发生机制

（一）病因

1. 头痛

（1）颅内病变：①感染，如脑膜炎、脑炎等；②血管病变，如脑出血、脑血栓形成、高血压脑病等；③占位性病变，如脑肿瘤、颅内囊虫病等；④颅脑外伤，如脑震荡、颅内血肿等；⑤其他，如偏头痛、丛集性头痛等。

（2）颅外病变：①颅骨疾病，如颅底骨折、颅骨肿瘤等；②神经痛，如三叉神经痛等；③颈椎病及颈部其他疾病；④眼、鼻、耳、牙齿疾病。

（3）全身性疾病：①急性感染，如流感、肺炎等；②心血管疾病，如高血压病等；③中毒，如酒精、一氧化碳、有机磷中毒等；④其他，如低血糖、肝性脑病、月经期及绝经期头痛等。

（4）神经官能症：神经衰弱、癔症等。

2. 胸痛

胸痛主要由胸部病变所致，包括：①胸壁、胸廓疾病，指皮肤、肌肉、肋骨及肋间神经的炎症和损伤，如带状疱疹、肋软骨炎、肋骨骨折等；②呼吸系统疾病，如胸膜炎、肺炎等；③心血管疾病，如心绞痛、心肌梗死、心包炎、心神经官能症等；④食管与纵隔疾病，如食管炎、纵隔气肿等；⑤其他，如膈下脓肿、肝脓肿等。

3. 腹痛

（1）急性腹痛：①腹腔脏器急性炎症，如急性胃肠炎、急性阑尾炎；②腹膜炎症，如胃肠穿孔所致的急性弥散性腹膜炎；③腹腔脏器梗阻或扩张，如肠梗阻、胆道或泌尿系统结石等；④腹腔脏器扭转或破裂，如肠扭转、宫外孕破裂等；⑤腹壁疾病，如腹壁挫伤、腹壁脓肿等；⑥腹腔内血管阻塞，如肠系膜动脉栓塞、缺血性肠炎等；⑦胸部疾病引起的腹部牵涉痛，如肺梗死、心肌梗死等；⑧其他，如糖尿病酮症酸中毒等。

（2）慢性腹痛：①消化性溃疡；②腹腔脏器慢性炎症，如反流性食管炎、慢性胃炎、溃疡性结肠炎等；③慢性胃肠扭转；④腹腔实质性器官包膜张力增加，如肝炎、肝癌等；⑤腹腔内恶性肿瘤压迫或浸润，如胃癌、大肠癌等；⑥胃肠功能紊乱，如胃神经官能症等；⑦中毒与代谢，如铅中毒、尿毒症等。

（二）发生机制

头痛、胸痛、腹痛的发生机制见表4-6。

表4-6 头痛、胸痛、腹痛的发生机制

疼痛类型	发生机制
头痛	①各种原因引起的颅内外血管收缩、扩张或血管受牵引、伸展；②脑膜受刺激或牵拉；③具有痛觉的脑神经和颈神经受刺激、挤压或牵拉；④头颈部肌肉的收缩；⑤五官和颈椎病变的疼痛扩散或反射到头部；⑥生化因素及内分泌紊乱；⑦神经功能紊乱
胸痛	胸部的感觉神经受缺血、炎症、肌张力改变、癌症浸润等因素的刺激，产生痛觉冲动，传入大脑皮质的痛觉中枢引起疼痛
腹痛	脏器的感觉神经对锐器刺激（如刺、割、烧、灼等）不敏感，但当空腔脏器内压力增高、平滑肌强烈痉挛或组织缺血时，通过内脏神经到达中枢，会产生明显痛觉

🔗 **知识链接 4-4**

急腹症

腹痛由腹部或腹外器官疾病引起。其按病程可分为急性和慢性。急性腹痛起病急、病情重、转变快，其中属于外科范围的急性腹痛，临床上常称为急腹症。

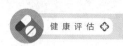

 **临床表现**

（一）头痛

持续剧烈的头痛伴有不同程度的意识障碍，提示颅内血管性疾病（如蛛网膜下腔出血）；慢性进行性头痛伴有颅内高压者，应注意颅内占位性病变；慢性头痛突然加剧伴有意识障碍者，提示脑疝的可能；长期反复发作的头痛，应注意血管神经性头痛或神经官能症。常见头痛的鉴别见表4-7。

表4-7　常见头痛的鉴别

疾　病	部　位	性　质	时　间	伴随症状	其　他
偏头痛	单侧	剧痛	短暂	恶心、呕吐	呕吐或睡眠后减轻
丛集性头痛	眼眶、前额、单侧	剧痛	晚间发作	单侧鼻充血、流泪	饮酒可诱发，直立体位时疼痛减轻
高血压	额部或整个头颅	搏动性胀痛	不定	视盘水肿	
颅内高压	不定	不定	慢性进行性，持续性	喷射性呕吐、视盘水肿	咳嗽、用力排便时加重
脑膜炎	双侧，常在枕骨处	钝痛或剧痛	持续性	颈项强直、发热	儿童多见
鼻窦炎	局限、浅表	钝痛	清晨或上午	鼻塞、鼻腔流脓	因生活与工作环境不洁诱发

（二）胸痛

青壮年胸痛多见于胸膜炎、气胸、肺结核等；老年人胸痛多见于心绞痛、心肌梗死、肺梗死、肺癌、食管疾病等。常见胸痛的鉴别见表4-8。

表4-8　常见胸痛的鉴别

疾　病	部　位	性　质	伴随症状	其　他
胸壁带状疱疹	沿一侧肋间神经分布	刀割样痛或灼痛	低热、乏力	成簇的水泡
肋软骨炎	第2、3肋骨交界处	剧痛		深呼吸、咳嗽、活动加剧
食管炎	胸骨后	烧灼痛	吞咽困难	吞咽食物时加剧
肺梗死	患侧的腋下	剧烈刺痛	呼吸困难、发绀	
气胸	患侧的腋下	初期有撕裂样疼痛	呼吸困难、发绀	因咳嗽、深呼吸而加重

续表

疾 病	部 位	性 质	伴随症状	其 他
胸膜炎	患侧的腋下		呼吸困难	因咳嗽、深呼吸而加重
心绞痛[1]	胸骨后或心前区疼痛	压榨样伴窒息感	焦虑	劳动或精神紧张时可诱发；休息或含服硝酸甘油后缓解
心肌梗死[2]	胸骨后或心前区疼痛	压榨样伴窒息感	休克、心衰、心律失常	治疗后缓解

注：1. 心绞痛胸痛发作一般持续 3～5 min，最长不超过 20 min。
2. 心肌梗死疼痛可持续数小时或更长。

（三）腹痛

小儿以肠道病变为常见，如肠道蛔虫症、肠套叠、嵌顿性疝等；青壮年以消化性溃疡、阑尾炎等为多见；中老年人以胆石症、胰腺炎、恶性肿瘤等为多见；女性患者必须注意盆腔器官病变，如卵巢囊肿扭转、异位妊娠等。常见腹痛的鉴别见表4-9。部分心肺疾病的胸痛亦可放射到腹部，如急性心肌梗死。

表4-9 常见腹痛的疼痛特点

疾 病	部 位	性 质	伴随症状	其 他
胆绞痛	右上腹痛	阵发性绞痛	黄疸	脂肪餐可诱发
肠道蛔虫症	右上腹痛	阵发性钻顶样绞痛	黄疸	病因为蛔虫感染
十二指肠溃疡	上腹部正中或偏右	隐痛或烧灼痛	嗳气、反酸、呕血或柏油样便	进食后减轻
胃溃疡	上腹部正中或偏左	隐痛或烧灼痛	恶心、呕吐、呕血或柏油样便	进食后加重
急性胰腺炎[1]	上腹部条带状	持续性剧痛	呕吐	屈膝侧卧位时减轻，进食后加重
肠道感染	脐周或全腹部	阵发性绞痛	腹泻、血便	多与饮食不洁有关
急性阑尾炎	转移性右下腹痛[2]	持续性剧痛	呕吐、发热	
急性弥漫性腹膜炎	全腹壁	突然发生刀割样痛	腹膜刺激征[3]、休克	常见于空腔脏器穿孔或实质性脏器破裂

注：1. 若为出血坏死型胰腺炎，可有休克。
2. 转移性右下腹痛，指急性阑尾炎初期为上腹部疼痛后转移到右下腹。
3. 腹膜刺激征详见第五章第七节相关内容。

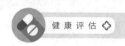

 **评估要点**

（一）相关病史

①询问患者发病年龄、性别、职业、个人嗜好和生活习惯等。②询问患者有无与疼痛相关的疾病史或诱因。

（二）临床特点

①疼痛发生的部位、性质、程度，有无牵涉痛及其部位。②是持续性还是发作性，以及发作时间。③发生的诱因、时间、急缓。④影响疼痛加重与缓解的因素。

（三）诊断、治疗与护理经过

评估止痛措施及效果。

（四）疼痛对功能性健康型态的影响

①有无因疼痛而出现紧张、恐惧情绪，压力–压力应对型态的改变。②有无出现休息、睡眠障碍等睡眠–休息型态的改变。③有无因疼痛影响日常生活等角色–关系型态的改变。④有无疼痛致肢体功能障碍等活动–运动型态的改变。⑤有无因疼痛致食欲减退、体重下降等营养–代谢型态的改变。

 **相关护理诊断**

（一）急性疼痛 / 慢性疼痛

急性疼痛 / 慢性疼痛（acute pain/chronic pain）与各种有害刺激作用于机体引起不适有关。

（二）睡眠型态紊乱

睡眠型态紊乱（sleep pattern disturbance）与疼痛有关。

（三）焦虑

焦虑（anxiety）与疼痛迁延不愈、担心疾病预后等有关。

第三节　呼吸困难

当评估对象感到空气不足或呼吸急促，出现呼吸用力、呼吸肌或辅助呼吸肌参与呼吸运动，同时呼吸频率、节律与呼吸深度均发生变化时，称为呼吸困难（dyspnea）。呼吸困难是临床上重要的症状和体征。

 病因与发生机制

呼吸功能康复训练

（一）病因

呼吸困难的病因主要为呼吸系统和循环系统疾病（表4-10）。

表4-10　呼吸困难常见的病因

分　类	病　因
呼吸系统疾病	①气道阻塞：气管异物、慢性阻塞性肺疾病（COPD）、支气管哮喘等。②肺部病变：肺炎、肺水肿等。③胸廓及胸膜病变：严重胸廓畸形、胸腔积液等。④呼吸肌及神经病变：重症肌无力、严重低钾血症等。⑤膈肌运动障碍：如大量腹水、妊娠晚期等
循环系统疾病	各种心脏疾病引起的左心或右心衰竭、心包积液等
中毒性疾病	尿毒症、酮症酸中毒、药物中毒、农药中毒、化学毒物等
血液系统疾病	重度贫血、白血病、异常血红蛋白血症、输血反应等
神经精神因素	中枢神经病变，如脑血管病变、颅脑外伤、脑炎等；精神因素，如癔症等

（二）发生机制

呼吸困难的发生机制见表4-11。

表4-11　呼吸困难的发生机制

呼吸困难类型	发生机制
肺源性	通气和（或）换气功能障碍，导致缺氧和（或）二氧化碳潴留
心源性	左心衰竭主要是因肺淤血、肺泡组织弹性减弱和肺循环压力增高等
中毒性	血液中酸性产物刺激颈动脉窦、主动脉体化学感受器或直接兴奋呼吸中枢。镇静、麻醉等药物和有机磷杀虫剂直接抑制呼吸中枢
血源性	红细胞携氧能力减低，导致缺血、缺氧，从而刺激呼吸中枢
神经精神性	呼吸中枢受颅内高压和供血减少的刺激。精神因素常因换气过度而发生呼吸性碱中毒所致

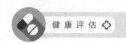
 **临床表现**

（一）肺源性呼吸困难

肺源性呼吸困难（pneumonic dyspnea）按病变部位不同而表现出不同的临床特点（表4-12）。

表4-12 肺源性呼吸困难的特点及病因

类 型	特 点	病 因
吸气性	吸气费力，时间延长，严重者可出现"三凹征"（吸气时胸骨上窝、锁骨上窝、肋间隙明显凹陷），常伴干咳与高调吸气性喉鸣	喉部、气管、大支气管狭窄与阻塞
呼气性	呼气费力，时间明显延长而缓慢，常伴有哮鸣音	慢性支气管炎喘息型、慢性阻塞性肺气肿、支气管哮喘
混合性	吸气与呼气均费力，呼吸较浅而快，伴有呼吸音异常或病理性呼吸音	重症肺炎、重症肺结核、大量胸腔积液或气胸、间质性肺病等

（二）心源性呼吸困难

心源性呼吸困难（cardiogenic dyspnea）主要见于心力衰竭。包括左心衰竭呼吸困难和右心衰竭呼吸困难。①左心衰竭呼吸困难的特点是活动时出现或加重，休息时减轻或缓解；仰卧时加重，坐位时减轻。因坐位时下半身回心血量减少，肺淤血程度减轻，同时坐位时膈位置降低，活动增强，肺活量增加，故严重者被迫采取半坐位或端坐位。急性左心衰竭时常出现阵发性呼吸困难，多在夜间熟睡中发生，称为夜间阵发性呼吸困难。发作时，评估对象常于夜间熟睡中突感胸闷、憋气、惊醒、被迫坐起、惊恐不安，伴有咳嗽，轻者数分钟或数十分钟后症状减轻、缓解；重者伴有高度气喘、颜面青紫、大汗、呼吸有哮鸣音、咳大量浆液性血性痰或粉红色泡沫痰，听诊两肺底有较多湿啰音，心率增快，奔马律。此种呼吸困难又被称为"心源性哮喘"（cardiogenic asthma），多见于高血压性心脏病、冠心病、风心病、心肌病、心肌炎、先天性心脏病等。②右心衰竭呼吸困难主要见于慢性肺心病或由左心衰竭发展而来，也可见于心包疾病，评估对象常采取坐位前倾。

（三）中毒性呼吸困难

尿毒症、糖尿病酮症酸中毒等引起代谢性酸中毒时，呼吸深而规则，称为酸中毒大呼吸，又名库斯莫（Kussmaul）呼吸。急性感染时，呼吸加快。吗啡、巴比妥类药物中毒时，呼吸浅慢。

（四）血液源性呼吸困难

严重贫血、异常血红蛋白血症、急性大出血或休克时，因缺血缺氧，致呼吸急促、心率加快。

（五）神经精神性呼吸困难

重症颅脑疾病时，呼吸深而慢，常伴有呼吸节律的异常。癔症者呼吸困难，表现为呼吸浅快，达 60～100 次/min，并常因过度通气而出现口周、肢体麻木或手足抽搐等呼吸性碱中毒表现。神经症患者常诉胸部压抑感、气短，但仔细观察并无呼吸困难表现，偶尔在一次深长大吸气之后伴叹息样呼气，叹息之后自觉症状减轻。

三 评估要点

（一）相关病史

1.年龄

儿童的呼吸困难常见于急性感染性疾病，突然发生者应注意是否有异物吸入。青壮年的呼吸困难应考虑肺结核、肺炎、胸腔积液、风湿性心瓣膜病等，突然发生者多见于气胸。老年人呼吸困难时，应多考虑肺气肿、肺癌、肺炎、冠心病等。

2.基础疾病

呼吸困难常在原有疾病或特殊条件的基础上发生，如心脏疾病发生心力衰竭或急性肺水肿，糖尿病发生酮症酸中毒等出现的呼吸困难。近期有胸腹部手术史者发生呼吸困难应考虑肺不张；腹部或盆腔手术后突然发生的呼吸困难应考虑肺梗死；长期卧床的老年患者易发生坠积性肺炎。

（二）临床特点

要注意呼吸困难发生的特点。发作性呼吸困难多为支气管哮喘或心源性哮喘；数天或数周发生的呼吸困难常与心功能不全、胸腔积液有关。慢性呼吸困难见于慢性阻塞性肺气肿、肺纤维化等。注意呼吸困难与体位、运动的关系，如心源性呼吸困难多在运动后加重，休息或坐位时减轻。

（三）伴随症状

①发作性呼吸困难伴哮鸣音：见于支气管哮喘、心源性哮喘。②伴发热：见于肺炎、肺结核、胸膜炎等。③伴胸痛：见于肺炎、胸膜炎、肺脓肿、自发性气胸、急性心肌梗死等。④伴咳嗽、咳脓痰：见于慢性支气管炎、阻塞性肺气肿并发感染、化脓性肺炎、肺脓肿、支气管扩张症并发感染等。⑤伴粉红色泡沫痰：见于急性左心衰。⑥伴昏迷：多见于颅脑疾病（如脑出血、脑膜炎）、感染性疾病（如休克性肺炎、肺性脑病等）、代谢性疾病（如糖尿病酮症酸中毒、尿毒症等）、中毒（如一氧化碳中毒，苯巴比妥中毒等）。

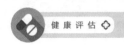
（四）诊断、治疗与护理经过

了解患者是否使用了氧疗，询问氧疗的方法、浓度、流量和疗效等。

（五）呼吸困难对功能性健康型态的影响

①有无因重度呼吸困难而导致丧失生活自理能力等活动－运动型态的改变。②有无语言困难、意识障碍等认知－感知型态的改变。③有无紧张、焦虑等压力－压力应对型态的改变。

📎 知识链接 4-5

呼吸困难程度与日常活动的关系

呼吸困难的程度与日常活动的关系见表4-13。

表4-13　呼吸困难的程度与日常活动的关系

分度	呼吸困难程度	日常活动能力水平
Ⅰ度	日常活动无不适，中、重度体力活动时出现气促	正常，无气促
Ⅱ度	与同龄健康人平地行走无气促，登高或上楼时出现气促	满意，有轻度气促，但日常生活可自理，不需要帮助或中间停顿
Ⅲ度	与同龄健康人以同等速度行走时呼吸困难	尚可，有中度气促，日常生活可自理，但必须停下来喘气，费时、费力
Ⅳ度	以自己的步速行走 100 m 或数分钟即有呼吸困难	差，有显著呼吸困难，日常生活自理能力下降，需部分帮助
Ⅴ度	洗脸、穿衣，甚至休息时也有呼吸困难	困难，日常生活不能自理，完全需要帮助

 四 相关护理诊断

（一）低效性呼吸型态

低效性呼吸型态（ineffective breathing pattern）与上呼吸道梗阻、心肺功能不全等因素有关。

（二）气体交换受损

气体交换受损（impaired gas exchange）与心肺功能不全、肺部感染等有关。

（三）活动无耐力

活动无耐力（activity intolerance）与能量消耗增加和缺氧有关。

第四节　咳嗽与咳痰

咳嗽与咳痰是呼吸系统疾病常见的症状之一。咳嗽（cough）是人体的一种保护性反射动作，通过咳嗽可将呼吸道内的病理性分泌物和外界进入呼吸道的异物排出。而频繁的、刺激性的咳嗽则失去保护性意义，成为临床病征。咳痰（expectoration）是指呼吸道内的分泌物或肺泡内的渗出物，借助于咳嗽排出体外。

一　病因与发生机制

（一）病因

1．呼吸系统疾病

呼吸道的炎症、异物、刺激性气体吸入、肿瘤、出血等刺激咽喉或支气管黏膜引起咳嗽反射。其中，呼吸道感染是咳嗽、咳痰最常见的病因。

（1）感染：①呼吸道感染，如上呼吸道感染、急慢性支气管炎、支气管扩张、肺炎、肺结核等；②全身性感染，如流感、麻疹、百日咳、肺吸虫病等。

（2）理化因素：①呼吸道阻塞与受压，如呼吸道异物、支气管狭窄、肺水肿、肺不张、肺气肿、肺癌等；②气雾刺激，如高温或寒冷空气、吸烟等。

（3）过敏因素：过敏性鼻炎、支气管哮喘、嗜酸性粒细胞肺浸润、血管神经性水肿等。

2．心脏疾病

二尖瓣狭窄或左心功能不全引起肺淤血与肺水肿，右心及体循环静脉栓子脱落引起肺栓塞。肺泡内或支气管内浆液及浆液血性渗出物或漏出物，刺激肺泡壁或支气管黏膜导致咳嗽。

3．中枢神经系统疾病

脑炎或脑膜炎可影响大脑皮层或延髓咳嗽中枢，引起咳嗽。

4．神经精神因素

引起咳嗽的神经精神因素包括：如膈下脓肿、肝脓肿等对膈神经的刺激，外耳道异物或炎症对迷走神经耳支的刺激等；还有神经官能症，如癔症、习惯性咳嗽等。

（二）发生机制

咳嗽是一种神经反射过程，由延髓咳嗽中枢受刺激引起。当各种病因使咽、喉、气管、支气管及肺发生炎症时，黏膜充血、水肿，黏液分泌增多，毛细血管通透性增加，浆液大量渗出，渗出物与黏液和吸入的尘埃及某些组织破坏产物混合成痰，随咳嗽动作排出。

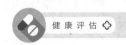

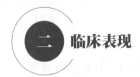 临床表现

（一）咳嗽性质

干咳或刺激性呛咳见于急性上呼吸道感染、急性支气管炎、呼吸道异物、慢性咽喉炎、肺结核和支气管肺癌早期等；咳嗽多痰见于慢性支气管炎、支气管扩张、肺脓肿、肺寄生虫病、肺结核有空洞者。

（二）咳嗽时间

晨间咳嗽多见于慢性支气管炎、支气管扩张等；夜间咳嗽多见于肺结核、左心衰竭等。

（三）咳嗽音色

①短促的轻咳、咳而不爽者，多见于干性胸膜炎、胸腹部创伤或手术后。②伴金属音的咳嗽，应警惕纵隔肿瘤、主动脉瘤或支气管压迫气管。③嘶哑性咳嗽，由声带炎、喉炎、喉癌等产生的肿块压迫喉返神经所致。④犬吠样咳嗽，见于会厌、喉部疾患和气管受压。⑤咳嗽声音嘶哑或无声，见于极度衰弱或声带麻痹者。

（四）咳嗽与体位

①支气管扩张、肺脓肿的咳嗽与体位改变有明显的关系。②脓胸伴支气管胸膜瘘时，在一定体位、脓液进入瘘管时可引起剧烈咳嗽。③纵隔肿瘤、大量胸腔积液患者，改变体位时也会引起咳嗽。

（五）痰液性状

痰液的颜色、性质和量，往往因病而异。①痰液的颜色的临床意义见表4-14。②痰液的性质可分为黏液性、浆液性、脓性等。支气管扩张、肺脓肿和支气管胸膜瘘是痰液量较多，且静置后出现分层现象，上层为泡沫，中层为浆液或浆液脓性，下层为坏死组织。③痰液量的增减，多能反映肺部炎症的变化。增多者，考虑肺部感染加剧；痰液量原来较多，忽然减少，且全身情况较差，体温升高，则提示支气管引流不畅。

表4-14 痰液性状及其临床意义

痰液性状	临床意义
白色泡沫样痰或黏液痰	慢性支气管炎[1]、支气管哮喘
血性痰	支气管扩张、肺结核、支气管肺癌等
黄色脓性痰	呼吸道有化脓性感染，见于金黄色葡萄球菌肺炎、支气管扩张[2]、肺脓肿[2]等

续表

痰液性状	临床意义
铁锈色痰	肺炎球菌肺炎、肺梗死
粉红色泡沫痰	左心功能不全、急性肺水肿
灰色或灰黑色痰	大量吸入煤炭粉尘、尘土或烟雾所致，见于矿工、锅炉工、长期吸烟者
烂桃样灰黄色痰	肺吸虫病
棕褐色痰	阿米巴肺脓肿
砖红色、胶冻样痰	克雷白杆菌肺炎

注：1.慢性支气管炎感染加重时可出现咳黄脓痰。
　　2.支气管扩张、肺脓肿，伴厌氧菌感染时，痰液有恶臭味。

 **评估要点**

（一）相关病史

1.年龄与性别

小儿刺激性呛咳多由异物吸入所致；青壮年长期咳嗽者应注意肺结核、支气管扩张；40岁以上男性，尤其有吸烟嗜好的，应考虑慢性支气管炎、阻塞性肺气肿，并应警惕支气管肺癌。

2.职业与环境

长期接触有害粉尘和刺激性气体后发生咳嗽者评估并不困难。教师、从事说话较多的职业者、吸烟和酗酒者，其咳嗽多由慢性咽炎所致，也可以是习惯性的。在厨房工作较久者，其咳嗽多由慢性支气管炎引起。

3.地理特征

近期在长江流域或南方各省接触疫水者应考虑肺吸虫病。

（二）临床特点

①注意痰液的性质、痰量、颜色、气味、黏稠度及与体位关系。②咳嗽出现和持续的时间、性质、节律、音色及其与体位、睡眠的关系；能否有效咳嗽、咳痰，避免窒息的发生。

（三）伴随症状

①伴高热，应考虑肺炎、急性渗出性胸膜炎等。②伴胸痛，应考虑胸膜病变或肺部病变累及胸膜，如肺炎、支气管肺癌、肺梗死等。③伴大量咯血，应考虑支气管扩张、肺结核等。

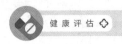
（四）诊断、治疗与护理经过

①是否使用祛痰、止咳药，药物的种类、用法（给药途径、剂量）及疗效。②有无应用有效的排痰护理措施。

（五）咳嗽、咳痰对人体功能性型态的影响

①有无睡眠障碍等睡眠–休息型态的改变。②有无食欲不振、消瘦等营养–代谢型态的改变。③胸腹部手术后剧烈、频繁咳嗽者，要注意评估切口的情况。

 相关护理诊断

（一）清理呼吸道无效

清理呼吸道无效（ineffective airway clearance）与无效咳嗽、痰液黏稠、胸痛、意识障碍有关。

（二）睡眠型态紊乱

睡眠型态紊乱（sleep pattern disturbance）与夜间频繁咳嗽影响睡眠有关。

（三）有窒息危险

有窒息危险（risk for asphyxia）与痰多黏稠、无力咳嗽等有关。

第五节　咯　　血

咯血（hemoptysis）是指喉及喉以下呼吸道任何部位出血并经口排出，包括大量咯血、血痰或痰中带血。

 病因与发生机制

引起咯血的原因较多，以呼吸系统疾病和循环系统疾病最为常见。

（一）呼吸系统疾病

1.支气管疾病

常见的支气管疾病（bronchial disease）有支气管扩张、支气管肺癌、支气管内膜结核和慢

性支气管炎等。发生机制是炎症、肿瘤等损伤支气管黏膜或病灶处毛细血管，使其通透性增加或黏膜下血管破裂。

2.肺部疾病

常见的肺部疾病（lung disease）有肺结核、肺炎、肺脓肿等。在我国，肺结核为咯血的首要原因。其发生多由病变处毛细血管通透性增高，血液渗出，致痰中带血丝或小血块；若小血管因病变侵蚀破裂，可引起中等量咯血；空洞壁小动脉瘤破裂，或继发的支气管扩张形成的动静脉瘘破裂，则可引起大量咯血。

（二）循环系统疾病

较常见的循环系统疾病（circulatory system disease）是风湿性心脏病二尖瓣狭窄，其次为原发性肺动脉高压症、高血压性心脏病、肺梗死等。出血多由肺淤血致肺泡壁或支气管内膜毛细血管破裂所引起，可为小量咯血或血丝痰；支气管黏膜下层支气管静脉曲张破裂，常为大咯血。

（三）全身性疾病

①血液病：如白血病、血小板减少性紫癜、再生障碍性贫血等。②急性传染病：如流行性出血热、肺出血型钩端螺旋体病等。③自身免疫性疾病：如系统性红斑狼疮（SLE）、结节性多动脉炎、白塞病等。④其他：如气管或支气管子宫内膜异位症、外伤及各种原因所致的弥漫性血管内凝血等，均可引起咯血。

　**临床表现**

（一）年龄

①年幼者咯血多见于先天性心脏病。②青壮年咯血多见于肺结核、支气管扩张等。③成年女性反复咯血须考虑排除支气管内膜结核和支气管腺瘤；于月经期呈周期性咯血，须考虑子宫内膜异位症。④40岁以上有长期吸烟史的咯血者，除慢性支气管炎外，应警惕支气管肺癌的发生。

（二）咯血的先兆

咯血前常有胸闷、喉痒、咳嗽等先兆。

（三）咯血量

少量咯血可仅表现为痰中带血，每日咯血量在100 mL以内。每日咯血量100～500 mL为中等量咯血。中等量以上咯血，咯血前可有喉痒、胸闷、咳嗽等先兆症状。大咯血表现为咯出满口血液或短时内咯血不止，每日咯血量达500 mL以上，或一次咯血300～500 mL，常伴呛咳、脉搏细速、出冷汗、呼吸急促、面色苍白、紧张不安和恐惧感。咯血量的多少与受损血管的性质及数量有直接关系，与病情的严重程度不完全一致。

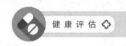
（四）咯血的颜色和性状

咯血的颜色与性状因病而异。①鲜血痰，见于肺结核、支气管扩张症、出血性疾病等。②铁锈色血痰，主要见于肺炎球菌性肺炎。③砖红色胶冻样血痰，主要见于克雷白杆菌肺炎。④黏稠暗红色血痰，可见于肺梗死。⑤粉红色泡沫样痰，见于左心衰竭肺水肿。⑥暗红色血痰，见于二尖瓣狭窄。

（五）并发症

大咯血者因血液在支气管内滞留或失血，可产生各种并发症，常见的有以下几种。①窒息（asphyxia）：为咯血直接致死的重要原因，表现为大咯血过程中咯血突然减少或中止，出现气促、胸闷、烦躁不安或紧张惊恐、大汗淋漓、两手乱动或指喉头（示意空气吸不进来），继而出现发绀、颜面青紫、呼吸音减弱、全身抽搐，甚至心跳、呼吸停止而死亡。②肺不张（atelectasis）：多因血块堵塞支气管所致，表现为咯血后出现呼吸困难、胸闷、气急、发绀，呼吸音减弱或消失。③继发感染（secondary infection）：因咯血后血液滞留于支气管所致，表现为咯血后发热、体温持续不退、咳嗽加剧，伴局部干、湿啰音。④失血性休克（hemorrhagic shock）：表现为大咯血后出现脉搏增快、血压下降、四肢湿冷、烦躁不安、少尿等。

> **📎 知识链接 4-6**
>
> **窒息的好发人群与预防**
>
> 对咯血量较大的患者，尤其是易发生窒息者，应保持高度警惕。临床上具有下列情形的咯血患者易发生窒息：急性大咯血、极度衰竭无力咳嗽、应用镇静或镇咳药及精神极度紧张者。为预防窒息的发生，需鼓励患者将血块咯出，并避免屏气。

 **三 评估要点**

（一）明确是否为咯血

少量咯血，需与鼻咽部、口腔出血相区别。鼻出血多自鼻孔流出，常在鼻中隔前下方发现出血灶；鼻腔后部出血，患者因血液自后鼻孔沿软腭与咽后壁下流而有咽部异物感。

大量咯血，需与呕血相区别。咯血与呕血的鉴别见表4-15。

表4-15 咯血与呕血的鉴别

鉴别项目	咯 血	呕 血
病因	肺结核、肺癌、支气管扩张、肺炎、肺脓肿、心脏病等	消化性溃疡、肝硬化、急性糜烂性出血性胃炎、胃癌等
出血先兆	喉部痒感、胸闷、咳嗽等	上腹部不适、恶心、呕吐等

续表

鉴别项目	咯血	呕血
出血方式	咯出	呕出或呈喷射状
血色	鲜红色	棕红色或暗红色，偶有鲜红色
血中混有物	痰液、泡沫	食物残渣、胃液
酸碱反应	碱性	酸性
黑便	无，但若咽下血液则有黑便	有，且呕血停止后仍继续数日
出血后痰的性状	常有血痰数日	无痰

（二）咯血特点

①此次咯血持续的时间、颜色、咯血频率与大致的咯血量、咯血先兆等。②此次咯血是初发还是复发，若为复发还应了解以往的咯血情况。

（三）咯血对患者的影响

有无焦虑、恐惧等负性情绪，大咯血者有无窒息、肺不张、继发感染、失血性休克等并发症表现。

（四）有无与咯血相关的疾病史或诱发因素

询问有无呼吸系统疾病、心血管系统疾病、血液病等，有无诱因。

（五）咯血对人体功能性健康型态的影响

有无焦虑、恐惧等压力–压力应对型态的改变。

四 相关护理诊断

（一）有窒息的危险

①与大量咯血有关。②与咯血伴意识障碍有关。③与无力咳嗽致血液滞留于气道有关。

（二）焦虑

①与咯血不止有关。②与疾病迁延、个体健康受到威胁有关，与对进一步的检查及结果感到不安有关。

（三）有感染危险

有感染危险（risk for infection），与血液滞留于支气管有关。

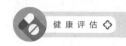

第六节 心 悸

心悸（palpitation）是一种自觉心脏跳动的不适感或心慌感。心悸既可以是病理性的，也可以是生理性的。心悸时，心脏搏动可增强，心率可快可慢，心律可规则或不规则。

一 病因与发生机制

心悸的发生机制目前尚未完全清楚，一般认为心脏活动过度是心悸发生的基础，与心动过速、期前收缩等所致的心率、心律与心排出量改变有关，并受心律失常的时间长短、精神因素及注意力的影响。突然发生的心律失常，如阵发性心动过速，心悸多较明显。慢性心律失常，如心房颤动，因逐渐适应可无明显心悸。焦虑、紧张及注意力集中时，心悸易出现。

（一）心脏搏动增强

心肌收缩力增强引起的心悸，可为生理性或病理性。①生理性心悸：常见于剧烈活动或精神过度紧张时；大量吸烟及饮酒、浓茶或咖啡后；服用某些药物，如麻黄素、氨茶碱、肾上腺素、阿托品、甲状腺素等。②病理性心悸：常见于高血压性心脏病、风湿性心脏瓣膜病、冠状动脉硬化性心脏病等，以及其他引起心排出量增加的疾病，如甲状腺功能亢进、发热、贫血、低血糖症等。

（二）心律失常

各种原因引起的心动过速（如窦性心动过速、阵发性室上性心动过速或室性心动过速）、心动过缓（如Ⅲ度房室传导阻滞、窦性心动过缓，病态窦房结综合征），以及心律失常（如期前收缩、心房颤动）均可引起心悸。其严重程度常与心脏病变程度不一致。

（三）心脏神经官能症

由自主神经功能紊乱引起，心脏本身并无器质性病变。多见于青年女性，发病常与焦虑、精神紧张、情绪激动等精神因素有关。

二 临床表现

生理性因素所诱发的心悸，其临床表现的特点为持续时间较短，可伴有胸闷等不适，一般不影响正常活动。病理性心悸的特点为持续时间长或反复发作，常伴有胸闷、气急、心前区疼痛。心脏神经官能症的特点为患者除心悸外，常有心率加快、胸闷、心前区刺痛或隐痛、呼吸不畅等症状，可伴有头昏、头痛、失眠、耳鸣、疲乏、注意力不集中、记忆力减退等神经衰弱的表现。

患者可出现心悸所致的焦虑、恐惧、失眠等不适，影响工作、学习、睡眠和日常生活，但一般无危险性。少数由严重心律失常所致者可发生猝死，此时多有血压降低、大汗、意识障碍，脉搏细速等表现。

 三 **评估要点**

（一）相关病史与起病情况

评估有无与心悸发作相关的疾病史或吸烟、刺激性饮料及精神刺激等诱发因素。

（二）临床特点

评估心悸的临床表现、持续时间、发作频率，发作时的主观感受及伴随症状等。

（三）伴随症状

评估心悸的同时有无胸痛、呼吸困难等表现。

（四）诊断、治疗与护理经过

询问是否用药、电复律、人工起搏器治疗等，以及已采取的护理措施等。

（五）心悸对功能性健康型态的影响

评估有无焦虑、恐惧等压力—压力应对型态的改变。

 四 **相关护理诊断**

（一）活动无耐力

活动无耐力与心悸发作所致的疲乏无力有关。

（二）焦虑

焦虑与心悸发作所致的不适有关。

第七节 发 绀

发绀（cyanosis）亦称紫绀，是指血液中还原血红蛋白（reduced hemoglobin）增多或血液

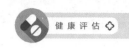
中存在异常血红蛋白衍生物所致的皮肤黏膜青紫。发绀一般在皮肤较薄、色素较少和毛细血管丰富的末梢部位，如舌、口唇、鼻尖、颊部和甲床等处较明显，这些部位的皮肤温度低、发凉。

 病因与发生机制

（一）血液中还原血红蛋白增多

血液中还原血红蛋白增多，又称真性发绀（true cyanosis），其类型、发生机制、病因见表4-16。

表4-16 发绀的类型、发生机制及病因

类　型		发生机制	病　因
中心性发绀	肺性发绀	由于肺通气和换气功能障碍而致肺氧合作用不全，使体循环毛细血管中还原血红蛋白量增多	严重的呼吸道阻塞、肺部疾病、胸膜疾病
	心性发绀	由于体循环静脉与动脉相混合，部分静脉血未经过肺脏氧合作用，而经异常通道流入循环	法洛四联症等发绀型先天性心脏病
周围性发绀		周围组织耗氧量增加	右心衰竭、缩窄性心包炎等
		动脉缺血	严重休克、闭塞脉管炎、雷诺病等
混合性发绀		中心性发绀与周围性发绀并存	心衰，因血液在肺内氧合不足及周围血流缓慢、毛细血管内耗氧过多所致

🔗 知识链接 4-7

发绀的观察

发绀通常在血氧饱和度下降至80%～85%才能被观察到。严重的发绀很容易观察，而轻度发绀即使在较亮的自然光线下仍较难察觉。对于肤色较黑的个体，可通过判断黏膜或甲床的颜色来观察。

临床所见发绀，有时并不一定能确切反映动脉血氧的下降情况，如严重贫血患者，即使血红蛋白都处于还原状态，也不足以引起发绀。休克患者发绀较轻，易被忽视。

（二）血液中存在异常血红蛋白衍化物

1.高铁血红蛋白血症

高铁血红蛋白血症（methemoglobinemia）以药物或化学物质中毒多见。发绀是由于血液中血红蛋白分子的Fe^{2+}被Fe^{3+}取代，失去与氧结合的能力，当血中高铁血红蛋白含量达30 g/L时，

即可出现发绀。常见于伯氨喹、亚硝酸盐、氯酸钾、苯丙砜、磺胺类、非那西汀、硝基苯等中毒。由大量进食含有亚硝酸盐的变质蔬菜引起高铁血红蛋白血症而出现发绀，称为肠源性发绀。

2. 硫化血红蛋白血症

硫化血红蛋白血症（sulfhemoglobinemia）是由于有致高铁血红蛋白血症的化学物质存在，同时有便秘或服用含硫药物者，可在肠内形成大量硫化氢，作用于血红蛋白，产生硫化血红蛋白。

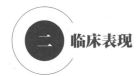 **临床表现**

发绀除了表现为皮肤黏膜青紫外，还有其他特点，见表 4-17。

表 4-17 发绀的临床特点

发绀类型	临床特点
中心性发绀	全身性发绀，除四肢与颜面外，亦可见于舌及口腔黏膜与躯干皮肤，且发绀的皮肤温暖
周围性发绀	发绀常出现于肢体下垂部位（如肢端、耳垂及颜面），皮肤冰冷，若经按摩或加温，发绀可消失
高铁血红蛋白血症	急骤出现、暂时性、病情严重，若静脉注射亚甲蓝溶液或大量维生素C，发绀可消退
硫化血红蛋白血症	持续时间长，可达数月以上，血液呈蓝褐色，分光镜检查可证明硫化血红蛋白血症的存在

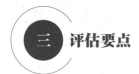 **评估要点**

（一）相关病史与起病情况

评估有无与发绀相关的疾病史或药物、变质蔬菜摄入史。

（二）临床特点

评估发绀的范围及程度、起病时间、发病急缓、持续时间等。

（三）伴随症状

评估有无呼吸困难、咳嗽、咳痰、杵状指等症状。

（四）诊断、治疗与护理经过

评估有无用药、给氧（包括流量、时间），以及疗效等。

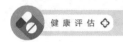

（五）发绀对功能性健康型态的影响

①有无呼吸困难等活动–运动型态的改变。②有无焦虑、恐惧等压力–压力应对型态的改变。

 **相关护理诊断**

（一）活动无耐力

活动无耐力与心肺功能不全致机体缺氧有关。

（二）气体交换受损

气体交换受损与心肺功能不全致肺淤血有关。

（三）低效性呼吸型态

低效性呼吸型态与肺泡通气、换气、弥散功能障碍有关。

第八节　水　　肿

水肿（edema）是指过多的液体积聚在人体组织间隙引起组织肿胀。水肿的不同分类：①按分布范围，分为全身性水肿和局部性水肿；②按性质，分为炎性水肿和非炎性水肿；③按体征，分为凹陷性水肿和非凹陷性水肿；④按症状，分为隐性水肿（组织间隙内液体积聚较少，体重增加在10%以下，指压凹陷不明显）与显性水肿（组织间隙内液体积聚较多，体重增加在10%以上，指压凹陷明显）。体腔内液体积聚过多称为积液，包括胸腔积液（胸水）、腹腔积液（腹水）和心包积液等，为水肿的特殊形式。通常意义下，水肿不包括脑水肿、肺水肿等内脏器官的局部水肿。

 **病因与发病机制**

（一）全身性水肿

全身性水肿（anasarca）的病因主要包括以下几种。

（1）心源性水肿（cardiac edema）：见于右心衰。水肿的发生是由于心排出量减少，有效循环血容量不足，肾血流量减少，肾小球滤过率降低，继发性醛固酮增多引起水、钠潴留。此外，静脉淤血，毛细血管滤过压增高，组织液回流吸收减少也可导致水肿。

（2）肾源性水肿（nephrogenic edema）：见于各种肾炎和肾病。水肿的发生是由于多种因素引起肾排泄水、钠减少，导致水、钠潴留，细胞外液增多，毛细血管滤过压增高。

（3）肝源性水肿（hepatic edema）：见于肝硬化失代偿期，以腹水为主要表现。腹水产生的机制与门静脉高压、低蛋白血症、肝淋巴回流障碍、继发性醛固酮增多等因素有关。

（4）营养不良性水肿（nutritional edema）：见于营养物质缺乏或慢性消耗性疾病引起的低蛋白血症或维生素B_1缺乏。

（5）其他：①黏液性水肿，见于甲状腺功能减退的患者；②经前期紧张综合征；③特发性水肿，原因不明，可能与内分泌功能失调及直立性体位的反射出现异常有关；④药物性水肿，常见于肾上腺糖皮质激素、雄激素、雌激素、胰岛素等使用过程中，一般认为与水、钠潴留有关。

（二）局部性水肿

局部性水肿（local edema）常见于血栓性静脉炎、局部炎症、丝虫病所致的淋巴回流受阻、血管过敏反应等。因局部静脉或淋巴回流受阻、毛细血管通透性增加所致。

二 临床表现

不同病因引起的水肿其临床表现不同。

（一）心源性水肿

心源性的水肿首先出现于身体的下垂部位。能起床活动者，最早出现于踝内侧，行走活动后明显，休息后减轻或消失；经常卧床者则以腰骶部最为明显。常伴有右心衰的临床表现，如颈静脉怒张、肝大等，严重者可出现胸腔积液、腹水、心包积液等。

（二）肾源性水肿

肾源性水肿的特点是早晨起床时眼睑与颜面水肿，症状加重可发展为全身性水肿。肾病综合征患者水肿明显，常伴有高血压、尿常规改变、肾功能损害等表现。临床上需对心源性水肿与肾源性水肿进行鉴别，鉴别要点见表4-18。

表4-18　心源性水肿与肾源性水肿的鉴别

鉴别点	心源性水肿	肾源性水肿
开始部位	从足部开始，向上延及全身	从眼睑、颜面开始延及全身
发展速度	发展较缓慢	发展常迅速
水肿性质	坚实，移动性较小	较软，移动性大
伴随病症	伴有心功能不全病症，如心脏增大、心脏杂音、肝大、肝颈静脉返流征阳性等	伴有其他肾病表现，如高血压、蛋白尿、血尿、管型尿、眼底改变等

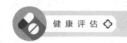
（三）肝源性水肿

肝源性水肿特点是以腹水为主要表现，也可首先出现踝部水肿，逐渐向上蔓延，而面部及上肢常无水肿。

腹水的产生

正常状态下，人体腹腔有少量液体（一般少于 200 mL），对肠道蠕动起润滑作用。任何病理状态下导致腹腔内液体量增加超过 200 mL 时，称为腹水。腹水是一种病理体征，产生腹水的原因很多，比较常见的有肝脏疾病、心血管疾病、腹膜疾病、肾脏疾病、营养障碍疾病、恶性肿瘤、结缔组织疾病等。

（四）营养不良性水肿

营养不良所致的水肿，分布从组织疏松处开始，然后扩散至全身，以低垂部位明显，立位时下肢明显。水肿发生前常出现消瘦、体重减轻等。

（五）其他

①黏液性水肿：此为非凹陷性水肿，以颜面及下肢，尤其是眼睑、口唇较明显。②经前期紧张综合征：多于月经前 7 ~ 14 d 出现体重增加，眼睑、踝部轻度水肿，可伴有乳房胀痛及盆腔沉重感，行经后水肿逐渐消失。③特发性水肿：多见于妇女，水肿常为身体下垂部位，于直立或劳累后出现，休息后减轻或消失。④炎症性水肿：表现为炎症局部红、肿、热、痛。⑤丝虫病所致象皮肿：皮肤呈橘皮样改变，如反复发作，可致局部皮肤及皮下组织增厚、硬化，皮肤高度角化，形似象皮，故称象皮肿。

各种水肿均可因体液潴留出现体重增加，并伴有尿量减少。重者或伴心脏基础疾病者因心脏前负荷增加，出现脉搏增快、血压升高，甚至引发急性肺水肿。有明显胸腔积液或腹水者可因呼吸困难出现活动和运动能力减退。长期持续水肿者可因水肿区组织、细胞营养不良，对感染的抵抗能力下降，易发生皮肤溃疡和继发感染。

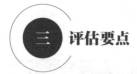

三 评估要点

（一）相关病史与起病情况

①有无与水肿发生有关的疾病史，如心脏疾病、肝脏疾病、肾脏疾病、内分泌和代谢性疾病史。②有无长期大量应用肾上腺糖皮质激素、雄激素、雌激素类药物史。③起病的缓急、时间、部位。

（二）临床特点

评估水肿的特点、程度，加重与缓解因素。

（三）每日饮食、饮水、钠摄入情况

评估每日钠盐和液体摄入量是否充足、不足或过量。对患有心、肝、肾脏疾病需要限制钠、水摄入量者应尤其注意。

（四）伴随症状

①伴颈静脉怒张、肝大，提示心源性水肿。②伴重度蛋白尿、血尿、管型尿，见于肾源性水肿。③伴黄疸、肝掌、蜘蛛痣、脾大，见于肝源性水肿。④伴消瘦、体重减轻，见于营养不良性水肿。⑤水肿与月经周期相关者，可见于经前期紧张综合征。⑥药物性水肿与用药密切相关。

（五）诊断、治疗与护理经过

询问是否使用利尿剂，药物种类、剂量、疗效和不良反应。

（六）水肿对功能性健康型态的影响

①有无日常生活活动能力受限等活动–运动型态的改变。②有无皮肤溃疡和继发感染等营养–代谢型态的改变。

 四 相关护理诊断

（一）水肿

水肿与右心功能不全或与肾脏疾病所致水、钠潴留有关。

（二）皮肤完整性受损 / 有皮肤完整性受损危险

皮肤完整性受损或存在皮肤完整性受损危险（impaired skin integrity/risk for impaired skin integrity）与水肿所致组织、细胞营养不良有关。

（三）活动无耐力

活动无耐力与胸、腹腔积液所致呼吸困难有关。

第九节　皮肤黏膜出血

皮肤黏膜出血（mucocutaneous hemorrhage）是由人体止血或凝血功能障碍引起的出血性疾

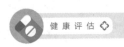

病。通常以全身性或局部性皮肤黏膜自发性出血或轻微损伤后难以止血为临床特征。

一 病因与发病机制

皮肤黏膜出血的基本病因包括血管壁功能异常、血小板数量或功能异常，以及凝血功能障碍。

（一）血管壁功能异常

血管壁功能异常的发病机制包括：①毛细血管壁存在先天性缺陷，毛细血管缺乏弹力纤维、胶原纤维或平滑肌成分；②血管壁对交感神经或血管收缩素的刺激失去正常收缩功能；③血管壁的通透性和脆性增加。这些因素使血管壁受损时不能正常收缩，止血功能下降。常见于过敏性紫癜、单纯性紫癜、遗传性毛细血管扩张症、维生素C缺乏症、尿毒症等。

（二）血小板异常

血小板在止血过程中起着重要作用，当血小板数量和功能异常时均可引起出血。常见的原因有以下几种。

（1）血小板减少：见于原发性血小板减少性紫癜、血栓性血小板减少性紫癜、脾功能亢进、再生障碍性贫血、弥散性血管内凝血等。

（2）血小板增多症：原发性血小板增多症、慢性粒细胞白血病，继发于感染、脾切除、恶性肿瘤创伤后的血小板增多症。

（3）血小板功能异常：见于先天性血小板无力症、巨大血小板症、血管性血友病，继发于药物、尿毒症肝脏疾病等血小板功能障碍。

（三）凝血功能障碍

与凝血过程相关的凝血因子中任何一种因先天性缺乏、获得性含量不足或结构异常均可引起凝血功能障碍，导致皮肤黏膜出血。常见于血友病、凝血酶原缺乏症、维生素K依赖因子缺乏症、严重肝病等。

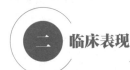

二 临床表现

皮肤黏膜出血表现为血液淤积在皮肤或黏膜下，形成红色或暗红色斑，通常不高出皮肤表面，压之不褪色，视出血面积大小可分为瘀点、瘀斑、紫癜和血肿。

不同部位和不同原因导致的皮肤黏膜出血临床表现不同。①口腔和舌黏膜出血又称为血疱，为暗黑色或红色的大小不等的水疱状出血。②鼻黏膜出血又称鼻衄。③手术后出血常表现为术后立即发生创面渗血，局部压迫可以止血。④遗传性毛细血管扩张症表现为消化道或泌尿道出血。⑤凝血因子异常表现为皮肤黏膜大片瘀斑、关节腔出血及肌肉血肿等。

三 评估要点

（一）相关病史和诱发因素

①有无与皮肤黏膜出血相关的病史，家族中有无类似出血病史。②发病前有无化学药物及放射性接触史、服药史等诱发因素。

（二）临床特点

评估出血时间、缓急、部位、分布、性质及两侧是否对称。

（三）伴随症状

评估皮肤黏膜出血的同时，是否伴有腹痛、关节痛、血尿、蛋白尿、发热及贫血症状。

（四）诊断、治疗与护理经过

①是否使用过止血剂，药物种类、剂量、疗效及不良反应。②是否采取过止血护理措施。

（五）皮肤黏膜出血对功能性健康型态的影响

皮肤黏膜出血对功能性健康型态的影响主要为有无焦虑、恐惧等压力–应对型态的改变。

四 相关护理诊断

（一）有出血危险

存在出血危险（risk for hemorrhage）与血小板减少或功能异常、凝血因子缺乏、血管壁异常有关。

（二）恐惧

恐惧（fear）与出血量大或反复出血有关。

（三）活动无耐力

活动无耐力与大量出血或反复出血所致贫血而引起全身组织缺氧有关。

（四）潜在并发症

潜在并发症（potential complication）主要为休克（shock）。

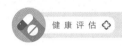

第十节 黄 疸

黄疸（jaundice）是血清中胆红素浓度升高致皮肤、黏膜和巩膜黄染（Stained yellow）。正常血清总胆红素浓度为 1.7～17.1 μmol/L，其中结合胆红素（conjugated bilirubin, CB）小于 3.42 μmol/L，非结合胆红素（unconjugated bilirubin, UCB）小于 13.68 μmol/L。当血清胆红素升高至 17.1～34.2 μmol/L 时，虽然超过了正常范围，但皮肤、黏膜、巩膜无黄染，临床不易察觉，称为隐性黄疸（latent jaundice）。超过 34.2 μmol/L 即可出现明显黄疸。

病因与发病机制

体内的胆红素主要来源于血红蛋白。血循环中衰老的红细胞经单核-吞噬细胞系统破坏、分解，产生游离胆红素或 UCB。UCB 为脂溶性，不溶于水，不能从肾小球滤出，故尿中不出现 UCB。UCB 被肝细胞摄取后，经葡萄糖醛酸转移酶的催化作用与葡萄糖醛酸结合形成 CB。CB 为水溶性，可通过肾小球滤过从尿中排出。CB 随胆汁排入肠道，经肠内细菌的脱氢作用还原为尿胆原。大部分尿胆原在肠道进一步被氧化为尿胆素从粪便中排出，称粪胆素。小部分尿胆原在肠内被重吸收，经门静脉回到肝脏，其中大部分再转变为 CB，又随胆汁排入肠道，形成"胆红素的肠肝循环"。被吸收回肝脏的小部分尿胆原经体循环由肾脏排出体外（图 4-7）。

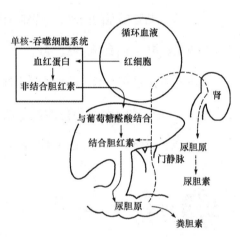

图 4-7　胆红素正常代谢示意图

正常情况下，胆红素在血液循环中保持动态平衡，故血中胆红素的浓度相对恒定。凡胆红素生成过多，肝细胞对胆红素的摄取、结合、排泄障碍，肝内或肝外胆管梗阻等均可致血清总胆红素浓度升高而发生黄疸。临床上根据黄疸的发生机制将其分为以下 3 种类型。

（一）溶血性黄疸

（1）病因：①先天性溶血性疾病，如海洋性贫血、遗传性球形红细胞增多症等；②后天获得性免疫性溶血性疾病，如自身免疫性溶血性贫血、异型血输血后的溶血、新生儿溶血及蚕豆病、阵发性睡眠性血红蛋白尿等。

（2）发生机制：红细胞破坏过多，形成大量的 UCB，超过肝细胞的摄取、结合和排泄能力，加之溶血引起的贫血、缺氧及红细胞破坏产物的毒素作用，降低了肝细胞对胆红素的代谢能力，使 UCB 在血液中潴留，出现黄疸（图 4-8）。

（二）肝细胞性黄疸

（1）病因：各种引起肝细胞广泛损害的疾病均可发生黄疸，如病毒性肝炎、肝硬化、钩端螺旋体病、败血症等。

（2）发生机制：由于肝细胞的损伤使其对胆红素的摄取、结合及排泄功能降低，导致血中的UCB增加。而未受损的肝细胞仍能将UCB转化为CB，使CB经已损害或坏死的肝细胞反流入血中，或因肝细胞肿胀、炎性细胞浸润及胆栓的阻塞使胆汁排泄受阻而反流入血循环中，导致血中CB增加而出现黄疸（图4-9）。

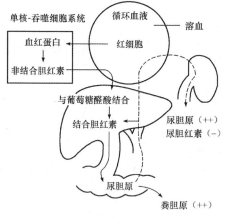

图4-8 溶血性黄疸发生机制示意图

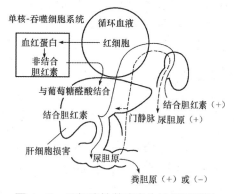

图4-9 肝细胞性黄疸发生机制示意图

（三）胆汁淤积性黄疸

（1）病因：根据阻塞部位可分为肝内型和肝外型。①肝内型胆汁淤积见于肝内泥沙样结石、病毒性肝炎、原发性胆汁性肝硬化等。②肝外型胆汁淤积见于胆总管结石、狭窄、炎性水肿、肿瘤及蛔虫等阻塞。

（2）发生机制：胆管阻塞、胆汁淤积等使阻塞上方的胆管内压力升高、胆管扩张、胆管破裂，胆汁中的胆红素反流入血，使血中CB升高而出现黄疸（图4-10）。

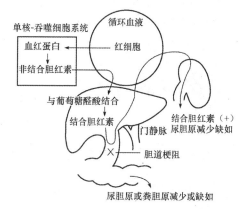

图4-10 胆汁淤积性黄疸发生机制示意图

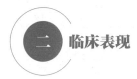 **临床表现**

（一）溶血性黄疸

溶血性黄疸一般黄疸较轻，皮肤呈浅柠檬色，不伴皮肤瘙痒，其他症状主要为原发病的

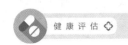

表现。急性溶血时可有发热、寒战、头痛及腰背痛，并有不同程度的贫血和血红蛋白尿（尿呈酱油色或浓茶色），严重者可有急性肾衰竭。慢性溶血多为先天性，起病缓慢，症状轻，可有贫血、脾大等。

（二）肝细胞性黄疸

皮肤、黏膜浅黄至深金色，可有轻度皮肤瘙痒，其他为肝脏原发病的表现，如疲乏、食欲减退、肝区不适或疼痛等症状，重者可有出血倾向。

（三）胆汁淤积性黄疸

胆汁淤积性黄疸多较重，皮肤呈暗黄色，完全阻塞者可呈黄绿色或绿褐色，并伴有皮肤瘙痒及心动过缓。尿色加深如浓茶，粪便颜色变浅，典型者呈白陶土色；因脂溶性维生素 K 缺乏，常有出血倾向。

知识链接 4-9

新生儿黄疸

医学上将未满月（出生 28 d 内）新生儿的黄疸称为新生儿黄疸。新生儿黄疸有生理性和病理性之分。生理性黄疸在出生后 2～3 d 出现，4～6 d 达到高峰，7～10 d 消退，早产儿持续时间较长，除有轻微食欲不振外，无其他症状。若出生后 24 h 即出现黄疸，2～3 周仍不退，甚至继续加深加重或消退后重复出现或生后 1 周至数周才开始出现黄疸，均为病理性黄疸。

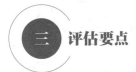 **评估要点**

（一）确认有无黄疸

注意与进食过多胡萝卜、南瓜、橘子等食物及长期应用米帕林、呋喃类药物引起的皮肤发黄相区别。

（二）病史与诱因

①有无与黄疸相关的疾病史及与肝炎患者密切接触史或近期内血制品输注史。②有无长期大量酗酒、长期用药或反复接触某些化学毒物。③有无进食蚕豆等情况。

（三）黄疸的程度

评估粪便和尿液颜色、皮肤颜色深浅、是否伴有瘙痒及其程度。黄染越深，病情越重；梗阻越完全，皮肤瘙痒越严重，粪色越浅；黄疸伴皮肤瘙痒，常提示黄疸程度较深，瘙痒减轻则表明病情好转。

（四）伴随症状

①伴寒战、高热、上腹部绞痛，见于急性胆管炎、胆石症、胆道蛔虫症。②伴肝大，若肝轻度至中度肿大，质地软或中等硬度且表面光滑，见于病毒性肝炎、急性胆道感染或胆道阻塞；若肝明显肿大，质地坚硬，表面有结节，则考虑为肝癌。③伴无痛性胆囊肿大，见于胰头癌、壶腹癌、胆总管癌等。④伴消化道出血、腹水者，见于重症肝炎、肝硬化失代偿期、肝癌等。

（五）诊断、治疗与护理经过

评估是否采取治疗和护理措施，以及疗效等。

（六）黄疸对功能性健康型态的影响

①有无因皮肤瘙痒所致的睡眠–休息型态的改变。②有无因皮肤、黏膜及巩膜黄染所致的自我概念型态的改变。③有无焦虑、恐惧等因面临各种检查所致的压力–应对型态的改变。

 四 相关护理诊断

（一）皮肤瘙痒

皮肤瘙痒（itch of skin）与胆红素排泄障碍、血中胆盐增高有关。

（二）有皮肤完整性受损危险

存在皮肤完整性受损危险，与皮肤瘙痒有关。

（三）自我体象紊乱

自我体象紊乱（body image disturbance）与黄疸所致皮肤、黏膜及巩膜黄染有关。

第十一节　恶心与呕吐

恶心与呕吐（nausea and vomiting）是一组常见的临床症状。恶心是一种特殊的上腹部不适、紧迫欲吐的感觉，常为呕吐的先兆；呕吐是通过胃的强烈收缩迫使胃或部分肠腔内容物经食管、口腔排出体外的现象。

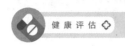

 病因与发生机制

（一）反射性呕吐

反射性呕吐（reflex vomiting）是由来自内脏末梢神经的冲动，经自主神经传入纤维刺激呕吐中枢所致。

（1）消化系统疾病：①口咽部刺激，如剧咳、鼻咽部炎症等；②胃肠疾病，如急慢性胃炎、消化性溃疡、幽门梗阻、急性阑尾炎等；③肝胆胰疾病，急性肝炎、肝硬化、急性胆囊炎、急性胰腺炎等；④腹膜及肠系膜疾病，如急性腹膜炎。

（2）其他系统疾病：如青光眼、尿路结石、急性肾盂肾炎、急性盆腔炎、急性心肌梗死、心力衰竭等。

（二）中枢性呕吐

中枢性呕吐（central vomiting）是由来自中枢神经系统或化学感受器的冲动刺激呕吐中枢所致。①中枢神经系统病变：中枢神经系统感染（如脑炎、脑膜炎）、脑血管病（如脑出血、脑栓塞、高血压脑病、偏头痛）、颅脑外伤（如脑挫裂伤、颅内血肿）、颅内占位性病变。②全身性因素：包括妊娠、尿毒症、糖尿病酮症酸中毒、低钠血症、低钾血症等。③药物性因素：如应用洋地黄、抗生素、抗肿瘤药物等。

（三）前庭功能障碍

前庭功能障碍见于内耳迷路病变、梅尼埃病、晕动病等。

（四）中毒性因素

中毒性因素如一氧化碳、有机磷农药、鼠药等中毒。

（五）精神性因素

精神性因素如胃肠神经症、神经性厌食等。

🔗 知识链接 4-10

晕动病

晕动病又称运动病，是晕车、晕船、晕机等的总称。它是指乘坐交通工具时，人体内耳前庭平衡感受器受到过度运动刺激，前庭器官产生过量生物电，影响神经中枢而出现的出冷汗、恶心、呕吐、头晕等症状群。

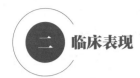

临床表现

恶心多伴面色苍白、出汗、流涎、血压降低及心动过缓等迷走神经兴奋症状，常为呕吐的前驱表现，但也可仅有恶心而无呕吐，或仅有呕吐而无恶心。

（一）呕吐的时间

①由精神性因素引起的呕吐，常在进食过程中或餐后即刻发生，恶心很轻或缺如。②妊娠呕吐多发生在晨起。③幽门梗阻常发生在夜间。

（二）呕吐的性质

①反射性呕吐常有恶心先兆，且胃排空后仍干呕不止。②中枢性呕吐多无恶心先兆，呕吐剧烈呈喷射状，吐后不感轻松，可伴剧烈头痛和不同程度的意识障碍。③前庭功能障碍引起的呕吐多发生在头部位置改变时，常有恶心先兆并伴有眩晕、眼球震颤等。

（三）呕吐物的量、性状和气味

由消化道梗阻引起的呕吐，呕吐物的性状与梗阻部位有关。低位肠梗阻的呕吐物，常有粪臭味；十二指肠乳头以下梗阻的呕吐物，常含较多胆汁；幽门梗阻的呕吐物，多为宿食，有酸腐味；霍乱的呕吐物为米泔样；有机磷农药中毒的呕吐物有大蒜味。

评估要点

（一）病因与相关因素

①有无消化、循环、泌尿生殖系统疾病。②有无急性传染病。③有无体位、进食、咽部刺激等诱因。

（二）症状特点

观察呕吐的时间、呕吐物的性状，并估计液体的丢失量。

（三）伴随症状

评估是否伴有腹痛、腹泻、头痛、意识障碍、发热、寒战、黄疸、眩晕、眼球震颤等。

（四）诊断、治疗与护理经过

评估是否做过胃镜、X线钡餐、腹部B超等检查，以及采取的治疗和护理措施、疗效。

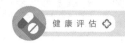

（五）呕吐对功能性健康型态的影响

长期频繁呕吐可致脱水、代谢性碱中毒、低血氯、低血钾等水、电解质及酸碱平衡紊乱。

四 相关护理诊断

（一）体液不足

体液不足与呕吐所致体液丢失及摄入量不足有关。

（二）营养失调

机体内营养低于机体需要量与长期频繁呕吐和食物摄入量不足有关。

（三）潜在并发症

呕吐潜在并发症包括窒息、肺部感染（pulmonary infection）。

第十二节　呕血、黑便与便血

一 呕血与黑便

呕血（hematemesis）指胃内血液经口腔呕出的现象。黑便（melena）指上消化道出血时，血红蛋白在肠内与硫化物结合成硫化亚铁，因色黑而称之。由于黑便附有黏液而发亮，类似柏油，故又称柏油便（tarry stool）。呕血与黑便是上消化道出血的常见症状，上消化道出血是指屈氏韧带以上的消化器官，包括食管、胃、十二指肠、肝、胆道和胰管的出血。一般呕血均伴有黑便，而黑便不一定都伴有呕血。

（一）病因与发生机制

1. 消化系统疾病

（1）食管疾病：食管炎、食管癌、食管异物、食管贲门黏膜撕裂等。

（2）胃及十二指肠疾病：常见消化性溃疡（peptic ulcer）、急性胃黏膜病变（acute gastric mucosal lesion）、慢性胃炎及服用非甾体消炎药、胃癌等。炎症病变刺激肥大细胞释放组胺等血管活性物质，以致黏膜充血水肿、糜烂出血，甚至出现溃疡，当溃疡侵蚀较大血管时，可引起大量出血。

（3）肝胆疾病：肝硬化门静脉高压所致的食管胃底静脉曲张破裂（esophageal and gastric varices）可引起出血；肝癌、胆结石、胆管癌、胰腺癌等均可引起出血。大量血液流入十二指肠，造成呕血与黑便。

（4）胰腺疾病：急慢性胰腺炎合并脓肿或囊肿、胰腺癌破裂致出血等。

2. 血液疾病

血小板减少性紫癜、白血病、再生障碍性贫血、血友病等常因血小板数量减少、质量差导致出血。

3. 其他

如流行性出血热、钩端螺旋体病、败血症、尿毒症等。

上述病因中，以消化性溃疡引起的呕血或黑便最为常见，其次是食管胃底静脉曲张破裂，再次急性胃黏膜病变。

（二）临床表现

呕血前多有上腹部不适及恶心，随之呕出血性胃内容物。一般呕血均伴有黑便，而黑便不一定有呕血。

1. 呕血与黑便的颜色

（1）呕血的颜色取决于出血量及血液在胃内停留的时间。出血量大或在胃内停留时间短，呕吐物呈鲜红色或混有血块，或为暗红色；出血量少或在胃内停留时间长，血红蛋白经胃酸作用变性，呕吐物可呈咖啡样。

（2）黑便的颜色与性状取决于出血量及肠蠕动的快慢。出血量大或肠蠕动快时，血液在肠道内停留时间短，形成紫红色稀便；反之，血液在肠道内停留时间长，形成较稠厚的黑便。

2. 出血量

呕血和黑便可致失血性周围循环衰竭，其程度与出血量有关。粪便隐血试验阳性，提示出血量在 5 mL 以上；黑便提示出血量在 50 mL 以上，呕血提示胃内积血量达 250 ～ 300 mL。由于呕血中常混有呕吐物，黑便中常混有其他颜色与状态的粪便，使失血量难以估计，因此临床上常根据全身反应估计出血量（表 4–19）。大量呕血者常有恐惧感，长期黑便者多有焦虑感。

表 4–19 出血程度及临床表现

出血程度	出血量（mL）	占循环血量（%）	症　状	血　压	脉搏（次/min）	尿　量
轻度	< 500	10 ～ 15	皮肤苍白、头昏、发冷	正常	< 100	减少
中度	800 ～ 1000	> 20	眩晕、口干、烦躁不安、出冷汗、四肢厥冷	下降	100 ～ 110	明显减少
重度	> 1500	> 30	意识模糊、呼吸深快	显著下降	> 120	少尿或尿闭

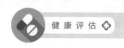

知识链接 4-11

隐血试验

明确有无便血，必须排除药物、食物的影响，必要时做粪便隐血试验。食用过多肉类、动物肝、动物血所致黑便，粪便隐血试验阳性，但进素食后转阴；服用铋剂、碳粉或中药所致黑便，粪便隐血试验一般为阴性。

3.伴随症状

①伴上腹部周期性、节律性疼痛，多考虑消化性溃疡。②伴黄疸、寒战并有右上腹绞痛，可能由肝胆疾病引起。③伴肝脾肿大，提示肝硬化、肝癌。④中老年人伴有慢性上腹痛、厌食、消瘦，应警惕胃癌。

（三）评估要点

1.相关病史与起病情况

①有无引起呕血的相关病史，如消化性溃疡、慢性肝炎等。②有无不洁饮食、大量饮酒、服用阿司匹林和吲哚美辛等药物的诱发因素。

2.症状特点

（1）呕血鉴别：注意与咯血鉴别，还应与口腔、鼻腔、咽喉等部位的出血相鉴别。详见第四章第五节中呕血与咯血的鉴别。

（2）出血量判断：观察呕血与黑便的次数、量、颜色、性状，估计出血量。

（3）出血部位：通常幽门以上部位出血以呕血为主，并伴有黑便；幽门以下部位出血，以黑便为主。

（4）出血是否停止：观察呕血和黑便的次数与量是否减少或停止；临床表现是否好转或消失；实验室检查是否逐渐恢复等来综合判断。

3.伴随症状

评估是否伴有上腹痛、肝脾肿大及黄疸、皮肤、黏膜出血等。

4.诊断、治疗与护理经过

已接受的相关诊断性检查及结果；已采用的治疗及护理措施，包括是否用药，具体药物名称、剂量、给药途径及疗效，以及是否采用止血措施及其效果。

5.呕血与黑便对功能性健康型态的影响

①有无乏力、头晕、面色苍白、活动后心悸、气促等活动-运动型态的改变。②观察有无紧张、焦虑、恐惧等压力-应对型态的改变。

（四）相关护理诊断

1.组织灌注量改变

组织灌注量改变（altered tissue perfusion）与上消化道出血所致血容量不足有关。

2．活动无耐力

活动无耐力与上消化道出血所致贫血或周围循环衰竭有关。

3．潜在并发症

潜在并发症为休克。

二 便血

便血（hematochezia）是指消化道出血，血液自肛门排出。便血的颜色可因出血部位、出血量及在肠管内停留时间不同而异，可呈鲜红、暗红或黑色。少量出血不造成粪便颜色改变，须经隐血试验才能确定者，称为隐血（occult blood）。便血一般提示下消化道出血，若上消化道出血量大，血液在胃肠道停留时间短，也可表现为便血。

（一）病因和发生机制

引起便血的原因很多，常见疾病如下。

1．下消化道疾病

①小肠疾病：肠结核、肠伤寒、急性出血性坏死性肠炎、钩虫病、克罗恩病、小肠肿瘤等。②结肠疾病：急性细菌性痢疾、阿米巴痢疾、血吸虫病、溃疡性结肠炎、直肠息肉、直肠癌、痔、肛裂、肛瘘等。③血管病变：如血管瘤、毛细血管扩张症、血管畸形、缺血性肠炎、静脉曲张等。

2．上消化道疾病

引起呕血的疾病均可致便血。

3．全身性疾病

白血病、血小板减少性紫癜、血友病、遗传性毛细血管扩张症、维生素 C 及维生素 K 缺乏症、肝脏疾病、尿毒症、流行性出血热、败血症等。

（二）临床表现

1．便血的特点

便血的颜色和性状，因病因、出血部位、出血量、出血速度及在肠道停留时间的长短而异（表4-20）。一般出血量多、速度快或在肠道停留时间短者为鲜红色便；若在肠道内停留时间长则为暗红色便。

表 4-20 便血的病因、临床特点及症状

部　位	病　因	便血特点	症状
上消化道	消化性溃疡	暗红色、黑色或柏油样便	规律性、周期性腹痛

部 位	病 因	便血特点	症状
小肠	肠结核	便血	腹痛、腹泻与便秘、腹部包块
	肠套叠	黏液血便	腹痛
	出血性坏死性肠炎	洗肉水样血便	特殊的腥臭味
	感染	出血性腹泻	发热、腹痛
结肠	细菌性痢疾	黏液脓血便	里急后重
	阿米巴结肠炎	暗红色果酱样脓血便	腹痛、腹泻、里急后重
	溃疡性结肠炎	黏液脓血便	发热、腹胀、腹痛、里急后重
	结肠憩室炎并发溃疡、出血、穿孔、肿瘤、息肉	出血时疼痛减轻	剧烈腹痛
		粪便隐血试验阳性	排便习惯改变、体重减轻、腹部包块
直肠肛管	肛裂、痔疮	鲜血便或便后滴血	伴或不伴疼痛，出血量不大

2．全身症状

①出血速度较慢、出血量少时，全身症状可不明显。②短时间内大量出血时，可出现急性失血性贫血和周围循环衰竭的表现。③长期慢性失血可出现乏力、头晕、心悸、气促、面色苍白等贫血症状。④大量或长期便血不能确诊、反复便血不愈或预后不佳者，常有焦虑、恐惧等心理反应。

3．伴随症状

①伴中腹部疼痛，多见于小肠疾病。②伴里急后重，提示肛门、直肠疾病，见于细菌性痢疾、直肠炎及直肠癌。③伴发热，常见于感染性或传染性疾病等。④伴腹部肿块，常见于肠道肿瘤、肠结核及克罗恩病等。⑤便血伴皮肤黏膜出血，可能为血液系统疾病。

知识链接 4-12

里急后重

里急后重（tenesmus）指肛门重坠感，似为排便未净，排便频繁，但每次排便后未感轻松且量少。里急后重属于直肠刺激症状，指病变已经累及直肠，多见于细菌性痢疾。

（三）评估要点

1．相关病史与起病情况

评估有无与便血有关的病史，排除药物、食物的影响。

2．症状特点

了解和观察血便的颜色、性状、排便次数和量，结合全身有无失血症状及其严重程度等估计出血量。

3．伴随症状

①有无乏力、头晕、心悸、气促、面色苍白等贫血症状。②有无生命体征改变、尿少、皮肤湿冷等休克表现。

4.诊断、治疗与护理经过

已接受的相关诊断性检查及结果；已采用的治疗及护理措施，包括是否用药，具体药物名称、剂量、给药途径及疗效，以及是否采用止血措施及其效果。

5．便血对功能性健康型态的影响

①有无因短时间大量便血，致急性失血性贫血及周围循环衰竭。②有无长期慢性便血致乏力、头晕、活动后心悸气促等贫血症状。③有无因大量或长期便血不能确诊，出现焦虑、恐惧等心理压力及压力的应对措施。

（四）相关护理诊断

1．活动无耐力

活动无耐力与便血所致贫血有关。

2．组织灌注量改变

组织灌注量改变与便血致血容量减少有关。

3．有皮肤完整性受损危险

存在皮肤完整性受损危险，与排泄物对肛门皮肤的刺激有关。

第十三节 腹泻与便秘

 一 **腹泻**

腹泻（diarrhea）指排便次数增多，粪质稀薄，或带有黏液、脓血和未消化的食物。一般认为，每日解液状便3次以上，或每天粪便总量超过200 g，其中含水量超过80％，即可认为是腹泻。腹泻可分为急性与慢性2种。病程在2个月以内者为急性腹泻（acute diarrhea）；超过2个月者为慢性腹泻（chronic diarrhea）。

（一）病因与发生机制

1．病因

（1）急性腹泻：①肠道疾病，包括由病毒、细菌、真菌等感染引起的肠炎及急性出血性坏死性肠炎、克罗恩病、溃疡性结肠炎急性发作等；②急性中毒，如进食河豚、鱼胆及砷、磷、铅、

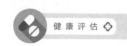

汞等化学物质；③全身性感染，如败血症等；④其他，如过敏性紫癜、变态反应性肠炎等。

（2）慢性腹泻：①消化系统疾病，如慢性萎缩性胃炎、胃大部切除后胃酸缺乏、肝硬化、慢性胆囊炎与胆石症、慢性胰腺炎、胰腺癌、肠结核、慢性细菌性痢疾、血吸虫病、钩虫病、结肠癌、克罗恩病、溃疡性结肠炎、吸收不良综合征、肠易激综合征等；②全身性疾病，如甲状腺功能亢进、肾上腺皮质功能减退症、尿毒症；③药物副作用，如服用利血平、甲状腺素、洋地黄类药物等。

🔗 知识链接 4-13

肠易激综合征

肠易激综合征（irritable bowel syndrome，IBS）是一种常见的消化系统疾病，其发病与遗传、感染、饮食、神经和内分泌等因素相关。女性发病率高于男性，分为便秘型和腹泻型。便秘型肠易激综合征主要表现为大便干燥，想排便时，迟迟排不出来，腹部肿胀疼痛、肠道痉挛。腹泻型肠易激综合征则表现为大便稀薄，1 d排便 3 次以上，有时自己控制不了。

2. 发生机制

腹泻发生机制非常复杂，多数为非单一因素所致。从病理生理角度可归纳为分泌性腹泻（secretory diarrhea）、渗透性腹泻（osmotic diarrhea）、渗出性腹泻（exudative diarrhea）、动力性腹泻（dynamic diarrhea）和吸收不良性腹泻（malabsorption diarrhea）。其发生机制及临床表现见表 4-21。

表 4-21　腹泻的发生机制及临床表现

腹泻类型	发生机制	常见疾病	临床表现
分泌性腹泻	胃肠黏膜分泌过多液体	霍乱、胃泌素瘤、沙门菌属感染	多为水样便，排便量每日大于 1000 mL，粪便无脓血及黏液，与进食无关，伴或不伴有腹痛
渗透性腹泻	肠腔内容物渗透压高，阻碍肠内水与电解质的吸收	口服硫酸镁、甘露醇	粪便常含不消化食物、泡沫，有恶臭，禁食 24 ~ 48 h 后缓解
渗出性腹泻	肠黏膜炎症、溃疡或浸润性病变，致血浆、黏液、脓血渗出	各种肠道炎症性疾病	粪便量少于分泌性腹泻，可有脓血或黏液，多伴有腹痛及发热
动力性腹泻	肠蠕动过快，肠内食糜停留时间过短	肠炎、胃肠功能紊乱、甲状腺功能亢进等	多不伴有腹痛、粪便较稀，无脓血及黏液
吸收不良性腹泻	肠黏膜面积减少或吸收障碍	小肠大部分切除、吸收不良综合征等	粪便含大量脂肪及泡沫，量多且臭

（二）临床表现

1. 腹泻的特点

（1）起病与病程：急性腹泻起病急、病程短，常由食物中毒或急性感染引起，如食物中毒常有不洁饮食史，多于进食后 24 h 内发病，每天排便数次甚至数十次，粪便量多而稀薄；慢性腹泻起病缓慢、病程较长，多见于慢性感染、消化吸收功能障碍、肠道非特异性炎症等。

（2）腹泻次数及粪便性质：①急性感染性腹泻，如细菌感染常有黏液血便或脓血便，阿米巴痢疾呈暗红色或果酱样，霍乱呈大量水样或米泔样；②慢性腹泻，常为稀便，也可带黏液、脓血，常见于慢性痢疾、炎症性肠病、结肠癌、直肠癌。粪便中有黏液而无脓血，常见于肠易激综合征。

（3）腹泻与腹痛的关系：①急性感染性腹泻常有腹痛；②小肠疾病所致的腹泻腹痛常在脐周，且腹泻与腹痛无明显关系，即便后腹痛无明显缓解；③结肠疾病所致的腹泻疼痛多在下腹部，且腹泻后疼痛可缓解。

2．伴随症状

①伴恶心呕吐，见于急性胃肠炎、食物或药物中毒。②伴发热，见于急性细菌性痢疾、急性肠炎、伤寒、副伤寒、肠结核、败血症等。③伴里急后重，见于急性痢疾、直肠癌。④伴消瘦，见于胃肠道恶性肿瘤、吸收不良综合征。⑤伴腹部包块（masses），见于肠肿瘤、结核等。⑥伴关节痛，见于非特异性溃疡性结肠炎（ulcerative colitis，UC）、系统性红斑狼疮等。

（三）评估要点

1．相关病史与起病情况

了解有无不洁饮食史、起病缓急、病程长短、是持续性还是间歇性。

2．排便情况

评估腹泻次数，粪便的量、颜色、性状和气味，有无黏液、脓血或未消化的食物等，以及排便与饮食的关系等。

3．伴随症状

评估有无发热、腹痛、恶心、呕吐、里急后重和腹部包块等。

4．诊断、治疗与护理经过

评估已做粪便检查及其结果、已采取的措施及效果。

5．腹泻对功能性健康型态的影响

①有无因短时间丢失大量水分及电解质而引起的排泄型态的改变。②有无营养不良、维生素缺乏、体重下降的营养–代谢型态的改变。③有无睡眠–休息型态改变。④有无抑郁、沮丧等压力–应对型态的改变。⑤有无因排便频繁，粪便刺激肛周皮肤引起肛周皮肤糜烂、破损。

（四）相关护理诊断

1．腹泻

腹泻与疾病所致肠道功能障碍有关。

2．体液不足

体液不足与急性腹泻所致体液丢失过多有关。

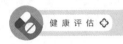

3．营养失调

机体内营养低于机体需要量，与慢性腹泻、营养物质吸收减少等有关。

 便秘

便秘（constipation）指的是排便次数减少，常每周少于 2 ~ 3 次，粪便量少且干结，常伴排便困难。但有少数人平常习惯是 2 ~ 3 d排大便 1 次，且大便性状正常，此种情况不应认为是便秘。

（一）病因与发生机制

正常排便需具备以下条件：①有足够引起正常肠蠕动的内容物及足够的食物量，食物中含有适量的纤维素和水分；②肠道内肌肉张力正常及蠕动功能正常；③有正常的排便反射；④参与排便的肌肉功能正常。其中任何一项条件不满足，即可发生便秘。便秘按病因可分为功能性便秘和器质性便秘两类。

1．功能性便秘

功能性便秘指非全身性疾病或肠道疾病所引起的原发性持续便秘，又称习惯性便秘或单纯性便秘，主要由肠道功能紊乱引起。常见原因：①进食量少、食物缺少纤维素或水分不足，对结肠的刺激减少；②各种原因造成排便习惯受干扰或抵制（如工作性质和时间变化等）；③长期滥用泻药，形成药物依赖；④结肠功能紊乱（如年老体弱、活动少，特别是长期卧床者）；⑤肠痉挛致排便困难（如肠易激综合征）；⑥腹肌及盆腔肌张力不足或结肠冗长；⑦药物（如吗啡类、抗胆碱能药、钙通道阻滞剂、镇静剂等）致肠肌松弛。

2．器质性便秘

器质性便秘指由于腹腔内大肠、肛门等发生器质性病变，或消化道疾病、内分泌代谢疾病、药物及化学物质中毒、神经系统疾病等，直接或间接阻碍和影响粪便的正常通过和排出而发生的便秘。常见病因：①直肠肛门病变致肛门括约肌痉挛、排便疼痛，造成惧怕排便（如痔疮、肛裂、肛周脓肿等）；②各种原因所致的结肠梗阻、粘连或痉挛（如结肠肿瘤、结肠癌、结肠息肉、克罗恩病等）；③腹腔或盆腔内的肿瘤压迫（如子宫肌瘤）；④全身疾病引起肠肌松弛、排便无力（如甲状腺功能减退、糖尿病、尿毒症等，血卟啉病、铅中毒等引起肠肌痉挛，也可导致便秘）。

（二）临床表现

1．排便特点

排便次数减少，粪便量少，粪便干硬，难以排出，或粪便并不干硬也难以排出。排便时可有左下腹或下腹痉挛性疼痛和下坠感，常可在左下腹触及痉挛的乙状结肠。病情严重者可因痔

加重及肛裂而有大便带血或便血，亦可出现紧张、焦虑情绪。

2．不同类型便秘特点

①功能性便秘，多为慢性便秘，常无特殊表现，可出现口苦、食欲减退、腹胀、下腹部不适，或头昏、头痛、疲乏等神经症状，一般不重。②器质性便秘，常为急性便秘，可有原发病表现，多伴腹痛、腹胀、恶心呕吐，见于各种原因所致的肠梗阻。

3．伴随症状

①伴有大便表面附带鲜血和肛周疼痛者，多考虑痔疮、肛裂等。②伴急性腹痛、腹胀、呕吐或腹部肿块，须考虑肠梗阻的可能。③伴腹痛，有时和腹泻交替出现，应考虑慢性结肠炎、结肠过敏、肠结核、结肠恶变等。④伴消瘦、贫血、粪便扁小呈带状，表面带血丝或鲜血便，应考虑结肠恶变或直肠恶变等。

（三）评估要点

1．相关病史与起病情况

评估有无与便秘相关的疾病史、用药史，有无进食量过少、食物缺乏纤维素、活动量少、精神紧张、环境改变、长期服用泻药等诱因。

2．排便情况

评估排便频度、性状、量，以及费力程度，并与既往排便情况比较。

3．伴随症状

询问有无呕吐、腹胀、肠绞痛、腹部包块、便秘与腹泻交替、便血、肛周疼痛、粪便变细、消瘦、贫血等。

4．诊断、治疗与护理经过

询问促进排便的措施及其效果。

5．便秘对功能性健康型态的影响

①有无食欲不振、疲乏无力、消瘦和贫血等营养–代谢型态的改变。②有无紧张、焦虑和抑郁等压力–压力应对型态的改变。

（四）相关护理诊断

1．便秘

①与各种原因的肠梗阻有关。②与长期卧床有关。③与直肠肛管疾病等有关。

2．疼痛

疼痛与机械性肠梗阻有关；与排便困难致肠平滑肌痉挛有关。

3．组织完整性受损/有组织完整性受损的危险

组织完整性受损/存在组织完整性受损的危险（impaired tissue integrity），与粪便坚硬有关。

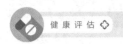

第十四节 排 尿 异 常

一 少尿、无尿和多尿

正常成人每日尿量为 1000 ~ 2000 mL。若 24 h 尿量少于 400 mL，或每小时尿量小于 17 mL，称为少尿（oliguria）；若 24 h 尿量少于 100 mL，或 12 h 完全无尿，称为无尿或尿闭（anuria）；若 24 h 尿量超过 2500 mL，称为多尿（polyuria）。

（一）病因与发生机制

1. 少尿和无尿

少尿和无尿的病因分为肾前性、肾性和肾后性 3 类。①肾前性：多种原因引起肾血流量减少、肾小球滤过率降低所致，常见于休克、大出血、肝肾综合征、烧伤、肾动脉栓塞、肾病综合征等。②肾性：肾实质病变引起肾小球、肾小管功能损害，常见于肾缺血或肾毒物损害肾小管上皮细胞致急性肾小管坏死、急性肾炎、急性间质性肾炎。③肾后性：任何原因引起的尿路梗阻，如结石、前列腺肥大、血凝块、肿瘤压迫、瘢痕形成、神经源性膀胱等。

2. 多尿

多尿的病因分为肾性和非肾性两类。①肾性：多种原因引起的肾小管浓缩功能不全，肾小管对水的重吸收功能减弱所致。见于慢性肾炎、肾盂肾炎、肾小管性酸中毒、急性肾功能不全等。②非肾性：见于糖尿病、尿崩症、原发性甲亢、溶质性利尿等。

（二）临床表现

除了尿量改变（减少或增多）外，还常有原发病的表现及伴随症状。

1. 少尿和无尿

少尿和无尿可出现高钾血症、低钠血症及代谢性酸中毒，其伴随症状及临床意义详见表 4-22。

表 4-22　少尿和无尿常见的伴随症状及临床意义

伴随症状	临床意义
肾绞痛	肾动脉血栓或栓塞、肾结石
大量蛋白尿、水肿、高脂血症和低蛋白血症	肾病综合征
心悸、胸闷、气促、不能平卧	心力衰竭
血尿、蛋白尿、高血压、浮肿	各种急性肾炎、急进性肾炎
疲乏、食欲缺乏、皮肤黄染、腹水	肝肾综合征
少尿数天后出现多尿	急性肾小管坏死恢复期

2．多尿

多尿可出现低钾血症、高钠血症及脱水。①伴多饮、多食、体重减轻，见于糖尿病。②伴烦渴多饮、尿比重减低，见于尿崩症。③伴高血压、低血钾及周期性瘫痪，见于原发性醛固酮增多症。④伴骨痛、酸中毒及肌麻痹，见于肾小管性酸中毒。⑤伴有神经症症状，可能为精神性多饮。

（三）评估要点

1．准确记录 24 h 尿量

准确记录 24h 尿量可确定是否存在少尿、无尿或多尿。

2．相关病史和诱发因素

①询问患者有无急性肾小球肾炎、急性肾小管坏死、肾病综合征、泌尿系统结石等泌尿系统疾病。②有无高血压、糖尿病、心力衰竭、肝脏疾病及其他影响肾功能的全身性疾病。

3．诊断、治疗与护理经过

了解患者患病以来的诊疗、护理经过，询问是否使用利尿药物及其效果。

4．尿量异常对功能性健康型态的影响

①少尿者有无焦虑、紧张等心理压力－应对型态的改变。②多尿者有无水、电解质紊乱等代谢型态的改变；有无睡眠－休息型态的改变。

（四）相关护理诊断

1．体液过多

体液过多（fluid volume excess）与尿量减少、水钠潴留有关。

2．体液不足

体液不足与尿量过多有关。

3．睡眠型态紊乱

睡眠型态紊乱与排尿规律改变有关。

 ## 尿频、尿急和尿痛

尿频（frequent micturition）是指单位时间内排尿次数明显增多。正常成人白天排尿 4 ~ 6 次，夜间 0 ~ 2 次。尿急（urgent micturition）是指一有尿意即迫不及待需要立即排出，难以控制。尿痛（urodynia）是指排尿时感觉耻骨上区、会阴部和尿道内疼痛或有烧灼感。临床上常将尿频、尿急、尿痛合称为膀胱刺激征。

（一）病因与发生机制

1．尿频

尿频可分为生理性尿频和病理性尿频。

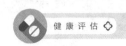

（1）生理性尿频：见于饮水过多、精神紧张、天气寒冷时排尿次数增多，不伴随其他症状，属正常现象。

（2）病理性尿频：①膀胱及尿道疾病，见于炎症（如膀胱炎、前列腺炎、尿道炎及尿道旁腺炎）、结石、肿瘤、尿道邻近组织压迫（如妊娠子宫或卵巢囊肿压迫膀胱、尿道狭窄等）；②糖尿病、尿崩症和急性肾功能衰竭多尿期，其特点为排尿次数增多，但每次尿量不少，全天总尿量增多；③神经病变（如癔症、神经性膀胱炎），其特点为排尿次数增多但每次量少，不伴有尿急、尿痛，尿液镜检无炎症细胞。

2. 尿急

尿急伴尿痛，多见于泌尿系统炎症、泌尿系统结石及肿瘤等；不伴尿痛，常与精神因素有关。

3. 尿痛

排尿时伴有烧灼痛或刺痛，多因炎症、异物和结石等刺激黏膜所致；排尿开始时出现疼痛，提示前尿道有炎症；排尿终末出现疼痛，提示后尿道炎症、膀胱炎。

（二）临床表现

除了尿频、尿急和尿痛外，还有以下伴随症状。①伴菌尿，见于尿路感染。同时伴有双侧腰痛，见于肾盂肾炎。②伴血尿，见于泌尿系统结石、结核。同时伴有午后低热、乏力、盗汗，见于膀胱结核。③伴无痛性血尿，见于膀胱癌。④伴排尿困难、尿线细，见于老年男性前列腺增生、尿道结石嵌顿。⑤尿频不伴尿急、尿痛，但有多尿、多饮，见于糖尿病、尿崩症及精神性多饮。

（三）评估要点

1. 相关病史和诱发因素

询问患者有无慢性病史，如糖尿病、结核病、肾炎等，或有无近期接受泌尿道器械检查、导尿、流产术等诱发泌尿系统感染的因素。

2. 症状特点

了解患者尿频程度、排尿次数及每次尿量，是否伴有尿急、尿痛或其他全身症状，尿痛出现的部位和时间。排尿时，耻骨上区疼痛多为膀胱炎；排尿末，尿道口或尿道内疼痛为尿道炎。

3. 尿频、尿急、尿痛对功能性健康型态的影响

①有无焦虑、紧张等心理压力-应对型态的改变。②有无睡眠-休息型态的改变。

（四）相关护理诊断

1. 急性疼痛

急性疼痛（acute pain）与尿路感染、结石等有关。

2. 体温过高

体温过高与尿路感染、结核等有关。

3. 睡眠型态紊乱

睡眠型态紊乱与尿频、尿急等排尿规律改变等有关。

尿失禁（urinary incontinence）是指排尿失去意识控制，尿液不自主流出。尿潴留（urinary retention）是指尿液大量潴留在膀胱内而不能自主排出。长期尿潴留可导致膀胱过度膨胀，压迫双侧输尿管，引起肾积水，进而出现肾功能损害。

（一）病因与发生机制

1. 尿失禁

NANDA护理诊断将尿失禁分为压力性尿失禁、反射性尿失禁、急迫性尿失禁、功能性尿失禁、溢出性尿失禁。

（1）压力性尿失禁：发生机制与尿道括约肌张力减低或尿道周围韧带和肌肉松弛、尿道阻力降低等因素有关，多见于老年女性，有盆腔或尿路手术者。

（2）反射性尿失禁：多见于脊髓肿瘤、脊髓外伤等脊髓完全性损伤的疾病。骶髓低级排尿中枢的排尿反射仍然存在，但是低级排尿中枢与高级排尿中枢联系中断，当尿液潴留，膀胱内压增高时，尿液被迫流出。

（3）急迫性尿失禁：当发生脑血管意外、颅脑肿瘤等中枢神经系统病变时，大脑皮质对脊髓低级排尿中枢的抑制减弱，导致膀胱收缩不受控制而发生尿失禁；或尿路感染、前列腺增生时，因炎症或激惹作用的刺激，导致膀胱逼尿肌张力增加、反射亢进而发生尿失禁。

（4）功能性尿失禁：当泌尿器官无器质性病变时，尿失禁多由不能及时排尿导致，如痴呆、脑血管病变等，因身体功能或认知功能受损可出现不自主排尿。

（5）溢出性尿失禁：下尿路梗阻时，引起尿液潴留，膀胱内压超过尿道阻力时，尿液溢出，常见于前列腺增生、尿道狭窄等。

2.尿潴留

膀胱高度膨胀，患者感觉下腹胀痛，排尿困难。根据发生机制不同，常分为：①机械性梗阻，如前列腺肥大或肿瘤压迫致排尿受阻；②动力性梗阻，如外伤、麻醉或其他疾病致排尿中枢发生障碍或受到抑制，不能形成排尿反射；③其他，见于低钾血症、昏迷、不习惯卧位排尿或其他环境因素影响排尿等。

（二）临床表现

1.尿失禁

压力性尿失禁患者表现为当打喷嚏、咳嗽、举重物等使腹内压突然增加时，有少量尿液不自主地从尿道口溢出。反射性尿失禁患者表现为在无尿意情况下，不自主地间歇性排尿，排尿前有出汗、颜面潮红或恶心等交感反应。急迫性尿失禁患者表现为尿意紧急，多来不及如厕即有尿液不自主流出，常伴有尿频、尿急。功能性尿失禁患者虽然能感觉到膀胱充盈，但由于精神障碍、运动障碍、环境因素或药物作用，不能及时排尿而发生不自主排尿现象，且

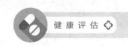

每次尿量较大。溢出性尿失禁患者溢出的尿量可以很小，但常因发生持续滴漏，致使溢出尿液的总量较大。

2. 尿潴留

急性尿潴留突然发生，短时间内尿液充盈膀胱，患者下腹部膨隆，常感到胀痛难忍，尿意迫切却不能自行排出，常见于外伤、手术或麻醉后，使用解痉药物等。慢性尿潴留起病缓慢，也可无明显症状，常有少量排尿，一般无下腹疼痛，常见于膀胱输尿管反流、尿道梗阻性疾病等。

🔗 知识链接 4-14

尿失禁须鉴别的情况

1. 尿液从不正常的路径流出，如产伤造成膀胱阴道瘘。

2. 输尿管口异位，病侧尿液不进入膀胱，女性从尿道口旁或阴道流出，男性（极少见）则从尿道口流出，但都有正常排尿。

3. 严重的结核性膀胱炎或膀胱挛缩，有尿液不断从尿道流出。

（三）评估要点

1. 相关病史和诱发因素

询问有无尿路感染史、泌尿系统结石或相关疾病及近期是否接受过泌尿道器械检查、导尿等诱发因素。

2. 症状特点

观察尿潴留发生的缓急，有无伴随血尿、尿急、尿痛等症状。

3. 伴随症状

尿失禁和尿潴留的伴随症状及临床意义见表4-23。

表4-23 尿失禁和尿潴留的伴随症状及临床意义

症　状	伴随症状	临床意义
尿失禁	50岁以上，伴有进行性排尿困难	前列腺增生、前列腺癌
	神经系统疾病的症状和体征	神经源性膀胱
	膀胱刺激征及脓尿	急性膀胱炎
尿潴留	50岁以上，伴有进行性排尿困难	前列腺增生、前列腺癌
	发生前有血尿、尿痛、尿流中断或排尿困难	膀胱或尿道结石
	无痛性血尿或膀胱刺激征后血尿	膀胱癌

4. 诊断、治疗与护理经过

已接受的诊断性检查及结果；已采用的治疗或护理措施，包括用药及其他促进排尿或减少尿失禁发生的措施和效果，如盆底肌训练、膀胱训练等。

5．尿潴留及尿失禁对功能性健康型态的影响

①有无恐惧、焦虑、紧张等心理压力–应对型态的改变。②有无睡眠–休息型态的改变。

（四）相关护理诊断

1．体液过多

体液过多与尿量减少，水、钠潴留有关。

2．自我形象紊乱

自我形象紊乱（self–image disorder）与不能自行控制排尿有关。

第十五节　抽搐与惊厥

抽搐（tic）是指全身或局部骨骼肌非自主的抽动或强烈收缩，常可引起关节运动和强直。当肌肉收缩表现为强直性和阵挛性时，称为惊厥（convulsion）。惊厥表现的抽搐常为全身性、对称性，可伴有或不伴有意识丧失。

一　病因与发生机制

抽搐的发生机制尚不清楚，可能与大脑神经元的异常放电有关。常见的病因有以下几种。

（一）脑部疾病

①颅内感染，如细菌、病毒、真菌等所致脑膜炎、脑炎、脑脓肿等。②脑肿瘤，如原发性脑肿瘤、脑转移瘤等。③脑外伤，如产伤、颅脑外伤等。④脑血管疾病，如脑出血、脑栓塞、蛛网膜下腔出血、脑血栓形成等。⑤寄生虫病，如脑性疟疾、脑血吸虫病等。

（二）全身性疾病

①感染，如中毒性菌痢、破伤风、败血症、小儿高热惊厥等。②心血管疾病，如阿–斯综合征、高血压脑病等。③中毒，包括内源性中毒（如尿毒症、肝性脑病）和外源性中毒（如一氧化碳中毒、酒精中毒、阿托品中毒、有机磷中毒，以及苯、砷、汞等重金属在体内蓄积过多所致中毒等）。④代谢障碍，如低血糖、低血钙、子痫。⑤风湿性疾病，如系统性红斑狼疮等。⑥其他，如突然停服安眠药、抗癫痫药、电击、热射病等。

（三）神经症

神经症包括癔症等。

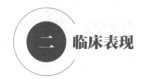 临床表现

（一）全身性抽搐

全身性抽搐以全身骨骼肌痉挛为主要表现，以癫痫大发作为典型表现。患者突然意识丧失，全身肌肉强直收缩，继而出现阵挛性抽搐，伴有呼吸暂时中断，心率加快，唾液、汗液与支气管分泌物增多，大小便失禁，发绀，瞳孔散大、对光反射消失，病理反射阳性等。发作停止不久，患者意识恢复，醒后常有头痛、头昏、全身肌肉酸痛、乏力等症状。

（二）局限性抽搐

局限性抽搐以身体某一局部肌肉节律性收缩为主要表现，多见于口角、眼部肌肉、手足，一般无意识障碍。

 评估要点

（一）相关病史和诱发因素

详细询问抽搐和惊厥出现前有无与其相关的疾病史或精神刺激、高热等诱发因素。

（二）症状特点

观察发作频率、严重程度、持续和间隔的时间，严密监测生命体征和意识状态改变，发作时有无伴随剧烈头痛、脑膜刺激征、血压升高等症状。

（三）伴随症状

①伴发热，见于小儿急性感染。②伴高血压，见于子痫、肾炎、铅中毒等。③伴脑膜刺激征，见于脑膜炎、蛛网膜下腔出血等。④伴意识障碍，见于癫痫大发作、重症颅脑疾病。

（四）诊断、治疗与护理经过

已接受的诊断性检查及结果，已采用的治疗或护理措施及效果。

（五）抽搐和惊厥对功能性健康型态的影响

了解抽搐过程中有无出现排尿、排便失禁等排泄型态的改变；有无压力–应对型态的改变。

四　相关护理诊断

（一）有受伤危险

存在受伤危险（risk for injury）与抽搐、惊厥发作致跌倒、舌咬伤有关。

（二）有窒息危险

存在窒息危险（risk for suffocation）与抽搐、惊厥致呼吸道分泌物误吸及发作时舌根后坠堵塞呼吸道有关。

第十六节　意识障碍

意识障碍（consciousness disorders）是指人体对自身及周围环境刺激缺乏反应的状态，多由高级神经中枢功能活动（意识、运动和感觉）受损所致。

一　病因与发生机制

正常人的意识清醒，依赖于大脑皮质和皮质下网状结构及功能的完整。当各种原因（脑组织缺血、缺氧、葡萄糖供给不足、酶代谢异常等）导致大脑皮质弥漫性损害或脑干网状结构损害，均可发生意识障碍。常见的病因有以下几种。

（一）感染性因素

①颅内感染，如脑性疟疾、脑脓肿等。②全身严重感染，如败血症、伤寒、中毒性菌痢、羔虫病等。

（二）非感染性因素

（1）颅脑疾病：①脑血管疾病，如脑血栓形成、脑栓塞、脑出血、蛛网膜下腔出血等；②外伤性颅内血肿，如脑震荡、颅骨骨折、脑挫裂伤等；③占位性病变，如脑肿瘤、脑脓肿等；④癫痫。

（2）内分泌与代谢疾病：见于甲状腺危象、甲状腺功能减退、糖尿病酮症酸中毒、低血糖昏迷、肝性脑病、肺性脑病等。

（3）中毒及物理损伤：见于安眠药、吗啡、酒精、有机磷、一氧化碳、氰化物等中毒及日射病、高温中毒、触电、溺水等物理损害。

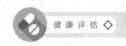

（4）心血管疾病：房室传导阻滞、阵发性室性心动过速、病态窦房结综合征等心律失常所致阿-斯综合征、重度休克等。

 临床表现

意识障碍依据严重程度分为嗜睡（somnolence）、意识模糊（confusion）、谵妄（delirium）、昏睡（stupor）和昏迷（coma），其临床特点的鉴别见表4-24。

表4-24 意识障碍的程度分类及临床特点

程度分类	意识状态	唤醒刺激	醒时答题
嗜睡[1]	最轻的抑制状态	唤醒（轻微刺激）	能正确回答，但简单、缓慢
意识模糊	较深的抑制状态	大声呼唤	定向力障碍
谵妄[2]	兴奋性增高	不用唤醒	定向力障碍、言语杂乱
昏睡	人事不省	强烈刺激（如压迫眶上神经、摇晃患者）	答非所问、含糊不清
昏迷[3]	最严重的抑制状态	不能唤醒	不能回答，无自主活动

注：1.嗜睡者刺激停止后，患者很快又进入睡眠状态。
2.谵妄表现为患者意识模糊、定向力障碍、躁动不安、言语杂乱，出现幻觉、错觉等。常见于急性感染疾病高热期、药物中毒（如颠茄类药物中毒、酒精中毒等）、代谢障碍（如肝性脑病）或中枢神经系统疾病及循环障碍等。部分患者可康复，也可发展至昏迷。
3.临床上，昏迷按严重程度常分为轻度、中度和深度。①轻度昏迷：意识大部分丧失，无自主运动，对周围事物、声、光刺激无反应，对疼痛刺激尚可表现出痛苦表情或肢体退缩等防御反应。生理反射，如瞳孔对光反射、角膜反射、吞咽反射、眼球运动等可存在。②中度昏迷：对周围事物及各种刺激全无反应，对剧烈刺激可出现防御反射，瞳孔对光反射、角膜反射减弱或迟钝，眼球无转动。③深度昏迷：意识完全丧失，全身肌肉松弛，对各种刺激均无反应，深浅反射均消失，呼吸不规则，大小便失禁，机体仅能维持最基本的生命活动。

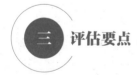 评估要点

（一）相关病史及诱发因素

详细询问发病前有无与意识障碍相关的疾病病史及诱因。

（二）意识障碍程度

可通过测量生命体征及瞳孔大小，与患者交谈，评估其思维、情感活动、定向力等，必要时做痛觉试验、神经反射等来判断。也可按格拉斯哥昏迷评分法（Glasgow coma scale，GCS）对意识障碍的程度进行评估（表4-25）。

表4-25　Glasgow昏迷评分表

评分项目	反　应	得　分
睁眼反应	正常睁眼	4
	对声音刺激有睁眼反应	3
	对疼痛刺激有睁眼反应	2
	对任何刺激无睁眼反应	1
最佳运动反应	可按指令动作	6
	对疼痛刺激能定位	5
	对疼痛刺激有肢体退缩反应	4
	疼痛刺激时，肢体过屈（去皮质强直）	3
	疼痛刺激时，肢体过伸（去大脑强直）	2
	对疼痛刺激无反应	1
最佳语言反应	能准确回答时间、地点、人物等定向问题	5
	能说话，但不能准确回答时间、地点、人物等定向问题	4
	言语不当，但字意可辨	3
	言语模糊不清，字意难辨	2
	任何刺激无语言反应	1

注：GCS总分为3～15分，患者对语言指令没有反应或不能睡眠且GCS总分是8分或更低的情况下被定义为昏迷。

（三）伴随症状

①伴发热。先发热后出现意识障碍，见于流行性脑脊髓膜炎、中毒性菌痢、脑型疟疾等重症感染疾病；先有意识障碍后出现发热，见于脑出血、蛛网膜下腔出血、巴比妥药物中毒。②伴血压改变。伴高血压，见于高血压脑病、脑血管疾病、尿毒症等；伴低血压，见于休克等。③伴瞳孔的改变。伴瞳孔的散大，见于颠茄类、酒精、氰化物中毒，低血糖状态及癫痫等；伴瞳孔缩小，见于吗啡、巴比妥、有机磷中毒等。④伴呼吸减慢，见于吗啡、巴比妥、有机磷中毒等。⑤伴心动过缓，见于颅内高压、房室传导阻滞及吗啡中毒。⑥伴口唇樱桃色，见于一氧化碳中毒等。

（四）诊断、治疗与护理经过

已接受过的诊断性检查及结果，例如腰椎穿刺、脑电图等；已采用的治疗措施及其效果。

（五）意识障碍对功能性健康型态的影响

①有无口腔炎、坠积性肺炎、肛周皮肤破溃、褥疮等营养－代谢型态的改变。②有无肌肉

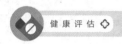

萎缩、关节僵硬等肢体活动–运动型态的改变。③有无排便、排尿失禁等排泄型态的改变；有无亲属无能力照顾等角色–关系型态的改变。

 四 相关护理诊断

（一）急性意识障碍

急性意识障碍（acute consciousness disorders），与脑出血、肝性脑病等有关。

（二）完全性尿失禁

完全性尿失禁（totalurinary incontinence，与意识障碍所致排尿失控有关。

（三）大便失禁

大便失禁（bowel incontinence），与意识障碍所致排便失控有关。

（四）有误吸危险

存在误吸危险（risk for aspiration），与意识障碍所致咳嗽、吞咽反射减弱或消失有关。

（五）有感染危险

存在感染危险（risk for infection），与意识障碍所致咳嗽、吞咽反射减弱或消失有关。

✿ 本章小结

1．发热指在致热源的作用下或各种原因引起的体温调节中枢功能紊乱，使机体产热增多，散热减少，体温升高超过正常范围。临床过程可分为体温上升、高热期和体温下降期。常见的热型有稽留热、弛张热、间歇热、波状热、回归热和不规则热。评估后可做出体温过高等护理诊断。

2．疼痛是机体受到伤害性刺激所引起的痛觉反应，临床常见疼痛包括头痛、胸痛、腹痛。评估后可做出急性疼痛、慢性疼痛等护理诊断。

3．呼吸困难指患者感到空气不足或呼吸急促，出现呼吸用力，同时呼吸频率、节律与呼吸深度均发生变化。临床表现可分为吸气性呼吸困难、呼气性呼吸困难和混合性呼吸困难。评估后可做出气体交换受损等护理诊断。

4．咳嗽与咳痰是呼吸系统疾病常见的症状之一，其发病主要由呼吸系统疾病、心脏疾病引起。不同疾病引起咳嗽与咳痰的性质、时间、音色、性状亦不同。评估后可做出清理呼吸道无效等护理诊断。

5．咯血是喉部及以下呼吸道的出血经口腔排出，常见于呼吸系统和循环系统疾病。对咯血的患者评估时要询问患者的相关病史及诱发因素，咯血的颜色、量和性状。评估后可做出有窒息危险等护理诊断。

6. 心悸主要是指患者自觉心脏跳动的不适感或心慌感。评估后可做出体液过多、体液不足、活动无耐力等护理诊断。

7. 发绀是指血液中还原血红蛋白增多或血液中含有异常血红蛋白衍生物所致的皮肤黏膜青紫。临床表现主要分为中心性发绀、周围性发绀、混合性发绀3种。评估后可做出活动无耐力等护理诊断。

8. 水肿分为全身性水肿和局部性水肿。对水肿患者评估时要询问患者的相关病史与起病情况、水肿的特点、每日的出入量。评估后可做出体液过多等护理诊断。

9. 皮肤黏膜出血的原因是机体止血或凝血机制障碍。皮肤黏膜出血的临床表现主要以身体出现瘀点、紫癜和瘀斑为主。不同部位和不同原因导致的皮肤黏膜出血临床表现不同。评估后可做出有出血危险等护理诊断。

10. 黄疸根据其病因可分为溶血性黄疸、肝细胞性黄疸及胆汁淤积性黄疸3种类型。其临床表现不同，溶血性黄疸一般较轻，皮肤呈浅柠檬色，不伴皮肤瘙痒；肝细胞性黄疸皮肤呈浅黄至深金黄色，伴有轻度皮肤瘙痒；胆汁淤积性黄疸多较重，皮肤呈暗黄色，伴皮肤瘙痒。评估后可做出皮肤瘙痒等护理诊断。

11. 恶心与呕吐是一组常见的临床症状，主要由消化系统疾病、中枢神经系统病变和前庭功能障碍引起。评估时要询问患者的相关病史及诱发因素、呕吐的特点（性质、时间、量、性状和气味）。评估后可做出体液不足、营养失调等护理诊断。

12. 呕血指因上消化道疾病或全身性疾病导致急性上消化道出血，血液经口腔呕出的现象。呕血与黑便是上消化道出血的常见症状。便血是消化道出血，血液自肛门排出的现象。消化道出血的表现，其颜色、性状，因出血部位、出血量、出血速度及在肠内停留时间长短而异。评估后可做出组织灌注量改变等护理诊断。

13. 腹泻和便秘多由肠道疾病、急性中毒、全身性疾病、生活习惯不佳等引起。其临床表现主要为腹痛、厌食、呕吐或血便等。评估后可做出体液不足、便秘等护理诊断。

14. 排尿异常是临床常见症状，可由肾脏疾病、泌尿系统感染、结石、肿瘤、内分泌代谢疾病等多种病因所致。评估后可做出体液过多、体液不足等护理诊断。

15. 抽搐与惊厥是大脑神经元异常放电的表现。常见的病因有颅脑感染、外伤、肿瘤、脑血管疾病、全身性感染等。评估后可做出有受伤危险等护理诊断。

16. 意识障碍是高级神经中枢功能活动受损的一种表现，根据其程度不同，意识障碍分为嗜睡、意识模糊、谵妄、昏睡和昏迷5种类型。评估后可做出急性意识障碍等护理诊断。

Summary

1. Fever caused by thermoregulation dysfunction under the pyrogen or various reasons, so that the body heat production is increased, and heat dissipation is reduced, and the temperature rises above the normal range. The clinical course can be divided into temperature rise period, high fever period and hypothermia period. The fever types include continued fever, remittent fever, intermittent fever, relapsing fever, undulant fever and irregular fever. After the assessment, we can make nursing diagnosis, such as hyperthermia etc.

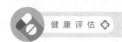

2 . Pain is the reaction of the body caused by nociceptive stimulation ; the common clinical pain includes headache, chest pain and abdominal pain. After the assessment, we can make nursing diagnosis, such as acute pain or chronic pain etc.

3 . Dyspnea is the feeling that air was not enough or shortness of breath, appearing breathing hard, and the depth, frequency and the rhythm of the respiratory changes. The clinical manifestation is divided into inspiratory, expiratory and mixed dyspnea. After the assessment, we can make nursing diagnosis, such as impaired gas exchange etc.

4 . Cough and expectoration is one of the most common symptoms of respiratory system disease. Different diseases cause the different nature, time, sound and character of cough and expectoration. After the assessment, we can make nursing diagnosis, such as ineffective airway clearance etc.

5 . Hemoptysis is the larynx and lower respiratory tract bleeding through the mouth discharge, common caused by the respiratory and circulatory system disease. We should ask the relevant medical history and the predisposing factor of the patients, the color, quantity and character of hemoptysis. After the assessment, we can make nursing diagnosis, such as risk for suffocation etc.

6 . Palpitation mainly refers to the discomfort or flustered feeling of the heart beat of the patients own free will. After the assessment, we can make nursing diagnosis, such as activity intolerance etc.

7 . Cyanosis refers to skin and mucous membranes blue caused by reduced hemoglobin increased or occurence abnormal hemoglobin derivative. The clinical manifestation mainly divides into central cyanosis and peripheral cyanosis and mixed cyanosis. After the assessment, we can make nursing diagnosis, such as activity intolerance etc.

8 . Edema can be divided into anasarca and local edema. To evaluate the edema patients, we should ask the relevant medical history, onset, the character of edema, daily intake and output. After the assessment, we can make nursing diagnosis, such as fluid volume excess etc.

9 . The reason of mucocutaneous hemorrhage is disorder of hemostatic and coagulation mechanism. The main clinical manifestations is petechiae, purpura and ecchymosis appeared in the body. Different parts and different causes result in different clinical manifestations. After the assessment, we can make nursing diagnosis, such as risk for hemorrhage etc.

10 . Jaundice can be divided into hemolytic jaundice, hepatocellular jaundice and cholestatic jaundice according to its etiology. The clinical manifestation is different, hemolytic jaundice is generally lighter and the skin appear in pale lemon, without skin itch ; the skin of hepatocellular jaundice patients appear in pale yellow to golden yellow, accompanied by mild itch ; cholestatic jaundice is much heavier, the skin is dark yellow with itch. After the assessment, we can make nursing diagnosis, such as skin pruritus etc.

11 . Nausea and vomiting is a common clinical symptom, mainly caused by the digestive

system disease, disease of the central nervous system and vestibular dysfunction. To evaluate the patients with nausea and vomiting, we should ask the relevant medical history, the predisposing factor, the character of vomiting（nature, time, quantity, character and odor）. After the assessment, we can make nursing diagnosis, such as fluid volume deficit, etc.

12．Hematemesis refers to the phenomenon of acute upper gastrointestinal bleeding and the blood vomiting through mouth cause by upper gastrointestinal disease or systemic disease. Hematemesis and melena is a common symptom of upper gastrointestinal bleeding. Hematochezia refers to the bleeding of digestive tract and the discharge of blood from anus. The manifestation of gastrointestinal bleeding is different in its color, characters, due to bleeding part, bleeding volume, bleeding velocity, and the time of the bloods stay in the intestine. After the assessment, we can make nursing diagnosis, such as altered tissue perfusion etc.

13．Diarrhea and constipation mainly caused by intestinal disease, acute poisoning, systemic diseases and poor living habits etc. The main clinical manifestations are abdominal pain, anorexia, vomiting and bloody stool. After the assessment, we can make nursing diagnosis, such as constipation etc.

14. Abnormal urination is a common clinical symptom, and it can be caused by kidney disease, urinary tract infection, stones, tumor, endocrine metabolic disease etc. After the assessment, we can make nursing diagnosis, such as fluid volume excess etc.

15．Tic and convulsions are abnormal discharge of brain neurons. Common causes are: the cerebral infection, trauma, tumor, cerebrovascular disease, systemic infection, cardiovascular disease and parasitic disease etc. After the assessment, we can make nursing diagnosis, such as risk for injury etc.

16．Consciousness disturbance is a clinical symptom caused by damaged function activity senior neural. According to its different levels, abdominal assessment is divided into somnolence, confusion, delirium, stupor and coma five types. After the assessment, we can make nursing diagnosis, such as acute consciousness disorders etc.

目标检测

A_1 型题

1．发热最常见的病因是（ ）。

  A. 输血反应   B. 重度脱水

  C. 心肌梗死   D. 各种感染

  E. 中暑

目标检测答案

2．严重缺氧而发绀不明显见于（ ）。

  A. 肺结核   B. 自发性气胸   C. 肺炎   D. 急性肺水肿

  E. 严重贫血

3. 中年以上、突发持久剧烈胸痛伴休克者，应首先考虑（　　）。

    A. 心绞痛　　　　　B. 心肌梗死　　　　　C. 胸膜炎　　　　　D. 心包炎

    E. 肺炎

4. 下列属于非凹陷性水肿的是（　　）。

    A. 心源性水肿　　　　　　　　　　B. 肝源性水肿

    C. 肾源性水肿　　　　　　　　　　D. 黏液性水肿

    E. 营养不良性水肿

A_2 型题

5. 男，28 岁。车祸外伤后处于沉睡状态，不易被唤醒，仅在护士给其静脉输液扎针时苏醒片刻，但答非所问，很快又入睡。意识状态应评估为（　　）。

    A. 意识模糊　　　B. 谵妄　　　　　C. 昏睡　　　　　D. 嗜睡

    E. 浅昏迷

6. 男，56 岁，有高血压史。与人争吵时，突感胸骨后绞榨样疼痛伴窒息感，经含服硝酸甘油后缓解。应考虑为（　　）。

    A. 心绞痛　　　B. 心肌梗死　　　　C. 胸膜炎　　　　D. 自发性气胸

    E. 心神经症

7. 夜间巡视病房，见一患者端坐呼吸，烦躁不安，咳大量粉红色泡沫痰，双肺布满哮鸣音和湿啰音。最可能的是（　　）。

    A. 自发性气胸　　B. 大量胸腔积液　　C. 急性肺水肿　　D. 支气管哮喘

    E. 喘息型慢性支气管炎

8. 患儿，3 岁，因误吞硬币，出现呼吸困难，发绀，胸骨上窝、锁骨上窝和肋间隙明显凹陷。该患者属于哪种呼吸困难？（　　）

    A. 吸气性　　　B. 呼气性　　　　C. 混合性　　　　D. 中毒性

    E. 心源性

9. 男，57 岁，近日无明显诱因，出现咳嗽带金属音，应警惕（　　）。

    A. 喉炎　　　　B. 声带麻痹　　　C. 纵隔肿瘤　　　D. 肺炎

    E. 肺梗死

A_3 型题

10～13 题共用题干

男，25 岁，淋雨受凉后突然寒战、高热、咳嗽、胸痛 3 d，伴呼吸困难，口唇微绀 1 d 入院。

10. 引起该患者发热的原因是（　　）。

    A. 感染　　　　　　　　　　　　　B. 变态反应

    C. 无菌性坏死物质吸收　　　　　　D. 自主神经功能失调

    E. 内分泌代谢紊乱

11. 最可能的病因是（　　）。

    A. 急性支气管炎　　B. 支气管哮喘　　C. 肺炎球菌肺炎　　D. 肺结核

    E. 肺脓肿

12. 其发热的热型可能是（　　）。

A. 稽留热　　　　　B. 弛张热　　　　　C. 间歇热　　　　　D. 波状热

E. 不规则热

13. 下列哪种痰液对本病的诊断具有特征性？（　　）

A. 黄色脓性痰　　B. 白色黏液痰　　　C. 粉红色泡沫痰　　D. 铁锈色痰

E. 痰有恶臭

14～17 题共用题干

男，28 岁，咳嗽、痰少伴低热、盗汗、乏力、消瘦半年，痰中带血 3 d，今晨突然大量咯血而急诊入院。

14. 该患者咯血最可能的病因是（　　）。

A. 肺结核　　　　B. 支气管扩张　　　C. 支气管肺癌　　　D. 支气管炎

E. 风心病二尖瓣狭窄

15. 该患者不宜（　　）。

A. 咳嗽　　　　　B. 屏气　　　　　　C. 绝对卧床　　　　D. 少交谈

E. 禁食禁饮

16. 最危险的并发症是（　　）。

A. 肺部感染　　B. 失血性休克　　　C. 窒息　　　　　　D. 肺不张

E. 贫血

17. 此时患者最常见的心理反应是（　　）。

A. 紧张　　　　　B. 焦虑　　　　　　C. 恐惧　　　　　　D. 悲观

E. 抑郁

18～20 题共用题干

男，25 岁，反复上腹部疼痛 5 年，本次因饮食不当使症状加重，恶心、呕吐咖啡色液体约 300 mL，伴眩晕、口渴、心慌、尿少。查体：BP：94/70 mmHg，心率 110 次/min。

18. 该患者的主要症状是（　　）。

A. 腹痛　　　　　B. 恶心、呕吐　　　C. 眩晕　　　　　　D. 呕血

E. 便血

19. 根据上述表现综合评估，其出血量占全身总血量的百分数为（　　）。

A. ＜10%　　　　B. 10%～15%　　　C. 15%～30%　　　D. ＞30%

E. ＞40%

20. 患者的粪便可呈（　　）。

A. 脓血样　　　　B. 果酱样　　　　　C. 米泔样　　　　　D. 柏油样

E. 白陶土样

案例思考

案例 1：女，因受凉后出现畏寒发热 4 d，每天体温最高达 39.6～40.2 ℃，最低体温 37.6 ℃左右。

思考：①该患者的热型及其特点是什么？②该患者的主要护理诊断是什么？

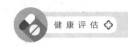

案例2：男，45岁，反复黑便3周，呕血1d。3周前，自觉上腹部不适，偶有嗳气，反酸，口服西咪替丁有好转，但发现大便黑色，1～2次/天，成形，未予注意，1d前，进食辣椒及烤馒头后，觉上腹不适，伴恶心，并有便意，如厕，排出柏油样便约600 mL，并呕鲜血500 mL，当即晕倒，被急送入院，查Hb 48 g/L。

思考：①导致该患者出现上述症状的原因是什么？②评估该患者的出血量。

第五章

身体评估

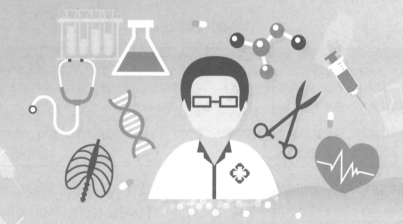

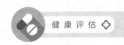

第一节　身体评估的方法

身体评估（physical assessment）是指评估者运用自己的感官或借助于简单的辅助工具，对评估对象进行系统的检查，以了解其身体状况的最基本的评估方法。

身体评估一般于健康史采集结束后开始，其目的是为了进一步支持和验证交谈中所获得的有临床意义的症状，发现评估对象存在的体征及对治疗和护理的反应，为护理诊断提供客观依据。身体评估常用的器械见表5-1。

表5-1　身体评估常用的器械

器械种类	所用器械
必需的	体温计、听诊器、血压计、压舌板、笔形手电筒、叩诊锤、棉签、别针或大头针、卷尺及皮尺、音叉（128 Hz）、钟表、评估记录表格、笔等
选择性的	耳底镜、眼底镜、鼻窥镜、鹅颈灯、音叉（512 Hz）、近视力表、胶布、纱布垫、手套、润滑剂、阴道窥镜等

身体评估的注意事项：①环境安静，注重隐私，温度适合，以自然光为宜；②评估前指甲修短，洗净双手，避免交叉感染，并做解释工作；③站在评估对象右侧，评估时动作规范轻柔，按照一定的顺序进行，避免重复或遗漏，避免反复翻动评估对象，必要时进行生殖器、肛门和直肠的评估；④评估时可适当与评估对象谈话，了解病情，缓解其紧张情绪；⑤评估过程中态度和蔼，关心体贴评估对象。

身体评估的基本方法有视诊、触诊、叩诊、听诊和嗅诊。熟练掌握和运用这些方法，必须反复练习和实践，同时还要有丰富的医学基础知识和护理专业知识。

视诊（inspection）是以视觉来观察评估对象全身或局部状态的评估方法。视诊可直接通过眼睛观察全身的一般状态，如发育、面容、体位及步态等；全身或局部体征，如皮肤、黏膜颜色及头颅、胸廓、骨骼、关节外形等；但对特殊部位，如眼底、呼吸道、消化道等则须用仪器，如眼底镜、内镜等帮助评估。

视诊的注意事项：①白天在自然光线下进行，夜晚在日光灯下进行，但夜晚黄疸和发绀在普通的灯光下不易辨别；②侧面来的光线有助于观察搏动和肿物；③根据评估部位的不同，应嘱评估对象采取不同的体位，如一般状态评估和胸部评估可取坐位或卧位，腹部评估应取平卧位，肛门、直肠评估则应取膝胸位。

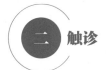

触诊（palpation）是评估者通过手的感觉来判断某部位有无异常的一种检查方法。它可以进一步评估视诊发现的征象，也可以明确视诊所不能明确的体征，如体温、湿度、震颤、波动感、压痛（tenderness）、摩擦感，以及包块的位置、大小、轮廓、表面、质地、移动度等。触诊的适用范围很广，尤以腹部评估最常采用。由于手指指腹的触觉较为敏感，掌指关节部掌面皮肤对震动较为敏感，手背皮肤对温度较为敏感，因此触诊时应多采用这些部位。

（一）触诊方法

触诊目的不同，施加的压力也不同，临床上分为浅部触诊法和深部触诊法。

1. 浅部触诊法

浅部触诊法（light palpation）是将手放在被评估部位，用掌指关节和腕关节的协同动作以旋转或滑动方式轻压触摸（图5-1）。浅部触诊常在深部触诊之前进行，一般不引起评估对象痛苦或痛苦较轻，也不引起肌肉紧张，因此有利于评估腹部有无压痛、抵抗感、搏动、包块和某些肿大脏器等。适用于体表浅在病变，如关节、软组织、浅部动脉、静脉、神经、阴囊、精索等的评估。

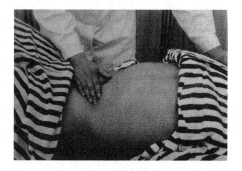

图5-1 浅部触诊法

2. 深部触诊法

深部触诊法（deep palpation）可用单手或两手重叠由浅入深，逐渐加压以达到深部来进行（图5-2），主要适用于腹部评估。根据评估目的和手法不同可分为以下几种。

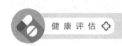
（1）深部滑行触诊法（deep slipping palpation）：评估时嘱评估对象张口平静呼吸，或与其谈话以转移其注意力，尽量使腹肌松弛。评估者用右手并拢的第二、三、四指平放在腹壁上，以手指末端逐渐触向腹腔的脏器或包块，在被触及的包块上做上下左右滑动触摸，如为肠管或索条状包块，应向与包块长轴相垂直的方向进行滑动触诊。这种触诊方法常用于腹腔深部包块和胃肠病变的评估。

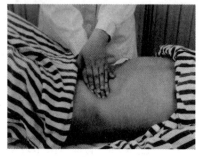

图5-2　深部触诊法

（2）双手触诊法（bimanual palpation）：将左手掌置于被评估脏器或包块的背后部，右手中间三指并拢平置于腹壁被评估部位，左手掌向右手方向托起，使评估对象的脏器或包块位于双手之间，并更接近体表，以利于右手触诊（图5-3）。该法用于肝、脾、肾和腹腔肿物的评估。

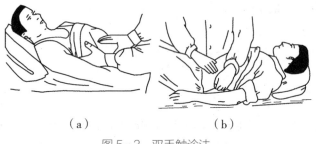

（a）　　　　　　　　　（b）

图5-3　双手触诊法

（a）肝脏下缘触诊；（b）肝脏触诊

（3）深压触诊法（deep press palpation）：用1个或2个并拢的手指逐渐深压腹壁被评估部位。评估反跳痛时，在手指深压的基础上迅速将手抬起，并询问评估对象是否感觉疼痛加重或察看其面部是否出现痛苦表情。该法用于探测腹腔深在病变的部位或确定腹腔压痛点，如阑尾压痛点、胆囊压痛点、输尿管压痛点等。

（4）冲击触诊法（ballottement）：又称为浮沉触诊法。评估时，右手并拢的第二、三、四指取70°～90°，放置于腹壁拟评估的部位，做数次急速而较有力的冲击动作（图5-4），在冲击腹壁时，指端会有腹腔脏器或包块浮沉的感觉。手指急速冲击时，腹水在脏器或包块表面暂时移去，故指端易于触及肿大的肝脾或腹腔包块。冲击触诊会使评估对象感到不适，操作时应避免用力过猛。这种方法一般只用于大量腹水时肝、脾及腹腔包块难以触及者。

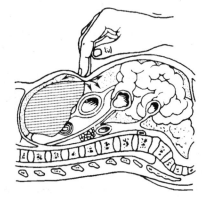

图5-4　冲击触诊法

（二）触诊注意事项

（1）触诊前应向评估对象说明触诊目的及可能造成的不适，以减轻其紧张的情绪。

（2）触诊腹部时，评估者应站在右侧，面向评估对象，嘱其做缓慢、节律、较深的腹式呼吸；及时观察评估对象的面部表情；评估对象一般取仰卧位，去枕，两臂自然放于身体两侧，双腿屈曲并稍分开，使腹肌松弛；触诊脾、肾脏时，评估对象也可取侧卧位。

（3）评估者的手要温暖干燥，由浅入深，动作要轻柔。触诊顺序一般从左下腹开始逆时针方向进行，先左后右，自下而上，触诊全腹，边触诊边观察评估对象的反应与表情，同时进行语言交流。若评估对象已诉有腹疼，则应从"健康"部位开始，逐渐移向疑有病变的部位。

（4）触诊下腹部时，应嘱评估对象排尿、排便，以免将充盈的膀胱或肠腔内粪便误认为腹内肿块。

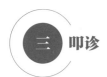

三 叩诊

叩诊（percussion）是评估者用手指叩击身体表面某一部位，使之震动而产生音响，根据震动和音响的特点来判断被评估部位的脏器有无异常的一种方法。叩诊多用于胸、腹的评估，另外，用手或叩诊锤直接叩击被评估部位，观察评估对象有无疼痛反应也属叩诊。

（一）叩诊方法

根据叩诊的目的和叩诊的手法不同，叩诊可分为直接叩诊法和间接叩诊法2种。

1. 直接叩诊法

直接叩诊法（direct percussion）是评估者右手中间三指并拢，用其掌面直接拍击被评估部位，借拍击的反响和指下的震动感来判断病变情况（图5-5）。该法适用于胸部和腹部范围较广泛的病变，如胸膜粘连、气胸、大量胸腔积液或腹水等。

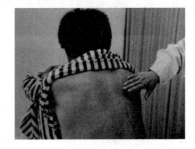

图5-5 直接叩诊法

2. 间接叩诊法

间接叩诊法（indirect percussion）为应用最多的叩诊方法。评估者将左手中指第二指节紧贴于叩诊部位，其他手指稍微抬起，勿与体表接触（图5-6）；右手自然弯曲，用中指指端叩击左手中指末端指关节处或第二节指骨的远端，叩击方向与叩诊部位的体表垂直（图5-7）。叩诊时以腕关节与掌指关节的活动为主，避免肘关节和肩关节参与运动（图5-8）。叩击动作要灵活、短促、富有弹性。叩击后右手中指应立即抬起，以免影响对叩诊音的判断。在同一部位叩诊可连续叩击2～3下，若未获得明确印象，可再连续叩击2～3下。应避免不间断地连续地快速叩击，因为这不利于叩诊音的分辨。

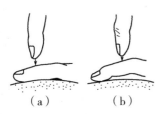

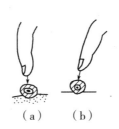

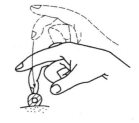

图5-6 叩诊时手指放置于体表的姿势　图5-7 叩诊时手指的方向　图5-8 间接叩诊法的姿势
（a）正确姿势；（b）错误姿势　　（a）正确方向；（b）错误方向

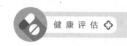
运用叩击评估疼痛时，评估者可将左手手掌平置于被评估部位，右手握成拳状，并用其尺侧叩击左手手背，询问或观察评估对象有无疼痛感。此法用于评估肝区或肾区深部病变。

（二）叩诊注意事项

（1）环境应安静，以免影响叩诊音的判断。

（2）根据叩诊部位不同，评估对象应采取适当体位。如叩诊胸部时，可取坐位或卧位；叩诊腹部时常取仰卧位。

（3）用力要均匀适当，注意对称部位的比较与鉴别。

（三）叩诊音

叩诊音（percussion sound） 是叩诊时被叩击部位产生的音响。因被叩击部位组织或器官的密度、弹性、含气量及与体表的距离不同可产生不同的声响。临床上常见的叩诊音有清音（resonance）、浊音（dullness）、鼓音（tympany）、实音（flatness）、过清音（hyperresonance）5种。这5种叩诊音及其特点见表5-2。

表5-2　叩诊音及其特点

叩诊音	音响强度	音调	持续时间	正常可发出的部位	临床意义
清音	强	低	长	正常肺部	提示肺组织弹性、含气量、密度正常
浊音	较强	较高	较短	心脏和肝脏被肺覆盖的部分	肺组织含气量减少，如肺炎等
鼓音	强	高	较长	胃泡区和腹部	气胸、肺内大空洞等
实音	弱	高	短	实质脏器，如心脏、肝脏	肺实变、大量胸腔积液等
过清音	更强	更低	更长	正常成人不出现	肺组织含气量增多，弹性减弱，如肺气肿等

四　听诊

听诊（auscultation）是评估者用耳或借助于听诊器在评估对象体表听取心脏、肺、胃肠等脏器运动时发出的音响，以帮助判断脏器功能状况及病理生理改变的一种评估方法，是许多疾病，尤其是心肺疾病评估的重要手段。

（一）听诊方法

1. 直接听诊法

直接听诊法（direct auscultation）是指评估者将耳朵直接贴附于评估对象的体表上进行听诊，用这种方法听到的体内声音很弱。这是听诊器出现之前采用的听诊方法，目前也只有在某些特殊和紧急情况下才会采用。广义的直接听诊法包括听身体各部分发出的任何声音，如语声、呼吸声、咳嗽声和呃逆、嗳气、呻吟、啼哭、呼叫发出的声音，以及肠鸣音、关节活动音和骨擦音，这些声音有时可为病情判断提供有用的线索。

2. 间接听诊法

间接听诊法（indirect auscultation）是借助于听诊器进行听诊。此法方便，可以在任何体位听诊时应用，听诊效果好（听诊器对器官活动的声音有一定的放大作用）。听诊器应用范围广，除用于心、肺、腹的听诊外，还可以听取身体其他部位发出的声音，如血管音、皮下气肿音、肌束颤动音、关节活动音、骨折面摩擦音等。

（二）听诊注意事项

（1）听诊环境要安静，避免干扰；要温暖、避风，以免评估对象由于肌束颤动而出现附加音。

（2）听诊器体件应紧贴被评估部位，切忌隔着衣服听诊，避免与皮肤衣物摩擦产生附加音。为防止听诊器体件过凉，天气寒冷时可用手摩擦捂热体件。

（3）应根据病情和听诊的需要，嘱评估对象采取适当的体位。

（4）正确使用听诊器。听诊器通常由耳件、体件和软管3部分组成（图5-9），其长度应与评估者手臂长度相适应。听诊前应注意评估耳件方向是否正确，管腔是否通畅。

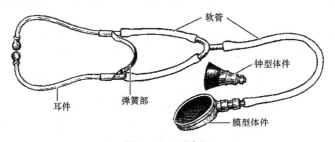

图5-9 听诊器

（5）听诊时注意力要集中。听肺部时要摒除心音的干扰，听心音时要摒除呼吸音的干扰，必要时嘱评估对象控制呼吸、配合听诊。

（6）有时安静与运动、平卧与侧卧、平静呼吸与深呼吸做听诊对比，或者屏气时听诊心脏，可能获得所需的资料。

（7）评估者在进行听诊时注意检查耳件方向应向前，佩戴后适当调整其角度使佩戴舒适，并检查宫腔是否通畅。

🔗 **知识链接 5-1**

听诊器的体件

听诊器的体件有钟型和膜型2种。钟型体件适用于听取低调声音，如二尖瓣狭窄的隆隆样舒张期杂音；膜型体件适用于听取高调声音，如主动脉瓣关闭不全的杂音及呼吸音、肠鸣音等。

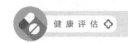

五 嗅诊

嗅诊（smelling）是通过嗅觉判断发自评估对象的异常气味与疾病之间关系的一种方法。这些气味可来自评估对象的皮肤、黏膜、呼吸道、胃肠道、呕吐物、排泄物、分泌物、脓液和血液等。

（一）嗅诊方法

评估者用手将发自评估对象的气味轻轻地扇向自己的鼻部，仔细分辨气味的特点与性质。不可使鼻部直接靠近评估对象发出气味的部位。

（二）嗅诊注意事项

①嗅诊时要仔细分辨气味的性质及气味的来源，必要时配合其他评估方法。②因嗅觉有很快的适应性，间隔不同时间嗅诊效果会更好，也可以请其他医护人员协助嗅诊。③注意排除外界气味的影响。④评估者要不怕脏、不怕臭，必要时与正常气味进行对比。

（三）嗅诊内容

嗅诊内容主要包括呼气、痰液、汗液、呕吐物、粪便和尿液等。

（1）呼气：浓烈的酒味，见于大量饮酒后；刺激性大蒜味，见于有机磷农药中毒；烂苹果味，见于糖尿病酮症酸中毒；氨味，见于尿毒症；肝腥味，见于肝性脑病。

（2）痰液：正常痰液，无特殊气味；若呈恶臭味，提示厌氧菌感染，见于支气管扩张症或肺脓肿；血腥味见于大量咯血。

（3）汗液：正常汗液，无特殊气味；酸性汗液，见于风湿热和长期服用水杨酸、阿司匹林等解热镇痛药物；特殊的狐臭味，见于腋臭。

（4）呕吐物：酸臭味，见于幽门梗阻；粪便味，见于长期剧烈呕吐或肠梗阻。

（5）粪便：粪便具有腐败性臭味，见于消化不良；腥臭味，见于细菌性痢疾；肝腥味，见于阿米巴痢疾。

（6）尿液：尿液呈浓烈氨味，见于膀胱炎，由尿液在膀胱内被细菌发酵所致；鼠尿味，见于苯丙酮尿症；腐臭味，见于膀胱癌晚期。

第二节 一般状态评估

一般状态评估是对评估对象全身状况的概括性观察，以视诊为主，配合触诊、听诊和嗅诊。评估内容包括性别、年龄、生命体征、发育与体型、营养状态、意识状态、面容与表情、体位、步态。

性别（sex）不难判断，因为正常人的性征很明显。如果性染色体数目或结构异常，可致两性畸形，即外生殖器和其他性征兼有两性特征。①某些疾病的发生与性别有一定的关系，如血友病、消化性溃疡多见于男性，系统性红斑狼疮、Graves病多见于女性。②某些疾病可引起性征发生改变。如长期应用肾上腺皮质激素，可使女性男性化；肝硬化可使男性乳房增大等。

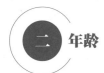

随着年龄（age）的增长，机体出现生长发育、成熟、衰老等一系列改变。年龄与疾病的发生及预后有密切的关系。①佝偻病、麻疹、白喉等多发生于幼儿及儿童。②结核病、风湿热多发生于青少年。③动脉硬化性疾病、高血压、恶性肿瘤多发生于老年人。年龄大小一般通过问诊即可得知，但在某些情况下，如昏迷、死亡或隐瞒年龄时，则需通过观察进行判断，其方法是通过观察皮肤的弹性与光泽、肌肉的状态、毛发的颜色和分布、面部与颈部皮肤的皱纹、牙齿的状态等进行粗略的判断。

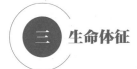

生命体征（vital sign）是评价生命活动存在与否及其质量的指标，包括体温（temperature，T）、脉搏（pulse，P）、呼吸（respiration，R）和血压（blood pressure，BP），是身体评估时必须评估的项目之一。其测量方法及参考范围、临床意义详见《护理学基础》的相关章节。

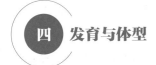

（一）发育

发育（development）应通过评估对象年龄、智力和体格成长状态（包括身高、体重及第二性征）之间的关系进行综合评价。

1. 正常发育

发育正常者，其年龄、智力与体格的成长状态处于均衡一致。成年以前，随年龄的增长，体格不断成长，在青春期，可出现一段生长速度加快的青春期急速成长期，属于正常发育状态。

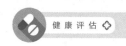

机体的发育受种族遗传、内分泌、营养代谢、生活条件及体育锻炼等多种因素的影响。成人发育正常的指标包括：①头部的长度为身高的 1/8 ~ 1/7；②胸围为身高的 1/2；③双上肢展开后，左右指端的距离与身高基本一致；④坐高等于下肢的长度。正常人各年龄组的身高与体重之间存在一定的对应关系。

2. 异常发育

临床上的病态发育与内分泌的改变密切相关。在发育成熟前，如出现垂体前叶功能亢进，可致体格异常高大，称为巨人症（gigantism）；如发生垂体功能减退，可致体格异常矮小，称为垂体性侏儒症（pituitary dwarfism）。甲状腺激素对体格发育具有促进作用。发育成熟前，如患甲状腺功能亢进，可因代谢增强、食欲亢进，导致体格高大；如发生甲状腺功能减退，可导致体格矮小和智力低下，称为呆小症（cretinism）。

（二）体型

体型（habitus）是身体各部发育的外观表现，包括骨骼、肌肉的生长与脂肪分布的状态等。成年人的体型可分为以下 3 种。

1. 无力型

无力型（瘦长型）表现为体高肌瘦、颈细长、肩窄下垂、胸廓扁平、腹上角小于 90°。

2. 正力型

正力型（匀称型）表现为身体各个部分结构匀称适中，腹上角 90°左右，见于多数正常成人。

3. 超力型

超力型（矮胖型）表现为体格粗壮、颈粗短、面红、肩宽平、胸围大、腹上角大于 90°。

五　营养状态

营养状态（state of nutrition）与食物的摄入、消化、吸收和代谢等因素密切相关，其好坏可作为判断健康和疾病程度的标准之一。

（一）营养状态的评估

营养状态一般较易评估，通常根据皮肤、毛发、皮下脂肪、肌肉的发育情况进行综合判断。①皮下脂肪厚度。这是最简便而迅速的方法。观察皮下脂肪充实的程度，通常取前臂曲侧或上臂背侧下 1/3 处进行评估。此外，在一定时间内监测体重的变化亦可反映机体的营养状态。②标准体重。男性理想体重（kg）=［身高（cm）-100］×0.9；女性理想体重（kg）=［身高（cm）-100］×0.85。在标准体重 ± 10% 之内为正常值。③体重指数（BMI）。BMI是用体重（kg）与身高的平方（m²）之比得出的数字，它是目前国际上常用的衡量人体胖瘦程度及是否健康的一个标准。1997 年 WHO公布，BMI 在 18.5 ~ 24.9 为正常，BMI ＜ 18.5 为消瘦，BMI 在 25.0 ~ 29.9 为肥胖前期，BMI 在 30.0 ~ 34.9 为 I 度肥胖。亚洲成人的BMI指标要低，

2021年《中国成人超重和肥胖症预防和控制指南》中判定：BMI ≥ 24 为超重，BMI ≥ 28 为肥胖。

（二）营养状态的分级

临床上通常用良好、中等、不良 3 个等级对营养状态进行描述。①良好：黏膜红润、皮肤光泽、弹性良好，皮下脂肪丰满而富有弹性，肌肉结实，指甲、毛发润泽，肋间隙及锁骨上窝深浅适中，肩胛部和股部肌肉丰满。②不良：皮肤黏膜干燥、弹性降低，皮下脂肪菲薄，肌肉松弛无力，指甲粗糙无光泽，毛发稀疏，肋间隙、锁骨上窝凹陷，肩胛骨和髂骨嶙峋突出。③中等：介于两者之间。

（三）营养状态异常

临床上常见的营养状态异常包括营养不良和营养过度两个方面。

1. 营养不良

营养不良是由摄食不足和（或）消耗增多引起的。一般轻微或短期的疾病不易导致营养状态的异常，故营养不良多见于长期或严重的疾病。当体重减轻低于标准体重的 10% 时称为消瘦（emaciation）。根据 WHO 标准中的体重指数判定，BMI < 18.5 为消瘦，极度消瘦者称为恶病质（cachexia）。引起营养不良的常见原因有以下几个方面。

（1）摄食障碍：多见于食管、胃肠道疾病，神经系统及肝、肾等内脏疾病引起的严重恶心、呕吐等。

（2）消化障碍：见于胃、肠、胰腺、肝脏及胆道疾病引起的消化液或酶的合成和分泌减少，影响消化和吸收。

（3）消耗增多：见于慢性消耗性疾病和严重神经精神因素的影响，如长期活动性肺结核、恶性肿瘤、代谢性疾病、内分泌疾病，出现糖、脂肪和蛋白质的消耗过多。

2. 营养过度

营养过度是指体内脂肪积聚过多，主要表现为体重增加。超过标准体重的 20% 以上者称为肥胖（obesity），肥胖的最常见原因为热量摄入过多和（或）运行过少，常与内分泌、遗传、生活方式、运动和精神因素有关。某些内分泌疾病亦可导致肥胖，如下丘脑、垂体疾病，甲状腺功能减退症，库欣综合征等。

六 意识状态

意识（consciousness）是大脑功能活动的综合表现，即对环境的知觉状态。正常人意识清晰，定向力正常，反应敏锐精确，思维和情感活动正常，语言流畅、准确、表达能力良好。凡能影响大脑功能活动的疾病，均可引起不同程度的意识改变，称为意识障碍。有意识障碍的评估对象可出现兴奋不安、思维紊乱、语言表达能力减退或失常、情感活动异常、无意识动作增加等。根据意识障碍的程度可将其分为嗜睡、意识模糊、谵妄、昏睡，以及昏迷，详见第四章第十六节。

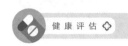

七　面容与表情

面容（facial features）是指面部呈现的状态；表情（expression）是在面部或姿态上思想感情的表现。健康人表情自然，神态安逸。患病后因病痛困扰，常出现痛苦、忧虑或疲惫的面容与表情。某些疾病发展到一定程度时，尚可出现特征性的面容与表情。通过视诊即可确定评估对象的面容和表情。临床上常见的典型面容改变有以下几种。

（一）急性病容

急性病容（acute diease facies）表现为面色潮红，兴奋不安，鼻翼扇动，口唇疱疹，表情痛苦，多见于急性感染性疾病，如肺炎球菌肺炎、疟疾、流行性脑脊髓膜炎等。

（二）慢性病容

慢性病容（chronic disease facies）表现为面容憔悴，面色晦暗或苍白无华，目光暗淡，见于慢性消耗性疾病，如恶性肿瘤、肝硬化、严重结核病等。

（三）贫血面容

贫血面容（anemic facies）表现为面色苍白，唇舌色淡，表情疲惫，见于各种原因所致的贫血。

（四）肝病面容

肝病面容（hepatic facies）表现为面色晦暗，额部、鼻背、双颊有褐色色素沉着。见于慢性肝脏疾病。

（五）肾病面容

肾病面容（nephrotic facies）表现为面色苍白，眼睑、颜面水肿，舌色淡、舌缘有齿痕，见于慢性肾脏疾病。

（六）甲状腺功能亢进面容

甲状腺功能亢进面容（hyperthyroidism facies）表现为面容惊愕，眼裂增宽，眼球突出，目光炯炯，兴奋不安，烦躁易怒，见于甲状腺功能亢进症［图5-10(a)］。

（七）黏液性水肿面容

黏液性水肿面容（myxedema facies）表现为面色苍黄，颜面水肿，睑厚面宽，目光呆滞，反应迟钝，眉毛、头发（hair）稀疏，舌色淡、肥大，见于甲状腺功能减退症［图5-10(b)］。

（八）二尖瓣面容

二尖瓣面容（mitral facies）表现为面色晦暗，双颊紫红，口唇轻度发绀，见于风湿性心瓣膜病二尖瓣狭窄［图 5-10（c）］。

（九）肢端肥大症面容

肢端肥大症面容（acromegaly facies）表现为头颅增大，面部变长，下颌增大、向前突出，眉弓及两颧隆起，唇舌肥厚，耳鼻增大，见于肢端肥大症［图 5-10（d）］。

（十）伤寒面容

伤寒面容（typhoid facies）表现为表情淡漠，反应迟钝呈无欲状态，见于肠伤寒、脑脊髓膜炎、脑炎等。

（十一）苦笑面容

苦笑面容（sardonic facies）表现为牙关紧闭，面肌痉挛，呈苦笑状，见于破伤风。

（十二）满月面容

满月面容（moon facies）表现为脸圆如满月，皮肤发红，常伴痤疮和胡须生长，见于库欣综合征及长期应用糖皮质激素者［图 5-10（e）］。

（十三）面具面容

面具面容（masked facies）表现为面部呆板无表情，似面具样，见于震颤性麻痹、脑炎。

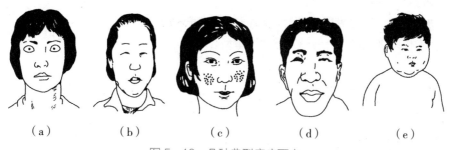

（a） （b） （c） （d） （e）

图 5-10 几种典型疾病面容

（a）甲状腺功能亢进面容；（b）黏液性水肿面容；（c）二尖瓣面容；（d）肢端肥大症面容；（e）满月面容

 **体位**

体位（position）是指评估对象身体所处的状态。常见的体位有以下几种。

（一）自主体位

自主体位（active position）表现为身体活动自如，不受限制，见于正常人、轻症和疾病早期。

（二）被动体位

被动体位（passive position）表现为不能自己调整或变换身体的位置，见于极度衰竭或意识丧失者。

（三）强迫体位

强迫体位（compulsive position）表现为可以调整或变换位置，但为减轻痛苦，被迫采取某种特殊的体位。临床上常见的强迫体位可分为以下几种。

1. 强迫仰卧位

仰卧，双腿蜷曲，借以减轻腹部肌肉的紧张程度，见于急性腹膜炎等。

2. 强迫俯卧位

俯卧位可减轻脊背肌肉的紧张程度，见于脊柱疾病。

3. 强迫侧卧位

有胸膜疾病者，多采取患侧卧位，可限制患侧胸廓活动而减轻疼痛和有利于健侧代偿性呼吸，见于一侧胸膜炎和大量胸腔积液。

4. 强迫坐位

强迫坐位亦称端坐呼吸（orthopnea），坐于床沿上，以两手置于膝盖或扶持床边（图5-11）。该体位便于辅助呼吸肌参与呼吸运动，加大膈肌活动度，增加肺通气量，并减少回心血量和减轻心脏负担，见于心、肺功能不全者。

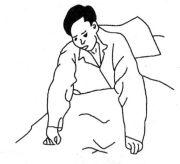

图 5-11　强迫坐位

5. 强迫蹲位

在活动过程中，因呼吸困难和心悸而停止活动并采用蹲踞位或膝胸位以缓解症状，见于先天性发绀型心脏病。

6. 强迫停立位

在步行时，心前区疼痛突然发作，常被迫立刻站住，并以右手按抚心前部位，待症状稍缓解后才继续行走，见于心绞痛。

7. 辗转体位

辗转反侧，坐卧不安，见于胆石症、胆道蛔虫症、肾绞痛等。

8. 角弓反张位

颈及脊背肌肉强直，出现头向后仰，胸腹前凸，背过伸，躯干呈弓形，见于破伤风及小儿脑膜炎。

九　步态

步态（gait）指走动时所表现的姿态。健康人的步态因年龄、机体状态和所受训练的影响而有不同表现，如小儿喜急行或小跑，青壮年矫健快速，老年人则常为小步慢行。当患某些疾病时，可导致步态发生显著改变，并具有一定的特征性症状，有助于疾病的诊断。常见的异常步态有以下几种。

（一）蹒跚步态

蹒跚步态（waddling gait）表现为走路时身体左右摇摆似鸭行，故又称鸭步，见于佝偻病、大骨节病、进行性肌营养不良或先天性双侧髋关节脱位等。

（二）醉酒步态

醉酒步态（drunken gait）表现为行走时躯干重心不稳，步态紊乱、不准确，如醉酒状，见于小脑疾病、酒精及巴比妥中毒。

（三）共济失调步态

共济失调步态（ataxic gait）表现为起步时一脚高抬，骤然垂落，且双目向下注视，两脚间距很宽，以防身体倾斜，闭目时则不能保持平衡，见于脊髓病变。

（四）慌张步态

慌张步态（festinating gait）表现为起步后小步急速趋行，身体前倾，有难以止步之势（图5-12），见于帕金森病。

（五）跨阈步态

由于踝部肌腱、肌肉弛缓，跨阈步态（steppage gait）表现为患足下垂，行走时必须抬高下肢才能起步（图5-13），见于腓总神经麻痹。

（六）剪刀步态

由于双下肢肌张力增高，尤以伸肌和内收肌张力增高明显，剪刀步态（scissors gait）表现为移步时下肢内收过度，两腿交叉呈剪刀状（图5-14），见于脑性瘫痪与截瘫。

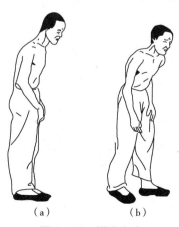

（a）　　　　　（b）

图5-12　慌张步态

（a）小步急速趋行；（b）身体前倾

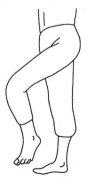

图5-13　跨阈步态

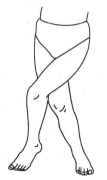

图5-14　剪刀步态

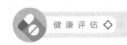

（七）间歇性跛行

间歇性跛行（intermittent claudication）表现为步行中，因下肢突发性酸痛乏力，评估对象被迫停止行进，需稍休息后方能继续行进，见于高血压、动脉硬化。

第三节　皮肤、黏膜及淋巴结评估

 皮肤与黏膜

皮肤与黏膜（skin and mucous membranes）评估一般通过视诊观察，有时需配合触诊。

（一）颜色

皮肤的颜色（skin color）与毛细血管的分布、血液的充盈度、色素量的多少、皮下脂肪的厚薄有关。

1．苍白

皮肤苍白（pallor）可由贫血、末梢毛细血管痉挛或充盈不足所致，如寒冷、惊恐、休克、虚脱，以及主动脉瓣关闭不全等。仅见肢端苍白，可能与肢体动脉痉挛或阻塞有关，如雷诺病、血栓闭塞性脉管炎等。

2．发红

皮肤发红（redness）是由毛细血管扩张充血、血流加速、血量增加，以及红细胞量增多所致。在生理情况下，见于运动、饮酒后；在病理情况下，见于发热性疾病，如肺炎球菌肺炎、肺结核、猩红热、阿托品及一氧化碳中毒等。皮肤持久性发红，见于库欣综合征及真性红细胞增多症。

3．发绀

发绀是皮肤呈青紫色，常出现于口唇、耳郭、面颊及肢端，见于还原血红蛋白增多或异常血红蛋白血症。

4．黄染

皮肤黏膜发黄称为黄染，主要见于黄疸性疾病。除此之外，过多食用胡萝卜等蔬菜，致血中胡萝卜素含量增加，或长期服用带有黄色素的药物，如阿的平等，也可使皮肤发黄。

🔖 **知识链接 5-2**

黄染与黄疸的症状区别

过多食用胡萝卜、南瓜、橘子等，可引起血液中胡萝卜素增高，也可使皮肤黄染。其病

症是：黄染首先出现于手掌、足底、前额及鼻部皮肤，一般不出现巩膜和口腔黏膜黄染，血中胆红素不高，停止食用后，皮肤黄染逐渐消退。

长期服用含有黄色素的药物（如米帕林、呋喃类等）也可引起皮肤黄染。其病症是：黄染首先出现于皮肤，严重者也可出现巩膜黄染，以角巩膜缘处为重，黄色深。而黄疸所致巩膜黄染则相反，近角巩膜缘处黄染轻、黄色淡。

5. 色素沉着

色素沉着（pigmentation）是由表皮基底层的黑色素增多所致的部分或全身皮肤色泽加深。在生理情况下，身体的外露部分，以及乳头、腋窝、外生殖器官、关节、肛门周围等处皮肤色素较深，如果这些部位的色素明显加深，或其他部位出现色素沉着，则提示为病理征象。全身性色素沉着，常见于慢性肾上腺皮质功能减退，其他如肝硬化、晚期肝癌、肢端肥大症、黑热病、疟疾，以及使用某些药物，如砷剂和抗肿瘤药物等，亦可引起不同程度的皮肤色素沉着。妇女妊娠期间，面部、额部可出现棕褐色对称性色素斑，称为妊娠斑；老年人也可出现全身或面部的散在色素斑，称为老年斑。

6. 色素脱失

正常皮肤均含有一定量的色素，当缺乏酪氨酸酶致体内酪氨酸不能转化为多巴胺而形成黑色素时，即可发生色素脱失（depigmentation）。临床上常见的色素脱失有白癜风（vitiligo）、黏膜白斑病（leukoplakia）及白化病（albinismus）。①白癜风：为多形性大小不等的色素脱失斑片，发生后可逐渐扩大，但进展缓慢，无自觉症状，亦不引起生理功能改变。有时偶见于甲状腺功能亢进、肾上腺皮质功能减退及恶性贫血患者。②黏膜白斑病：多表现为圆形或椭圆形色素脱失斑片，面积一般不大，常发生于口腔黏膜及女性外阴部，部分白斑可发生癌变。③白化病：为全身皮肤和毛发色素脱失，属于遗传性疾病，为先天性酪氨酸酶合成障碍所致。

（二）湿度

皮肤湿度（moisture）与汗腺分泌功能有关，出汗多者皮肤比较湿润，出汗少者皮肤比较干燥。在气温高、湿度大的环境中出汗增多是生理的调节功能。在病理情况下，可发生出汗增多或无汗，具有一定的诊断价值。①多汗常见于风湿病、结核病、布氏杆菌病、甲状腺功能亢进、佝偻病、脑炎后遗症等。②夜间睡后出汗称为盗汗，多见于结核病。③手足皮肤发凉而大汗淋漓称为冷汗，见于休克和虚脱的评估对象。④少汗及无汗，多见于维生素A缺乏症、黏液性水肿、硬皮症、尿毒症等。

（三）弹性

皮肤弹性（elasticity）与年龄、营养状态、皮下脂肪及组织间隙所含液体量有关。儿童及青年皮肤紧张富有弹性；中年以后皮肤组织逐渐松弛，弹性减弱；老年皮肤组织萎缩，皮下脂肪减少，弹性减退。评估皮肤弹性时，常选择手背或上臂内侧部位，以拇指和示指将皮肤提起，松手后如皮肤皱褶迅速平复为弹性良好，如皱褶平复缓慢为弹性减弱，后者见于长期消耗性疾病或严重脱水者。

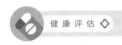

（四）皮疹

皮疹（skin eruption）多为全身性疾病的表现之一。皮疹的种类很多，常见于传染病、皮肤病、药物及其他物质所致的过敏反应等。其出现的规律和形态有一定的特异性，故发现皮疹时，应仔细观察和记录其出现与消失的时间、发展顺序、分布部位、形态大小、颜色及按压是否褪色、平坦或隆起、有无瘙痒及脱屑等。临床上常见皮疹及其特点见表5-3。

表5-3　常见皮疹及其特点

皮疹类型	特　点	临床意义
斑疹（maculae）	局部皮肤发红，一般不凸出皮肤表面	斑疹伤寒、丹毒、风湿性多形性红斑等
丘疹（papules）	局部颜色改变，病灶凸出皮肤表面	药物疹、麻疹及湿疹等
斑丘疹（maculopapule）	在丘疹周围有皮肤发红的底盘	风疹、猩红热和药物疹等
荨麻疹（urticaria）	稍隆起皮肤表面的苍白色或红色的局限性水肿，常伴瘙痒	速发性皮肤变态反应所致，见于各种过敏反应
玫瑰疹（roseola）	鲜红色圆形斑疹，直径2～3 mm，多出现于胸、腹部	伤寒或副伤寒

（五）压疮

压疮（bedsores）又称压力性溃疡，为局部组织长期受压，持续缺血、缺氧所致的皮肤损害，多见于枕部、耳郭、肩胛部、肘部、髋部、骶尾部、膝关节内外侧、内外踝、足跟等身体易受压部位。根据病理改变，分为4期。①淤血红肿期（congestion and swelling stage）：皮肤红肿，有触痛。②炎性浸润期（inflammatory infiltration stage）：红肿扩大、变硬，表面由红转紫，并有水疱形成。③浅表溃疡期（superficial ulcer stage）：水疱逐渐扩大、溃烂，继发感染。④坏死溃疡期（necrotic ulcer stage）：皮肤全层广泛性坏死，并累及肌肉、骨骼和深部组织，可形成窦道。

（六）皮下出血

皮下出血（subcutaneous hemorrhage）根据其直径大小可分为4种类型。①瘀点（petechia）：直径小于2 mm。②紫癜（purpura）：直径3～5 mm。③瘀斑（ecchymosis）：直径5 mm以上。④血肿（hematoma）：片状出血伴皮肤显著隆起。对于较小的瘀点，应注意与红色的皮疹或小红痣进行鉴别。皮下出血且按压后不褪色，常见于出血性疾病、重症感染、某些血管损害性疾病、中毒及外伤等。

（七）蜘蛛痣与肝掌

皮肤小动脉末端分支性扩张所形成的血管痣，形似蜘蛛，称为蜘蛛痣（spider angioma）（图5-15）。多出现于上腔静脉分布的区域内，如面、颈、手背、上臂、前胸和肩背部等处，直径从针帽大小至数厘米不等。评估时，用棉签或火柴杆压迫蜘蛛痣的中心，其辐射状小血管网立即消失，去除压力后又复出现。一般认为蜘蛛痣的出现与肝脏对雌激素的灭活作用减弱有关，常见于急、慢性肝炎或肝硬化。

慢性肝病评估对象手掌大、小鱼际处常发红，加压后褪色，称为肝掌（liver palm）（图 5-16），发生机制与蜘蛛痣相同。

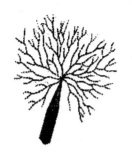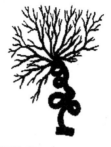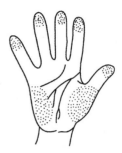

图 5-15　蜘蛛痣　　　　　　　　　　　　图 5-16　肝掌

（八）水肿

皮下组织间隙内液体积聚过多称为水肿。水肿的评估应视诊和触诊相结合，仅凭视诊虽可诊断明显水肿，但不易发现轻度水肿。凹陷性水肿局部受压后可出现凹陷，而黏液性水肿及象皮肿（丝虫病）尽管组织肿胀明显，但受压后并无组织凹陷，为非凹陷性水肿。根据水肿的轻重程度，可分为轻、中、重 3 度。

1. 轻度水肿

轻度水肿表现为仅见于眼睑、眶下软组织、胫骨前、踝部皮下组织，指压后可见组织轻度下陷，平复较快。

2. 中度水肿

中毒水肿表现为全身组织均见明显水肿，指压后可出现明显的或较深的组织下陷，平复缓慢。

3. 重度水肿

重度水肿表现为全身组织严重水肿，身体低位皮肤张紧发亮，甚至有液体渗出。此外，胸腔、腹腔等浆膜腔内可见积液，外阴部亦可见严重水肿。

二　淋巴结

淋巴结（lymph node）分布于全身，一般身体评估仅能评估身体各部表浅的淋巴结。正常情况下，淋巴结较小，直径多在 0.2 ～ 0.5 cm，质地柔软，表面光滑，与毗邻组织无粘连，不易触及，亦无压痛。

（一）浅表淋巴结的分布

浅表淋巴结呈组群分布，一个组群的淋巴结收集一定区域的淋巴液。①耳后、乳突区的淋

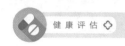

巴结收集头部范围内的淋巴液。②锁骨上窝淋巴结左侧收集食管、胃等部位的淋巴液；右侧收集气管、胸膜、肺等部位的淋巴液。③腋窝淋巴结收集乳腺、躯干上部、胸壁等部位的淋巴液（图5-18）。④腹股沟淋巴结收集下肢及会阴部回流的淋巴液。

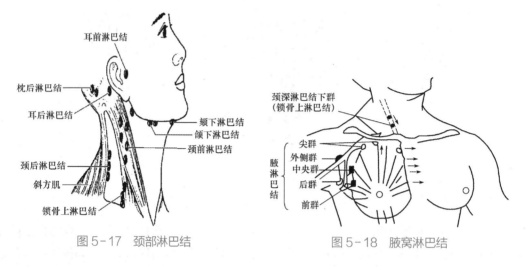

图5-17　颈部淋巴结　　　　　　　　　　　图5-18　腋窝淋巴结

（二）淋巴结评估方法

1. 评估顺序

按一定的顺序进行，以免遗漏。一般评估顺序为：耳前、耳后、乳突区、枕骨下区、颈后三角、颈前三角、锁骨上窝、腋窝、滑车上、腹股沟、腘窝。

2. 评估方法

常用的评估方法是视诊和触诊。视诊时，不仅要注意局部征象（包括皮肤是否隆起，颜色有无变化，有无皮疹、瘢痕、瘘管等），也要注意全身状态。触诊是评估淋巴结的主要方法。评估者将食、中、环3指并拢，其指腹平放于被评估部位的皮肤上进行滑动触诊。①评估颈部淋巴结时，可站在评估对象前面或背后，手指紧贴评估部位，由浅及深进行滑动触诊，嘱评估对象头稍低，或偏向评估者侧，以使皮肤或肌肉松弛，有利于触诊。②评估锁骨上淋巴结时，让评估对象取坐位或卧位，头部稍向前屈，用双手进行触诊，左手触诊右侧，右手触诊左侧，由浅部逐渐触摸至锁骨后深部。③评估腋窝淋巴结时，评估对象前臂稍外展，评估者以右手评估左侧，以左手评估右侧，触诊时由浅及深至腋窝各部。④评估滑车上淋巴结时，以左（右）手扶托评估对象左（右）前臂，以右（左）手向滑车上由浅及深进行触摸（图5-19）。

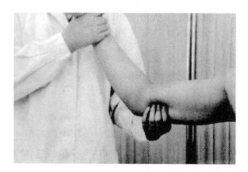

图5-19　滑车上淋巴结触诊

3. 注意事项

发现淋巴结肿大时，应注意其部位、大小、数目、硬度、压痛、活动度、有无粘连，局部皮肤有无红肿、瘢痕、瘘管等。

（三）淋巴结肿大的病因及表现

淋巴结肿大，按其分布，可分为局限性和全身性两种。

1. 局限性淋巴结肿大

（1）非特异性淋巴结炎：由淋巴引流区域的急、慢性炎症所引起，如急性化脓性扁桃体炎、齿龈炎可引起颈部淋巴结肿大。急性炎症初始，肿大的淋巴结柔软、有压痛，表面光滑、无粘连，肿大至一定程度即停止。慢性炎症时，淋巴结较硬，最终淋巴结可缩小或消退。

（2）淋巴结结核：肿大的淋巴结常发生于颈部血管周围，多发性，质地稍硬，大小不等，可相互粘连，或与周围组织粘连，如发生干酪性坏死，则可触及波动感。晚期破溃后形成瘘管，愈合后可形成瘢痕。

（3）恶性肿瘤转移：恶性肿瘤转移所致的肿大的淋巴结，质地坚硬，或有橡皮样感，表面可光滑或突起，与周围组织粘连，不易推动，一般无压痛。胸部肿瘤，如肺癌，可向右侧锁骨上窝或腋窝淋巴结群转移；胃癌、食管癌，多向左侧锁骨上窝淋巴结群转移，这种肿大的淋巴结被称为Virchow淋巴结，常为胃癌、食管癌转移的标志。

2. 全身性淋巴结肿大

肿大的淋巴结遍及全身，大小不等，多无压痛，无粘连，可见于病毒感染，如传染性单核细胞增多症、艾滋病；细菌感染，如布氏杆菌病、血行播散型肺结核、麻风；螺旋体感染，如梅毒；原虫与寄生虫感染，如丝虫病。此外，结缔组织病（如系统性红斑狼疮）、血液系统疾病（如急慢性白血病、淋巴瘤、恶性组织细胞病）均可导致全身淋巴结肿大。

第四节 头面部与颈部评估

头部评估以视诊、触诊为主。头面部器官比较丰富，检查时应按一定的次序以防遗漏。采用自然光线，护理人员在评估时应注意疾病造成的视觉、听觉、嗅觉功能的改变。

一 头发与头皮

头发评估时，应注意颜色、疏密度，以及有无脱发。头发的颜色、曲直及疏密度可因种族、遗传、年龄等因素而互有差异。短期内发生的脱发常因放疗、化疗药所致，停止治疗后可逐渐长出，染发应特别记录；伤寒、甲状腺功能低下也可能导致头发稀疏；脂溢性皮炎则是中年人脱发秃顶的常见原因。

头皮（scalp）评估时，注意有无头皮屑、头癣、疖痈、血肿、外伤及瘢痕等。

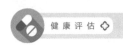

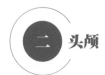 头颅

观察头颅（skull）外形、大小及有无异常运动。通过触诊了解外形、有无压痛和异常隆起。头颅大小及外形常以头围来衡量，测量头围的方法为用软尺自眉间绕到颅后通过枕骨粗隆一周。新生儿头围约34 cm，并随年龄的增长而增加。成人头围可达53 cm，活动自如，自主运动。常见头颅畸形见表5-4。头部不自主颤动，见于震颤麻痹，即帕金森病；与心搏一致的点头运动称为Musset征（点头证），见于主动脉瓣关闭不全。

表5-4 常见头颅畸形的特点及临床意义

头颅畸形类型	特　点	临床意义
小颅（microcephalia）	常伴智力障碍	囟门过早闭合
巨颅（large skull）	头颅增大，颜面很小，头皮静脉充盈，双目下视	脑积水[1]
方颅（squared skull）	前额左右突出，头顶平坦呈方形	佝偻病、先天性梅毒
尖颅（oxycephaly）	头顶尖突高起，造成颜面比例异常	先天性疾患尖颅并指畸形，即Apert综合征
变形颅（deforming skull）	见于中年人，以颅骨增大变形为特征，并伴有长骨骨质增厚与弯曲	变形性骨炎（Paget病）

注：1.巨颅患儿大多数由于颅内压增高，压迫眼球，形成双目下视，巩膜外露，称为"落日现象"。

 头部器官

评估头部器官（organs of head）包括对眼（eye）、耳（ear）、鼻（nose）、口（mouth）的评估。

（一）眼

对眼的评估须依次评估以下部分。

1. 眉毛

正常人眉毛（eyebrows）的稀疏浓密互有差异，通常内侧、中部较浓密，外侧较稀疏。如外1/3的眉毛过于稀疏或脱落，可见于黏液性水肿、席汉综合征。纹眉应特别说明。

2. 眼睑

注意有无睑内翻、上睑下垂、眼睑（eyelids）闭合不全、眼睑水肿等情况。①睑内翻，可见于沙眼，由瘢痕形成使睑缘向内翻转所致。②双侧上睑下垂，见于重症肌无力；单侧上睑下垂，见于动眼神经麻痹。③双侧眼睑闭合不全，见于甲状腺功能亢进；单侧闭合不全，见于面神经麻痹。④眼睑水肿，常见于肾炎、营养不良、血管神经性水肿等。

3. 结膜

评估上睑结膜（conjunctiva）时，嘱评估对象向下看，用食指和拇指捏起上睑中部边缘，轻轻向前下方牵拉，然后拇指将睑缘向上捻转，同时食指轻向下压，即可使上眼睑翻开。动作要轻柔。评估结束时，嘱评估对象向上看，即可复位。评估下眼睑结膜时，嘱评估对象向上看，以食指将下眼睑向下翻开，即可暴露下睑结膜。

结膜分睑结膜、穹隆部结膜和球结膜3部分。评估时应注意结膜有无充血、出血、苍白及瘀点。①结膜充血为结膜炎。②结膜苍白为贫血。③结膜瘀点，常见于感染性心内膜炎及出血性疾病。④球结膜下片状出血，可见于高血压、动脉硬化或抗血小板药物反应。

4. 巩膜

正常巩膜（sclera）为不透明的瓷白色，当血中胆红素明显增高时，即被黄染，称为黄疸。黄疸是肝胆疾病的重要体征。中年以后在内眦部可出现不均匀的黄色斑块，为脂肪沉着所致，应与黄疸相鉴别。

5. 角膜

采用斜照光更易观察角膜（cornea）透明度，有无白斑、云翳及溃疡等。①云翳与白斑位于瞳孔部位，可影响视力。②角膜周围血管增生，见于严重沙眼。③角膜软化，见于婴幼儿营养不良、维生素A缺乏等。④角膜边缘出现黄色或棕褐色环，称为凯-弗环（Kayser-Fleischer ring），为铜代谢障碍所致，见于肝豆状核变性（Wilson病）。⑤角膜边缘及周围出现灰白色混浊环，多见于老年人，又称老年环，是类脂质沉着的结果，无临床意义。

6. 虹膜

正常虹膜（iris）纹理呈放射性排列。纹理模糊或消失，见于炎症、水肿。虹膜形态异常或有裂孔，见于虹膜后粘连、外伤、先天性虹膜缺损等。

7. 眼球

注意观察眼球（eyeball）的外形和运动，有无以下体征。①眼球突出：双侧眼球突出，见于甲状腺功能亢进；单侧眼球突出，见于局部炎症或眶内占位性病变。②眼球下陷：双侧眼球下陷，多见于严重脱水或慢性消耗性疾病；单侧眼球下陷，见于Horner综合征。③眼球运动：检查者将食指置于评估对象眼前30～40 cm处，嘱评估对象固定头部，眼球随检查者食指所指方向移动，按左、左上、左下、右、右上、右下6个方向的顺序进行。当动眼神经、滑车神经、外展神经麻痹时，会引起造成眼球运动障碍伴复视。由支配眼肌运动的神经麻痹所产生的斜视，称为麻痹性斜视，多由脑炎、脑膜炎、脑脓肿、脑血管病变引起。眼球震颤是指眼球有规律地快速往返运动，自发的眼球震颤见于耳源性眩晕或小脑疾患。

📎 知识链接 5-3

甲状腺功能亢进眼征

甲状腺功能亢进症患者除眼球突出外，还常伴有以下眼征。①Graefe征：眼球下转时，上睑不能相应下垂。②Stellwag征：瞬目减少。③Mobius征：表现为集合运动减弱，即目标由远处移近眼球时，两侧眼球不能适度内聚。④Joffroy症：上视时，无额纹出现。

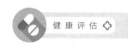

8. 瞳孔

（1）大小、形状：正常人两侧瞳孔（pupil）等大、圆形。自然光线下，成人瞳孔直径为 3 ~ 4 mm，婴幼儿及老年人稍小，青少年瞳孔较大。病理情况下，瞳孔缩小，常见于有机磷农药中毒、吗啡、氯丙嗪等药物反应。瞳孔散大，常见于青光眼、阿托品药物反应等。双侧瞳孔大小不等，见于脑外伤、脑疝等。青光眼或眼内肿瘤时，可呈椭圆形；虹膜粘连时，形状可不规则。

（2）对光反射（light reflex）：检查时评估对象正视前方，评估者用手电光突然迅速照射一侧瞳孔，该侧瞳孔立即缩小，移开光源后瞳孔迅速复原，称为直接对光反射，另一侧瞳孔同时发生相同的动态变化，称间接对光反射。评估间接对光反射时，为避免光线照射至另一侧，应以一手置于两眼之间加以遮挡。瞳孔对光反射以迅速、迟钝、消失加以评价。对光反射迟钝或消失，多见于昏迷评估对象。两侧瞳孔散大并伴对光反射消失，为濒死的表现。

（3）调节与集合反射（accommodation and convergence reflex）：嘱受评估者注视 1 m 外的目标，然后将目标迅速移近距眼球约 20 cm 处，正常人瞳孔逐渐缩小，称为调节反射；再次将目标由 1 m 外缓慢移向眼球，双侧眼球内聚，同时瞳孔缩小，称为集合反射。评估对象患有甲状腺功能亢进症时，集合反射明显减弱；动眼神经功能受损时，集合反射消失。

9. 视力

视力分为远视力和近视力，一般评估远视力，嘱评估对象立于视力表前 5 m 处，能看清"1.0"行视标者为正常视力。测试近视力用近视视力表，在距视力表 33 cm 处，能看清"1.0"行视标者为正常视力。若视力达不到正常，通过凹透镜可矫正者为近视，凸透镜可矫正者为远视。

（二）耳

1. 耳郭

注意耳郭（auricle）有无畸形、瘢痕及结节。耳郭有结节，且碰触疼痛，可能是痛风，为尿酸钠沉积所致。耳郭红肿、牵拉疼痛，提示炎症。

2. 外耳道

①外耳道（external auditory canal）脓性分泌物，见于中耳炎。②局部红肿及牵拉痛，为疖肿表现。③外伤后外耳道有血液或脑脊液流出，提示颅底骨折。

3. 乳突

外壳由骨密质组成，内腔为大小不等的骨松质小房，乳突（mastoid）内腔与中耳道相通。化脓性中耳炎引流不畅时，可蔓延到乳突引起乳突炎，此时耳郭后方皮肤可有红肿，乳突有明显压痛；严重时，可继发耳源性脑脓肿或脑膜炎。

4. 听力

评估听力（hearing）一般采用粗测法。在静室内，嘱评估对象闭目坐于椅上，用手指堵塞一侧耳道，评估者手持机械手表或以捻指声自 1 m 以外逐渐移向评估对象耳部，评估对象听到时即示意。正常听力者在 1 m 处即可听到表声或捻指声。听力的精确测定则由专科医生进行。听力减退，可见于先天性听力下降、感染后听力下降、听神经损伤或梅尼埃病等。

（三）鼻

1. 外形

评估时，注意鼻外形和皮肤颜色。①鼻腔部分或完全阻塞，鼻梁宽平，称蛙状鼻，见于鼻息肉。②鼻梁塌陷称马鞍鼻，见于鼻骨骨折、先天性梅毒或麻风。③鼻梁部皮肤出现红色斑块，高出皮面，并向两侧面颊部蔓延呈蝴蝶形，见于系统性红斑狼疮。④鼻部及两侧颊部出现色素沉着，可见于肝病、妊娠妇女，也可见于正常人。

2. 鼻翼扇动

吸气时鼻孔开大，呼气时回缩，称鼻翼扇动（nasal ale flap），此为呼吸困难的表现，常见于大叶性肺炎、支气管哮喘、心源性哮喘发作等。

3. 鼻出血

鼻出血（epistaxis）多为单侧，见于外伤、局部血管损伤、鼻咽癌等；双侧出血多因全身性疾病所致，如血液病、高血压等。

4. 鼻腔黏膜、分泌物及呼吸通畅性

注意鼻腔有无充血、肿胀及异常分泌物。评估鼻呼吸通畅性时，可按住一侧鼻孔，让评估对象闭口呼吸。正常人两侧呼吸通畅。若通气不畅，见于鼻中隔重度偏曲、鼻炎及鼻黏膜肿胀等。

5. 鼻窦

鼻窦（nasal sinus）为鼻腔周围含气的骨质空腔，共4对，即上颌窦、额窦、筛窦、蝶窦（图5-20），均有窦口与鼻腔相通，引流不畅时易发生鼻窦炎，表现为鼻塞、流涕、头痛和鼻窦压痛。①评估额窦时，评估者双手拇指置于颧骨内下缘，向后向上按压，其余4指固定在头颅颞侧作为支点。②评估上颌窦时，双手拇指置于鼻侧颧骨下缘，向后向上按压，其余4指固定在两侧耳后。③评估筛窦时，双手固定在两侧耳后，双手拇指置于鼻根部与眼内眦之间向后方按压。④蝶窦位置较深，不能在体表进行评估。

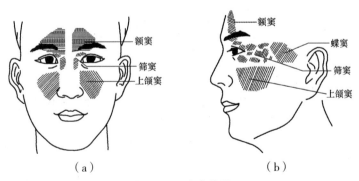

（a） （b）

图5-20 鼻窦位置

（a）正面图；（b）侧面图

（四）口

口的评估依次由外向内进行，内容包括口唇、口腔黏膜（oral mucosa）、牙齿（teeth）和牙龈（gums）、舌（tongue）、咽部、口腔气味、腮腺（parotid）等。

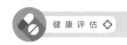

1．口唇

评估时，注意口唇颜色，有无干裂、疱疹及口角糜烂等。健康人口唇红润有光泽。①口唇苍白，见于贫血、虚脱；口唇发绀，为血液中还原血红蛋白增多所致，见于心肺功能不全。②口唇干裂，见于严重脱水。③唇周疱疹，常见于大叶性肺炎、流行性脑脊髓膜炎等急性感染性疾病，多为单纯性疱疹病毒感染所致。④口角糜烂，见于核黄素缺乏；口角歪斜，见于面神经瘫痪或急性脑血管疾病。⑤口唇呈樱桃红，见于一氧化碳中毒。

2．口腔黏膜

评估时，注意口腔黏膜颜色，有无出血点、溃疡及真菌感染。正常口腔黏膜光洁呈粉红色。①出现蓝黑色色素沉着斑片，可见于肾上腺皮质功能减退症。②黏膜淤点或淤斑，见于各种出血性疾病等。若在相当于第二磨牙的颊黏膜处出现帽针头大小白色斑点，周围有红晕，称为麻疹黏膜斑（Koplik斑），为麻疹的早期特征。③黏膜溃疡、伴红痛，多为复发性口腔炎。④出现不规则的白色凝乳块状物，称为鹅口疮（thrush），为白色念珠菌感染所致，多见于重病衰弱者或长期使用广谱抗生素和抗肿瘤药物后。

3．牙齿

评估时，注意有无龋齿、缺齿、义齿或残根等。正常牙齿呈瓷白色。黄褐色牙称为斑釉牙，为长期饮用含氟量较高的水所致。儿童长期服用四环素也可使牙齿变黄，称为四环素牙。如中切牙切缘呈月牙形凹陷且牙间隙分离过宽，称为Hutchinson牙，为先天性梅毒的重要体征之一；单纯牙间隙过宽见于肢端肥大症。有牙齿疾患时，可按下列方式标明部位，如图5-21所示。如右下第一磨牙为龋齿，则记录为$\overline{6|}$龋齿。

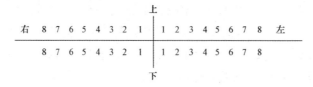

图5-21　牙列

注：1为中切牙，2为侧切牙，3为尖牙，4为第一前磨牙，
5为第二前磨牙，6为第一磨牙，7为第二磨牙，8为第三磨牙

4．牙龈

评估时，注意牙龈颜色，有无肿胀、溢脓及出血等。正常牙龈呈粉红色，质地坚韧，与牙颈部紧密贴合，压迫后无出血及溢脓。牙龈肿胀、溢脓，见于慢性牙周炎。牙龈出血，见于牙石、维生素C缺乏、血液系统疾病等。牙龈游离缘出现的蓝灰色点线称为铅线，是铅中毒的特征。

5．舌

评估时，注意观察舌质颜色、舌苔厚薄、舌体大小及舌的运动状态等。正常人舌质红润，舌苔薄白，舌活动自如，伸舌居中。①舌苔发紫，见于心肺功能不全，尤其是肺源性心脏病。②舌面光滑呈粉红色或红色，见于贫血或营养不良。③舌色鲜红伴舌乳头肿胀凸起，似草莓状，称为草莓舌（strawberry tongue），见于猩红热或长期发热者。④舌面干燥，舌体缩小，称为干燥舌，见于严重脱水、阿托品作用或放射治疗后。⑤伸舌有细微震颤，见于甲状腺功能亢进；偏斜，见于舌下神经麻痹。

6. 咽部

咽部分为鼻咽、口咽及喉咽3部分。评估时，主要评估口咽部。嘱评估对象坐于椅上，头稍后仰，张口发"啊"时，评估者用压舌板于舌前2/3与舌后1/3交界处迅速下压。此时，软腭上抬，在照明的配合下，即可见软腭、腭垂、扁桃体、咽后壁等组织。注意观察黏膜颜色，有无充血、肿胀及分泌物，扁桃体有无肿大等。咽炎时，黏膜充血水肿，可有分泌物。扁桃体肿大发炎时，常见扁桃体隐窝内有黄白色分泌物，或渗出物形成苔状假膜。扁桃体肿大一般分为3度：不超过咽腭弓者为Ⅰ度；超过咽腭弓，但未达咽后壁中线者为Ⅱ度；达到或超过咽后壁中线者为Ⅲ度（图5-22）。

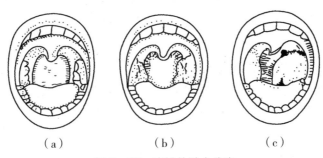

图 5-22　扁桃体肿大分度

（a）Ⅰ度扁桃体肿大；（b）Ⅱ度扁桃体肿大；（c）Ⅲ度扁桃体肿大

7. 口腔气味

健康人口腔无特殊气味。如有特殊难闻的气味，称为口臭，可由口腔局部或全身性疾病引起。如牙龈炎、龋齿、牙周炎可产生口臭；牙槽脓肿为腥臭味；牙龈出血为血腥味。抽烟者可闻及烟味，糖尿病酮症酸中毒者有烂苹果味，尿毒症者有尿味，有机磷农药中毒者有大蒜味等。

8. 腮腺

正常人腮腺体薄而软，触诊时不能触及其轮廓。腮腺导管开口位于上颌第二磨牙对面的颊黏膜上。评估时，注意腮腺有无肿大，导管开口有无红肿及分泌物。腮腺肿大时，可见以耳垂为中心的隆起，并可触及边缘不清的包块。患急性流行性腮腺炎时，腮腺迅速肿胀压痛，常迅速累及对侧；患腮腺混合瘤时，呈结节状增生，边界清，可移动。

四　颈部

（一）颈部外形与运动

颈部（neck）评估以视诊、触诊为主，嘱评估对象取坐位，充分暴露颈部及肩部。正常人颈部直立，颈两侧对称、柔软，伸屈转动自如，转头时可见胸锁乳突肌突起。头向一侧偏斜称为斜颈，常见于先天性斜颈，偶为颈肌外伤、瘢痕收缩所致。颈部活动受限伴疼痛者，见于颈肌扭伤、颈椎病变等。颈项强直为脑膜刺激征之一，见于脑膜炎、蛛网膜下腔出血等。

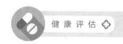

（二）颈部包块

触及包块时，应注意其部位、大小、数目、质地、活动度及其与邻近器官的关系，有无压痛等。颈部包块除甲状腺肿块外，还有良、恶性肿瘤。颈部淋巴结肿大很常见，淋巴结肿大病因及表现详见第五章第三节。

（三）颈部血管

1. 颈静脉怒张

正常人立位或坐位时，颈外静脉不显露；平卧位时稍见充盈，但限于锁骨上缘至下颌角距离的下 2/3 内。若取 30°～45° 半卧位时，颈静脉充盈超过正常水平，称为颈静脉怒张（distention of jugular vein），提示静脉压增高，见于右心衰竭、心包积液及上腔静脉综合征等。

2. 颈动脉搏动

正常人安静状态下不易看到颈动脉搏动（carotid pulse），但可触及；剧烈活动心搏出量增加时，可见微弱搏动。若在静息状态下见到明显的颈动脉搏动，提示脉压增大，常见于主动脉瓣关闭不全、收缩期高血压及甲状腺功能亢进、严重贫血等。

3. 颈静脉搏动

正常情况下不会出现颈静脉搏动（jugular pulse），仅在三尖瓣关闭不全伴颈静脉怒张时，才可见到颈静脉搏动。

4. 颈部血管杂音

颈部血管杂音（neck vascular accentuated）情形有以下几种。①在两侧颈部大血管区若听到吹风样收缩期血管杂音，可考虑颈动脉或椎动脉狭窄，多由大动脉炎或动脉硬化所致。②若在锁骨上窝听到杂音，可能为锁骨下动脉狭窄。

（四）甲状腺

甲状腺（thyroid）位于甲状软骨下方及环状软骨两侧（图 5-23），正常为 15～25 g，表面光滑，柔软而不易触及，在做吞咽动作时可随吞咽动作上下移动。评估甲状腺主要用触诊、视诊，凡能看到或触及甲状腺均提示甲状腺肿大。对甲状腺明显肿大者，还须进行听诊。

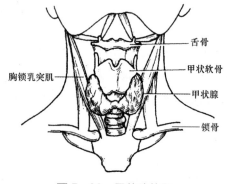

图 5-23　甲状腺位置

（1）视诊：主要观察甲状腺的大小及对称性。正常人甲状腺外观不突出，女性在青春发育期可略增大。评估时，嘱评估对象取坐位，做吞咽动作，肿大的甲状腺可随吞咽动作上下移动。为便于观察，也可嘱评估对象双手放于枕后，头稍后仰更易观察。

（2）触诊：是评估甲状腺的主要方法，较视诊更容易明确甲状腺的大小、轮廓及质地，有助于病变性质的判断。通常有 2 种触诊方法。①评估者立于评估对象前面，拇指和其他手指放在甲状软骨两侧进行触摸。当触及肿大的

甲状腺的检查

甲状腺时，嘱评估对象做吞咽动作，使肿大的甲状腺上下移动［图5-24（a）］。②评估者立于评估对象背后，评估对象坐于椅上，评估者双手拇指置于评估对象颈后，其余4指放在甲状软骨两侧进行触摸［图5-24（b）］。

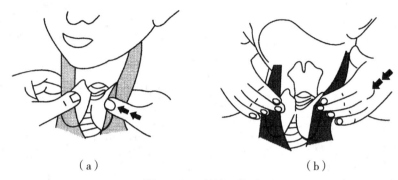

（a）　　　　　　　　　　（b）

图5-24　触诊甲状腺

（a）前面触诊甲状腺；（b）后面触诊甲状腺

触及肿大的甲状腺时，应注意其大小、质地、表面是否光滑及有无震颤和压痛等。甲状腺肿大可分为3度：不能看出肿大但能触及者为Ⅰ度；既能看到肿大又能触及，但在胸锁乳突肌以内者为Ⅱ度；超过胸锁乳突肌外缘者为Ⅲ度。甲状腺肿大常见于甲状腺功能亢进、甲状腺炎、单纯性甲状腺肿及甲状腺肿瘤等。

🔗 知识链接5-4

甲状腺听诊

当触及肿大的甲状腺时，尤其甲状腺为弥漫性肿大时，应以钟型体件在肿大的甲状腺上进行听诊。对于甲状腺功能亢进者，可闻及连续性血管杂音，为血管增生、增粗、血流加速的结果。

（五）气管

正常人气管（bronchus）位于颈前正中。评估时，嘱评估对象取坐位或仰卧位，将右手食指与环指分置于两侧胸锁关节上，将中指置于气管上，轻压触摸，观察中指与两侧的食指和环指间的距离是否相等。正常人两侧距离相等，提示气管居中。若距离明显不等，则提示气管移位。一侧大量胸腔积液、积气（气胸）等，可将气管推向健侧；一侧肺不张、胸膜粘连等，可将气管拉向患侧。

第五节　胸 部 评 估

胸部是指颈部以下、腹部以上的区域。胸部评估是身体评估的重要部分之一，应在安静、温暖、光线充足的环境下进行，评估对象应充分暴露胸部，按需要采取坐位或卧位。

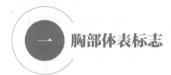

一 胸部体表标志

胸部体表标志（chest surface symbol）可用来标记正常胸廓内脏器官的位置和轮廓、异常体征的位置和范围等（图5-25）。

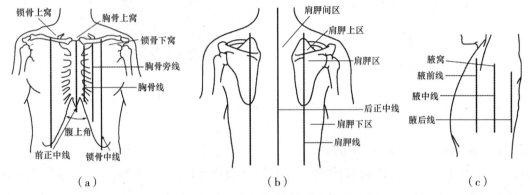

图5-25 胸部体表标志线与分区

（a）正面；（b）背面；（c）侧面

胸部的体表标志

（一）胸部自然标志

1. 骨骼标志

（1）胸骨角（sternal angle）：由胸骨柄与胸骨体连接处向前突起而成，两侧分别与左右第2肋软骨相连接，为前胸壁计数肋骨和肋间隙的重要标志。其水平相当于左、右主支气管分叉部、心房上缘、上下纵隔交界处及第5胸椎水平。

（2）剑突（xiphoid process）：胸骨体下端的突起部分，呈三角形。正常人剑突的长短有较大差异。

（3）腹上角（epigastric angle）：左右肋弓在胸骨下端会合所形成的夹角，又称胸骨下角（infrasternal angle）。正常为70°～110°，瘦长体型者较锐，矮胖体型者较钝，深吸气时可稍增宽，其后为肝左叶、胃及胰的所在区域。

（4）肋骨（rib）与肋间隙（intercostal space）：肋骨共12对，除第1肋骨因与锁骨重叠，常不能触及外，余肋均可在胸壁上触及。两肋之间的间隙，称为肋间隙。第1肋下面的间隙为第1肋间隙，第2肋下面的间隙为第2肋间隙，余者依此类推。

（5）脊柱棘突（spinous process）：后正中线的标志。以第7颈椎棘突最为突出，其下即为第1胸椎，常以此处作为计数胸椎的标志。

（6）肩胛骨（scapula）：肩胛骨呈三角形，位于后胸壁第2～8肋骨之间，肩胛冈及其肩峰端均易触及，其下部尖端称为肩胛骨下角。取直立位，两上肢自然下垂时，肩胛骨下角相当于第7或第8肋水平或第8胸椎水平，可作为后胸部计数肋的标志。

（7）肋脊角（costal spinal angle）：第12肋骨与脊柱所构成的夹角，其前方为肾和输尿管上端所在区域。

2．自然隐窝和解剖区域

（1）胸骨上窝（suprasternal fossa）：胸骨柄上方的凹陷，气管位于其后正中。

（2）锁骨上窝（supraclavicular fossa）：左、右锁骨上方的凹陷，相当于左、右肺尖的上方。

（3）腋窝（axiuary fossa）：上肢内侧与胸壁相连的凹陷。

（4）肩胛上区（suprascapular region）：肩胛冈上方区域，其外上方为斜方肌上缘。

（5）肩胛下区（infrascapular region）：两肩胛下角连线至第12胸椎水平线之间的区域，以后正中线为界，分为左、右两部分。

（6）肩胛间区（interscapular region）：为两肩胛骨内缘之间的区域，后正中线将其分为左、右两部分。

（二）胸部的人工划线

1．前正中线

前正中线（anterior midline）即胸骨中线，为通过胸骨正中的垂直线。

2．锁骨中线

锁骨中线（midclavicular line）（左、右）为通过左、右锁骨的肩峰端与胸骨端两者中点的垂直线。

3．腋前线

腋前线（anterior axillary line）（左、右）为通过腋窝前皱襞沿前胸壁向下的垂直线。

4．腋后线

腋后线（posterior axillary line）（左、右）为通过腋窝后皱襞沿后侧胸壁向下的垂直线。

5．腋中线

腋中线（midaxillary line）（左、右）为自左、右腋窝顶端于腋前线和腋后线之间中点向下的垂直线。

6．后正中线

后正中线（posterior midline）即脊柱中线，为通过椎骨棘突或沿脊柱正中下行的垂直线。

7．肩胛线

肩胛线（scapular line）（左、右）为双臂自然下垂时通过左、右肩胛下角的垂直线。

 二 胸壁、胸廓及乳房评估

（一）胸壁

通过视诊和触诊，重点评估胸壁（chest wall）的以下内容。

1．静脉

正常胸壁无明显静脉显露。在上腔静脉或下腔静脉梗阻侧肢循环建立时，可以见到充

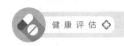

盈或扩张的胸壁静脉，血流方向自上而下，提示为上腔静脉阻塞；反之，则提示为下腔静脉阻塞。

2. 皮下气肿

胸部皮下组织有气体积存时，称为皮下气肿（subcutaneous emphysema）。用手按压气肿部位，可引起气体在组织内移动，产生一种柔软而带弹性的振动感，似捻发感或握雪感。用听诊器体件按压皮下气肿部位，可听到似捻动头发的声音。胸部皮下气肿多由肺、气管或胸膜破裂后，气体自病变部位逸出至皮下所致。

3. 胸壁压痛

正常人胸壁无压痛。肋骨骨折、肋软骨炎等可致受累的胸壁局部出现压痛。骨髓异常增生时，胸骨下端可有明显的压痛和叩击痛，见于白血病。

（二）胸廓

正常人胸廓（throax）的大小和外形虽有一定差异，但一般呈圆柱形，前后径较左右径短，两者的比例约为1:1.5，双肩在同一水平［图5-26（a）］，小儿和老年人胸廓前后径略小于左右径或相等。某些疾病可引起胸廓外形的改变。

1. 扁平胸

扁平胸（flat chest）表现为胸廓扁平，前后径显著缩小，常短于左右径的一半，见于瘦长体型者，也可见于慢性消耗性疾病，如肺结核、肿瘤晚期患者等。

2. 桶状胸

桶状胸（barrel chest）表现为胸廓前后径增加，与左右径几乎相等，呈圆桶状［图5-26（b）］。肋骨的斜度变小，肋间隙增宽且饱满，腹上角增大。见于严重肺气肿，也可见于正常老年人或矮胖体型者。

3. 佝偻病胸

佝偻病胸（rachitic chest）表现为佝偻病所致的胸廓改变，多见于儿童。佝偻病胸包括漏斗胸（funnel chest）［图5-26（c）］、鸡胸（chicken breast）［图5-26（d）］、佝偻病串珠（rachitic rosary）和肋膈沟（costophrenic sulcus），其特点见表5-5。

表5-5　佝偻病胸类型及特点

佝偻病胸类型	特　点
漏斗胸	胸骨剑突处显著凹陷，呈漏斗状
鸡胸	胸廓的前后径略长于左右径，上下距离较短，胸骨下端前突，前侧胸壁肋骨凹陷
佝偻病串珠	胸骨两侧各肋软骨与肋骨交界处呈球形突起，相连呈串珠状
肋膈沟	下胸部前面的肋骨外翻，沿膈肌附着的部位，胸壁向内凹陷形成沟状带

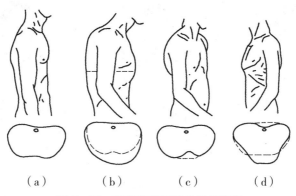

图 5-26 正常胸廓和部分异常胸廓

（a）正常胸；（b）桶状胸；（c）漏斗胸；（d）鸡胸

4．胸廓变形

①胸廓一侧隆起，多见于大量胸腔积液、气胸等。②胸廓一侧平坦或凹陷，多见于肺不张、广泛胸膜增厚或粘连等。③胸廓局部隆起，可见于心脏明显肥大、心包大量积液、主动脉瘤和胸壁或胸内肿瘤。④脊柱畸形所致的胸廓变形，因脊柱前凸、后凸、侧凸畸形，导致胸廓两侧不对称，肋间隙增宽或变窄，使胸腔内器官与胸部体表标志间的关系改变，严重者可引起呼吸、循环功能障碍。常见于脊柱结核、外伤等。

（三）乳房

评估乳房（breast）主要为女性乳房的评估。女性乳房自青春期逐渐增大，呈半球形，乳头呈圆柱形，乳头和乳晕颜色较深。乳房评估时，要求光线充足、环境温暖，评估对象充分暴露两侧乳房，取坐位或仰卧位，先视诊后触诊。为便于描述和记录，以乳头为中心分别做一条水平线和一条垂直线，将乳房分为外上、外下、内下、内上4个象限，在外上象限上部有一突出部分为乳房尾部（图5-27）。

1．视诊

（1）对称性：观察双侧乳房大小、形状及位置是

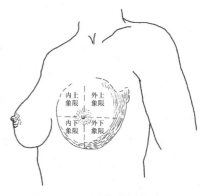

图 5-27 乳房的划线分区

否对称。正常双侧乳房基本对称。一侧明显增大，可见于先天畸形、囊肿、炎症、肿瘤等；一侧明显缩小，则多因发育不全所致。

（2）外观：评估时，可嘱评估对象做各种使胸前肌肉收缩、乳房悬韧带拉紧的上肢运动，如双臂上举过头、两手叉腰、背部后伸等动作（图5-28）。观察乳房皮肤的颜色、有无水肿及局部回缩等。局部皮肤有红、肿、热、痛为乳腺炎表现；乳房皮肤局部回缩，外观呈"橘皮"样是乳腺癌的征象；皮肤回缩可见于外伤或炎症，因局部脂肪坏死，纤维组织增生，造成乳房表层与深层之间悬韧带纤维缩短所致，也可见于恶性肿瘤。

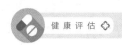
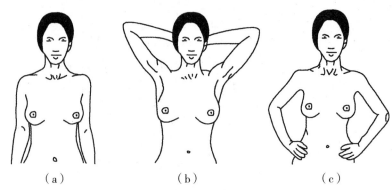

（a）　　　　　　　　（b）　　　　　　　　（c）

图5-28　评估对象的双肢位置

（a）背部后伸；（b）双臂上举过头；（c）两手叉腰

（3）乳头及乳晕：观察乳头的位置、大小、双侧是否对称、有无回缩与分泌物等。自幼发生乳头回缩，多因发育异常；近期发生乳头回缩，则可能为乳腺癌。乳头出现分泌物提示乳腺导管病变，此时应注意分泌物的性质及颜色，血色常见于肿瘤，黄色常见于慢性囊性乳腺炎。

（4）腋窝和锁骨上窝：此区域为乳房淋巴引流最重要的区域。应仔细观察该区域有无红肿、包块、溃疡、瘘管和瘢痕等。

2．触诊

触诊乳房时，先查健侧乳房，后查患侧乳房。评估对象可取坐位或仰卧位。取坐位时，双臂自然下垂，必要时高举过头或双手叉腰。取仰卧位时，在肩下放置一小枕头抬高肩部，手臂置于枕后。触诊时，评估者将食指、中指和环指并拢，平放在乳房上，用指腹轻施压力，以旋转或来回滑动的方式，按照外上象限、外下象限、内下象限、内上象限的顺序，由浅入深进行触诊，最后触诊乳头。注意乳房质地和弹性，有无压痛和包块，以及乳头分泌物等。

（1）质地与弹性：正常乳房呈模糊的颗粒感。触诊的感觉可因女性年龄和生殖周期的不同而有所区别。青年女性皮下脂肪丰满，乳房触之柔软，质地均匀一致；月经期乳房小叶充血，触之有紧张感；哺乳期呈结节感。乳房由乳腺小叶组成，切勿将触及的乳腺小叶误认为是肿块。质地变硬、弹性消失，见于乳房炎症和肿瘤。

（2）压痛：正常女性月经前，乳房可有轻压痛。局部明显压痛，提示有炎症，而乳腺肿瘤很少有压痛。

（3）包块：触及包块时应注意其部位、大小、外形、质地、活动度、有无压痛、与周围组织有无粘连等。乳房触诊时，还应常规检查邻近，如腋窝、锁骨上窝及颈部的淋巴结有无肿大，这些部位常为乳腺炎症或恶性肿瘤扩散和转移的部位。偶尔男性乳房也可发生增生肿大，常见于肝硬化或雌激素药物作用。

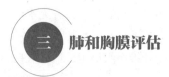 **肺和胸膜评估**

评估肺和胸膜（pulmonary and pleural）时，要求室内温暖安静，评估对象取坐位或仰卧位。

按视、触、叩、听的顺序，依次评估前胸、侧胸及背部，同时注意左右对称部位的比较。

（一）视诊

1.呼吸运动类型

呼吸运动的类型有胸式和腹式两种，以胸廓运动为主的呼吸称为胸式呼吸（thoracic respiration）；以腹部运动为主的呼吸称为腹式呼吸（diaphragmatic respiration）。而实际上，两种类型呼吸均不同程度同时存在，只是女性以胸式呼吸为主，成年男性及儿童以腹式呼吸为主。疾病时，呼吸类型可改变。

（1）腹式呼吸增强、胸式呼吸减弱：如肺炎、肺水肿、胸膜炎或肋骨骨折。

（2）胸式呼吸增强、腹式呼吸减弱：如大量腹水、肝脾极度肿大、巨大腹腔肿瘤、腹膜炎。

（3）膈反常运动：表现为吸气时腹部内陷，呼气时腹部外凸。见于膈神经麻痹。

2.呼吸频率

正常成人静息状态下，呼吸频率（respiration rate）为 16～18 次/min，深度适宜。新生儿呼吸频率为 44 次/min，且随年龄增长而递减。呼吸频率与脉搏频率之比为 1:4。呼吸频率改变如图 5-29 所示。

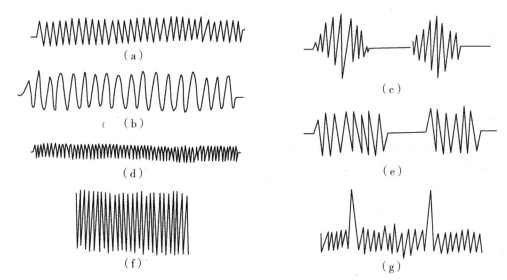

图 5-29 几种呼吸幅度、节律异常示意图

（a）正常；（b）呼吸过缓；（c）潮式呼吸；（d）呼吸浅快；（e）间停呼吸；（f）呼吸深快；（g）叹息样呼吸

（1）呼吸过速（tachypnea）：指呼吸频率超过 24 次/min。常见于发热、贫血、甲亢、心肺功能不全等。一般体温每升高 1 ℃，呼吸大约增加 4 次/min。

（2）呼吸过缓（bradypnea）：指呼吸频率低于 12 次/min。其中，呼吸浅慢见于颅内高压、麻醉剂或镇静剂过量等。

3.呼吸幅度

正常呼吸幅度适中，某些疾病可引起呼吸幅度改变（图 5-29）。

（1）呼吸浅快：呼吸幅度减小，呼吸频率代偿性增加。常见于肺炎、胸膜炎、胸腹腔积液

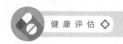

或积气等。

（2）呼吸深快（hyperpnea）：常见于剧烈运动时，因机体需氧量增加，促使肺内气体交换增加所致；亦可见于情绪激动或过度紧张时。严重过度通气可引起呼吸性碱中毒，出现口周及肢端发麻，严重者可出现手足抽搐及呼吸暂停。

（3）呼吸深大：又称Kussmaul呼吸。严重代谢性酸中毒时，机体通过深大呼吸排出二氧化碳以调节细胞外液的酸碱平衡。常见于糖尿病酮症酸中毒、尿毒症酸中毒。

（4）呼吸浅慢：呼吸浅而缓慢。见于休克、昏迷等。

4．呼吸节律

正常成人静息状态下，呼吸节律（respiration rhythm）均匀而整齐。常见的呼吸节律改变有以下几种（图5-29）。

（1）潮式呼吸：又称陈-施（Cheyne-Stokes）呼吸，是呼吸由浅慢逐渐变得深快，再由深快转为浅慢，随后出现一段（5～30 s）的呼吸暂停，再次重复上述变化，周而复始。

（2）间停呼吸：又称毕奥（Biots）呼吸，是在几个规则的呼吸后突然呼吸暂停一段时间，又开始规则呼吸。

上述两种周期性的呼吸节律异常多见于中枢神经系统疾病，如脑炎、脑膜炎、颅内压升高及某些中毒，但间停呼吸更为严重，多为临终前表现。其机制为：呼吸中枢的兴奋性降低，使呼吸调节反馈系统失常，只有严重缺氧和二氧化碳潴留达一定程度后，才能刺激呼吸中枢使呼吸恢复，二氧化碳潴留因呼吸而得到缓解后，呼吸中枢失去有效的刺激，兴奋性又降低，使呼吸逐渐减慢变浅，乃至暂停。

（3）双吸气呼吸：表现为连续两次吸气，很像哭后的抽泣，故又称抽泣样呼吸，常提示病情严重。见于颅内高压和脑疝前期。

（4）叹息样呼吸：表现为在一段正常呼吸中插入一次深大呼吸，常伴叹息声，多为功能性改变。常见于神经衰竭、精神紧张或抑郁症。

5．呼吸困难

感觉空气不足，呼吸不畅，表现为呼吸费力，伴有呼吸频率、节律及深度异常。呼吸困难的分类详见第四章相关内容。

（二）触诊

1．胸廓扩张度

胸廓扩张度（thoracic expansion）即呼吸时胸廓的活动度。因为胸廓前下部呼吸时活动度最大，评估者应双手置于胸廓前下部对称部位，左右拇指沿肋缘指向剑突，手掌及其余四指伸展置于胸壁两侧，嘱评估对象深呼吸，比较两手的活动度是否一致（图5-30）。正常人胸廓扩张度左右对称。异常情况有：①单侧扩张度降低，见于一侧肺实变、肺不张、胸膜增厚、大量胸腔积液、气

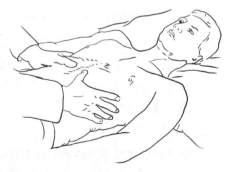

图5-30　胸廓扩张度评估方法

胸等；②双侧扩张度降低，见于双侧肺气肿、双侧胸膜炎或胸膜增厚等；③双侧扩张度均增强，见于发热、代谢性酸中毒等。

2.语音震颤

（1）形成机制：评估对象喉部发出声音时，其声波沿气管、支气管及肺泡，传到胸壁引起共鸣振动，评估者可用手掌触及。根据语音震颤（vocal fremitus）强度变化，可判断胸内病变的性质。

（2）评估方法：评估者将双手掌的掌面或尺侧轻放在左右胸壁的对称部位，嘱评估对象用同等的强度重复发长音"yi"，评估者自上而下，由内向外，先前胸后背部，比较双侧对称部位触觉语音震颤的异同，注意有无局部增强或减弱（图5-31）。

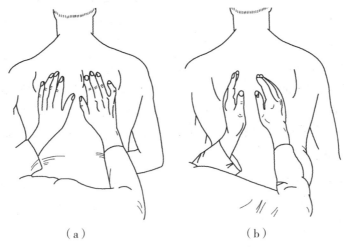

图5-31 语音震颤评估方法

（a）双手平放于受受检处；（b）双手尺侧放于受检处

（3）生理变化：正常人语音震颤的强弱与发音强弱、音调高低、胸壁厚薄，以及支气管至胸壁距离的差异等有关。发音强、音调低、胸壁薄、支气管至胸壁距离近者，语音震颤强，反之则弱。因此，成人较儿童强，男性较女性强，消瘦者较肥胖者强，前胸上部较下部强，右胸上部较左胸上部强，胸骨角附近和肩胛间区最强。左、右对称部位基本相等，评估目的在于发现局限部位的增强或减弱。

（4）语音震颤异常有以下几种情况。①语音震颤增强：主要见于肺组织实变，如大叶性肺炎、肺梗死等，因实变的组织对声波的传导性增强所致；也可见于临近胸膜的大空腔，如肺结核空洞、肺脓肿，因声波可在空腔中引起共鸣所致。②语音震颤减弱或消失：主要见于肺泡含气量增多，如肺气肿；大量胸腔积液或气胸；胸膜高度增厚粘连等。

3.胸膜摩擦感

急性胸膜炎早期或晚期，胸膜表面因有纤维蛋白沉着而变得粗糙，呼吸时脏层胸腔和壁层胸膜相互摩擦而被触知，称为胸膜摩擦感（pleural friction fremitus）。触诊时有皮革相互摩擦的感觉，在胸廓前侧壁下部较易触及，因为此处为呼吸时胸廓活动度最大的区域。

（三）叩诊

1. 叩诊方法

评估对象可取坐位或仰卧位，肌肉放松，做均匀呼吸。肺部的叩诊方法有直接叩诊法和间接叩诊法两种，以后者最为常用。

（1）直接叩诊：评估者将手指并拢，通常为右手，利用腕关节活动，以指尖对胸壁叩击，适于病变范围较大的疾病，如气胸、胸腔积液的叩诊。

（2）间接叩诊：叩诊时，应尽可能利用左右上下对比，区别叩诊音的差异。评估者先叩诊前胸，再叩诊侧胸及背部。①叩诊前胸时，评估对象胸部稍前挺，评估者以叩诊板指平贴肋间隙，并与肋骨平行，由肺尖开始，逐一肋间隙向下叩诊。②叩诊侧胸壁时，评估对象取坐位，上臂抱头，评估者由腋窝开始，逐一肋间隙进行。③叩诊肩胛间区时，叩诊板指应平行于脊柱，至肩胛下区则应与肋骨平行。

2. 影响叩诊音的因素

①胸壁组织增厚：如肌肉发达、乳房较大、肥胖和胸壁水肿等，使叩诊音变浊。②胸廓骨骼支架的改变：如胸廓变形、肋软骨钙化，使叩诊震动向周围扩散的面积增大，叩诊边界较难确定。③肺泡含气量、张力、弹性的改变：如深呼气时，肺泡张力增加，叩诊音调高。

3. 叩诊音的分类

不同部位的胸部叩诊时可以产生清音、过清音、鼓音、浊音及实音等，它们的物理学特征详见第五章第一节相关内容。

4. 胸部正常叩诊音

正常胸部叩诊为清音，其音响强弱和音调高低与肺泡含气量、胸壁厚薄，以及邻近器官的影响等因素有关，在正常情况下，叩诊音存在下列差异：①肺上叶体积较小，含气量较少，加之上胸部肌肉较厚，故前胸上部叩诊音比下部稍浊；②右肺上叶较左肺上叶小，惯用右手者右侧胸部肌肉较厚，故右上肺叩诊音较左上肺稍浊；③背部的肌肉、骨骼层次较多，叩诊音较前胸部稍浊；④右侧腋下部受肝脏影响叩诊音稍浊；⑤左侧3、4肋间处因受心脏影响，叩诊音稍浊；⑥左侧腋前线下方胃泡所在区叩诊呈鼓音（图5-32）。

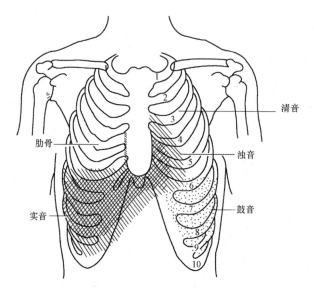

图5-32　正常前胸叩诊音

5．肺界的叩诊

（1）肺前界：正常肺前界相当于心脏的绝对浊音界，右肺前界在胸骨右缘位置，左肺前界在左侧 4 ～ 6 肋间隙距胸骨左缘 1.5 ～ 3.5 cm 处。当心脏扩大、心包积液或纵隔病变时，左右两侧肺前界浊音区扩大；而肺气肿时缩小或消失。

（2）肺下界：评估对象平静呼吸时，用间接叩诊法沿锁骨中线、腋中线、肩胛下线自上而下沿肋间隙叩诊，当清音变为浊音时，可定为肺下界。正常成人肺下界是在锁骨中线、腋中线、肩胛下线的第 6、8、10 肋间，两侧肺下界大致相同。正常成人肺下界因体形发育情况不同稍有差异，如矮胖者可上移一个肋间隙，瘦长者可下移一个肋间隙，妊娠时肺下界可上移。病理情况如下：①肺下界上升，见于肺不张、肺间质纤维化、膈麻痹、腹水、肝脾肿大、腹腔巨大肿瘤；②肺下界下降，见于肺气肿、腹腔内脏下垂。

（3）肺下界移动范围：肺下界移动范围相当于膈肌的移动范围，评估时在已确定肺下界的基础上，嘱评估对象深吸气与深呼气后分别屏住呼吸，再在同一线上自上而下叩出肺下界并做标记。最高点与最低点之间的距离即为肺下界的移动范围，正常值为 6 ～ 8 cm。病理情况下肺下界移动范围变小，见于：①肺组织弹性减退，如肺气肿；②肺组织萎缩，如肺不张、肺纤维化；③肺组织炎症与水肿；④局部胸膜粘连；⑤胸腔大量积液、气胸、胸膜增厚等，叩不出肺下界移动范围。

6．胸部病理性叩诊音

病理性叩诊音的性质与病变性质、范围及部位的深浅有关。一般情况下，距胸部表面 5 cm 以上的深部病灶，直径小于 3 cm 的小病灶，少量胸腔积液或积气时，常不能引起叩诊音的改变，而表浅且范围较大的病变则较易引起叩诊音改变。

（1）浊音或实音：正常清音区出现浊音或实音，常见于肺部含气量减少的病变，如肺炎、肺结核、肺不张等；肺内不含气的占位性病变，如肺肿瘤、未液化的肺脓肿等；胸腔积液、胸膜增厚等。

（2）过清音：常见于肺张力减弱而含气量增多时，如肺气肿。

（3）鼓音：见于肺内空腔性病变，空腔直径大于 3 ～ 4 cm 且靠近胸壁时，如空洞型肺结核、肺脓肿等；气胸时叩诊也可呈鼓音。

（四）听诊

评估对象取坐位或卧位，暴露胸部，微张口做均匀呼吸。听诊顺序同触诊，注意左右对称、上下对比，必要时可在深呼吸或咳嗽后立即听诊。听诊的内容包括正常呼吸音、异常呼吸音、啰音、胸膜摩擦音等。

1．正常呼吸音

呼吸时，气流进出呼吸道及肺泡时，产生湍流，引起振动而发出声音，通过肺组织传至胸壁，可在体表听到，即为呼吸音。正常呼吸音（normal breath sound）可分为支气管呼吸音（brochial breath sound）、肺泡呼吸音（vesicular breath sound）及支气管肺泡呼吸音（bronchovesicular breath sound），见表 5-6 和图 5-33。

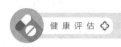
表5-6 正常人肺部三种呼吸音的形成机制、声音特征和听诊部位

项目	支气管呼吸音	肺泡呼吸音	支气管肺泡呼吸音
形成机制	吸入或呼出的气流在声门、气管或主支气管形成湍流所产生的声音	吸气时，气流冲击肺泡壁，使肺泡由松弛变为紧张，呼气时又由紧张变为松弛。肺泡呼吸音就是肺泡的这种弹性变化和气流运动所产生的声音	肺泡呼吸音与支气管呼吸音的混合声音
声音特征	类似将舌根部抬高而呼出的"哈"音，呼气时相比吸气时相长，音响强且音调高	类似将上齿咬下唇吸气时发出的"夫"音，吸气时相比呼气时相长，音响强，音调高	吸气时类似肺泡呼吸音，但音响稍强，音调稍高；呼气时类似支气管呼吸音，但音响稍弱，音调稍低
听诊部位	喉部、胸骨上窝、背部第6、第7颈椎及第1、第2胸椎两侧	除支气管呼吸音和支气管肺泡呼吸音分布部位外，其余均能听到肺泡呼吸音	胸骨角两侧，肩胛间区第3、第4胸椎水平

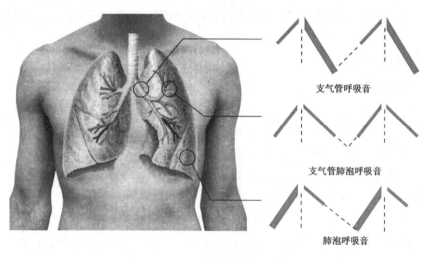

图5-33 三种呼吸音特征示意图

2.异常呼吸音

异常呼吸音又称病理性呼吸音，包括异常支气管呼吸音、异常肺泡呼吸音及异常支气管肺泡呼吸音。

（1）异常肺泡呼吸音包括以下几种。

肺泡呼吸音增强：由呼吸运动及通气功能增强，使进出肺泡的气流量增加或流速加快所致，如运动、发热、贫血、代谢功能亢进、情绪紧张等，可表现为双侧肺泡呼吸音增强。

肺泡呼吸音减弱或消失：由于肺泡通气量减少，气体流速减慢或呼吸音传导障碍所致，可在局部、单侧或双侧肺部出现。常见原因为压迫性肺膨胀不全，如胸腔积液、气胸等；支气管阻塞，如气管肿瘤、支气管狭窄等；胸廓活动受限，如胸壁外伤、肋骨骨折等。

呼气音延长：由下呼吸道部分梗阻、痉挛、狭窄或肺泡弹性回缩力减弱所致。见于支气管哮喘、阻塞性肺气肿等。

（2）异常支气管呼吸音：在正常肺泡呼吸音区域听到支气管呼吸音，即为异常支气管呼吸音，又称管状呼吸音。常见原因：①肺组织实变，因实变的肺组织对音响的传导性好，管状呼吸音很容易传导到体表而被听到，如大叶性肺炎实变期；②肺内大空腔，肺内大空腔与支气管相连，且其周围有炎症浸润时，可听到清晰的支气管呼吸音，常见于肺脓肿或空洞型肺结核。

（3）异常支气管肺泡呼吸音：在正常肺泡呼吸音区域听到支气管肺泡呼吸音，即为异常支气管肺泡呼吸音。常见于：①小范围肺实变组织与正常肺组织共存，如支气管肺炎；②肺实变不全，如肺炎球菌性肺炎的早期与后期；③深部的实变病灶被正常肺组织遮盖，如浸润性肺结核。

3.啰音

啰音（rales）是呼吸音以外的附加音，按其性质不同分为湿啰音（moist rales）和干啰音（rhonchi）两种（图5-34）。

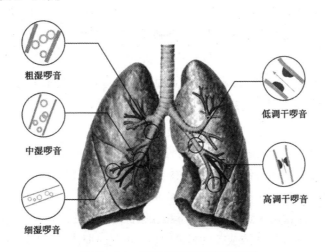

图5-34 干啰音与湿啰音示意图

（1）湿啰音。

发生机制：是由于吸气时气流通过含有稀薄分泌物（渗出液、痰液、血液、黏液等）的气道，形成的水泡破裂所产生的声音，故又称水泡音。

听诊特点：多见于吸气相，以吸气末最清楚，也可见于呼气早期；断续而短暂，一次常连续多个出现；部位较固定，性质不易变化；中、小水泡音可同时存在；咳嗽后可减轻或消失。

分类：①粗湿啰音，又称大水泡音，发生于气管、主支气管或空洞部位，多出现在吸气早期，可见于支气管扩张、肺水肿、结核或肺脓肿空洞、昏迷或濒死者；②中湿啰音，又称中水泡音，发生于中等大小支气管，多出现在吸气中期，常见于支气管炎、支气管肺炎；③细湿啰音，又称小水泡音，发生于小支气管，多在吸气后期出现，常见于细支气管炎、支气管肺炎、肺淤血和肺梗死；④捻发音，一种极细而均匀的湿啰音，类似在耳边用手捻动一束头发发出的声音，常见于细支气管炎和肺泡炎症，如肺淤血肺炎早期。

临床意义：①单侧局部肺部湿啰音，常见于支气管扩张、肺结核或肺炎；②局限于两肺下野的湿啰音，常见于左心功能不全所致的肺淤血、支气管肺炎等；③两肺广泛出现湿啰音，见

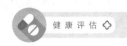

于严重的支气管肺炎、急性肺水肿等（满布两肺的大水泡音是急性肺水肿的特征性体征）；④捻发音见于正常老年人或长期卧床患者，可在肺底听到捻发音，但深呼吸数次或咳嗽后便会消失，一般无临床意义，持续存在者见于肺淤血或肺炎、肺结核的早期。

（2）干啰音。

发生机制：是由于气流通过狭窄或部分阻塞的气道所发出的声音。其病理基础可有：①气管、支气管炎症使管壁黏膜充血、肿胀、分泌物增加；②支气管平滑肌痉挛；③管腔内肿瘤或异物阻塞；④管壁外肿大的淋巴结或肿瘤压迫。

听诊特点：①吸气与呼气均可听到，但以呼气时明显；②持续时间较长；③具有易变性，数量、性质和部位易发生变化。

分类：按音响的性质，可分为低调和高调两种。①低调干啰音，音调较低，似熟睡时的鼾声，又称为鼾音，多发生在气管或主支气管；②高调干啰音，音调高而带音乐性的干啰音，又称哨笛音、哮鸣音，多发生在较小支气管或细支气管。

临床意义：①双侧肺部的干啰音，常见于喘息型支气管炎、支气管哮喘、阻塞性肺气肿及心源性哮喘；②单侧局限性干啰音，常见于肺部肿瘤、支气管内膜结核。

4.语音共振

语音共振（vocal resonance）形成机制、评估方法及临床意义同语音震颤，不同的是语音震颤用触诊，而语音共振是用听诊器听诊所得。

5.胸膜摩擦音

（1）发生机制：正常胸膜表面光滑，且胸膜腔内有少量浆液起润滑作用，故呼吸运动时不产生音响。由于炎症、纤维蛋白渗出使胸膜表面变得粗糙，呼吸时，脏、壁两层胸膜相互摩擦而产生的声音，称胸膜摩擦音（pleural friction sound）。

（2）听诊特点：①很像两手背或两张皮革相互摩擦时听到的声音，粗糙而响亮；②吸气相和呼气相均可听到，一般于吸气末或呼气初最明显，屏气时即消失；③可随体位变动而消失或复现；④当胸腔积液较多使两层胸膜分开时，摩擦音可消失；⑤可在胸膜任何部位出现，但以前下侧胸部最易听到。

（3）常见疾病：常见于纤维素性胸膜炎，偶见于尿毒症、胸膜肿瘤等。

🔗 知识链接 5-5

肺与胸膜常见疾病的主要体征

肺与胸膜常见疾病的主要体征见表5-7。

表5-7　肺与胸膜常见疾病的主要体征

常见疾病	视 诊		触 诊		叩 诊		听 诊	
	胸廓	呼吸运动	气管位置	语音震颤	叩诊音	呼吸音	啰音	语音共振
大叶性肺炎	对称	患侧减弱	正中	患侧增强（实变期）	浊音或实音	支气管呼吸音	湿啰音	患侧增强

续表

常见疾病	视诊		触诊		叩诊		听诊	
	胸廓	呼吸运动	气管位置	语音震颤	叩诊音	呼吸音	啰音	语音共振
肺气肿	桶状	两侧减弱	正中	两侧减弱	过清音	两侧减弱	多无	两侧减弱
肺不张	患侧平坦	患侧减弱	移向患侧	患侧减弱或消失	浊音	患侧减弱或消失	无	患侧减弱或消失
胸腔积液	患侧饱满	患侧减弱或消失	移向健侧	患侧减弱或消失	实音	患侧减弱或消失	无	患侧减弱或消失
气胸	患侧饱满	患侧减弱或消失	移向健侧	患侧减弱或消失	鼓音	患侧减弱或消失	无	患侧减弱或消失

第六节　心脏和周围血管评估

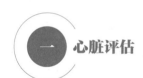

一　心脏评估

　　心脏位于胸腔的纵隔内，在胸骨体和第 2 至第 6 肋软骨后方，第 5 至第 8 胸椎前方，其上方与大血管相连，下方为膈肌，约 2/3 在前正中线左侧，1/3 在右侧。心脏的前表面主要为右心室和右心房，小部分为左心室和左心房；心脏的后表面主要为左心房，小部分为右心房；心脏膈面主要为左心室；左侧面也几乎完全为左心室。

　　做心脏评估（heart assessment）时，评估对象可取仰卧位或坐位，充分暴露胸部，环境应安静、温暖、明亮，光线最好来源于评估对象左侧，评估按视、触、叩、听的顺序进行。

（一）视诊

1. 心前区外形

　　正常人心前区平坦，无异常隆起及凹陷，疾病时心前区可出现异常。

　　（1）心前区隆起：位于胸骨左缘第 3、第 4、第 5 肋间的局限性隆起，见于先天性心脏病及儿童期已患风湿性心瓣膜病的患者，其原因是发育过程中左侧前胸壁受心脏增大的压迫；位于胸骨右缘第二肋间的局部隆起，多为主动脉弓动脉瘤或升主动脉扩张，常伴搏动。

　　（2）心前区饱满：见于大量心包积液的患者。

　　（3）心前区凹陷：胸骨向后移位，见于马方综合征和部分二尖瓣脱垂患者。

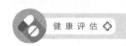

（4）心前区畸形：鸡胸、漏斗胸，常见于佝偻病患儿，详见第五章第五节。

2．心尖冲动

心脏收缩时，心尖冲击心前区左前下方胸壁，使局部肋间软组织向外搏动，称为心尖冲动（apical impulse），正常成人心尖冲动位于左侧第5肋间锁骨中线内0.5～1.0 cm处，搏动范围的直径为2.0～2.5 cm，不超过一个肋间。肥胖、桶状胸及部分老年人心尖冲动可以不明显。

（1）心尖冲动位置的改变。

生理情况：心尖冲动位置可因体型、体位、年龄、呼吸等而有所改变。①超力型心脏呈横位，心尖冲动向外上方移位可达第4肋间；无力型者心脏呈悬垂位，心尖冲动向内下移位可达第6肋间。②仰卧位时横膈升高，心尖冲动的位置稍上移；左侧卧位时，心尖冲动可向左移2～3 cm；右侧卧位时，心尖冲动可向右移1.0～2.5 cm。③小儿横膈位置较高，使心脏呈横位，心尖冲动的位置可在第4肋间左锁骨中线外。

病理情况。①心脏疾患：左心室增大时，心尖冲动向左下移位；右心室增大时，因左心室被推向左后，心尖冲动向左移位。②胸部疾病：一侧胸腔积液或气胸，心尖冲动移向健侧；一侧肺不张或胸膜粘连，心尖冲动移向患侧。脊柱或胸廓畸形时，也可影响心尖冲动位置。③腹部疾患：大量腹水或腹腔巨大肿物，心尖冲动向上移位。

（2）心尖冲动强弱和范围变化。

生理情况：胸壁厚或肋间隙窄者，心尖冲动减弱，搏动范围减小；胸壁薄或肋间隙宽大者，心尖冲动强，范围大。

病理情况：高热、甲状腺功能亢进症、严重贫血时，心尖冲动增强；心肌炎、急性心肌梗死，由于心肌收缩力减弱，心尖冲动减弱；心包积液、左侧胸腔大量积液、气胸或肺气肿时，心尖冲动减弱或消失。

3．心前区其他部位的搏动

①胸骨左缘第2肋间搏动，有时可见于正常青年人，也可见于肺动脉扩张或肺动脉高压患者；②胸骨左缘第2肋间收缩期搏动，多为主动脉弓动脉瘤或升主动脉扩张；③胸骨左缘第3、第4肋间搏动，常见于右心室肥大；④剑突下搏动，见于肺气肿或肺源性心脏病。

（二）触诊

心脏触诊是为了进一步证实视诊所见，并可发现视诊未能发现的体征。通常先以全手掌放在评估对象的心前区进行触诊，为了进一步确定体征的部位，再用手掌尺侧或2～4指指腹进行触诊。

1．心尖冲动

对于确定心尖冲动及心前区其他搏动的位置、强弱和范围，触诊较视诊更准确，特别是当心尖冲动在视诊不能看出时，常须用触诊确定。心尖冲动开始冲击手掌的时间标志着心室收缩期的开始，故可利用心尖冲动的触诊来确定震颤、心音和杂音出现的时期。

2．震颤

触诊时，在心前区感觉到的一种微细的震动，称为震颤（thrill），似猫喘时在其喉部触到的震动，故又称"猫喘"。

（1）发生机制：震颤的发生是血液经口径狭窄处流向宽大部位或循不正常通道流动，产生湍流（旋涡），使心脏瓣膜、心壁或血管壁产生振动，传至胸壁而被触知。震颤的强度与瓣膜狭窄的程度、血流速度及心脏两腔室之间压力差的大小有关。

（2）临床意义：触到震颤相当于发现了病理性心脏杂音，提示有器质性心血管疾病，但听到杂音不一定触到震颤，因为通常低调的杂音，较易产生震颤而被触知，而高调杂音通常不产生震颤，其中有一部分可能属功能性，并非都是心脏病。发现震颤时，应注意其部位、出现时期和临床意义。按震颤出现的时期，可分为收缩期、舒张期和连续性3种。常见的震颤：①在心尖部发现舒张期震颤，提示二尖瓣狭窄；②胸骨右缘第2肋间收缩期震颤，提示主动脉瓣狭窄；③胸骨左缘第2肋间收缩期震颤，提示肺动脉瓣狭窄；④胸骨左缘第3、4肋间收缩期震颤，提示室间隔缺损；⑤胸骨左缘第2肋间连续性震颤，提示动脉导管未闭。

3. 心包摩擦感

当心包发生炎症时，渗出的纤维蛋白沉积使心包膜粗糙。当心脏跳动时，脏层心包和壁层心包摩擦产生粗糙的振动感传至体表被触及，称为心包摩擦感（pericardium friction rub）。于心前区或胸骨左缘第3、第4肋间处最易触及，前倾坐位和呼气末更明显；屏住呼吸时，心包摩擦感仍存在。

（三）叩诊

通过心脏浊音界（cardiac dullness）的叩诊，可确定心脏的大小、形状。心脏浊音界包括相对浊音界与绝对浊音界：前者反映心脏实际大小，呈浊音或相对浊音；后者叩诊更浊（实音），是除去被肺掩盖部分的浊音界（图5-35）。

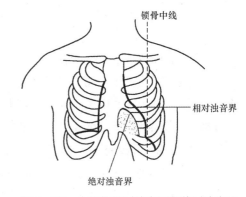

图5-35 心脏的相对浊音界和绝对浊音界

1. 心脏叩诊方法

评估对象如取平卧位，评估者作为叩诊板的手指应与肋间平行；如取坐位，叩诊板的手指应与肋间垂直。叩诊用力均匀，尽可能轻叩。一般先左界后右界，按由外而内、由下而上的顺序依次进行。

（1）相对浊音界：①叩心左界时，从心尖冲动外2～3 cm处由外向内叩，至叩诊音由清音变为相对浊音时，表示已达心脏边界，用笔做一标记，如此逐一肋间向上叩诊至第2肋间；②叩诊心右界时，自肝浊音界的上一肋间（通常为第4肋间）开始，由外向内叩出浊音界，再依次上移至第2肋间。此界为心脏的相对浊音界，它相当于心脏在前胸壁的投影，代表心脏的真正大小和形状。

（2）绝对浊音界：超过相对浊音界，继续向内叩，叩诊音变为实音时，表示已达心脏未被肺遮盖的部分，称为心脏绝对浊音界。通常较相对浊音界小2～3 cm，其临床意义不如相对浊音界大。

2．正常心脏浊音界

正常成人心脏左右相对浊音界与前正中线的平均距离见表5-8。

表5-8 正常心脏相对浊音界

右界/cm	肋　间	左界/cm
2～3	Ⅱ	2～3
2～3	Ⅲ	3.5～4.5
3～4	Ⅳ	5～6
	Ⅴ	7～9

注：正常成人左锁骨中线至前正中线距离为8～10cm。

3．心脏浊音界的各部分组成

心左界第2肋间处相当于肺动脉段，第3肋间为左心耳，第4、5肋间为左心室。心右界自右侧第1肋间向下，依次为上腔静脉、升主动脉，第3肋间以下为右心房。心上界相当于第3肋骨前端下缘水平，心下界除心尖部分为左心室外，均由右心室组成。位于第1、第2肋间隙水平的胸骨部分的浊音区，一般称为心底部浊音区，相当于大血管在胸壁上的投影区。主动脉结与左心缘间的凹陷部分称为心腰部（图5-36）。

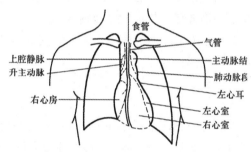

图5-36 心脏浊音界的各部分组成

4．心脏浊音界改变

心脏浊音界的大小、形态、位置可因心脏本身因素或心外因素而发生改变。

（1）心脏因素包括以下几种因素。

左心室增大：心浊音界向左、向下扩大，心腰部由钝角变为近似直角，使心浊音界呈靴形，因其常见于主动脉瓣关闭不全，故称主动脉型心脏，也称"靴形心"（图5-37），亦可见于高血压性心脏病。

右心室增大：轻度增大时，只有绝对浊音界扩大；显著增大时，相对浊音界向左右两侧扩大，由于心脏沿长轴顺时针方向转位，故以向左扩大明显。常见于肺心病、先天性心脏病、房间隔缺损等。

双心室增大：心脏浊音界向两侧扩大，且左界向左下增大，称普大型心脏。常见于扩张型心肌病、风心病联合瓣膜病、全心衰竭等。

左心房与肺动脉段扩大：心腰部饱满或膨出，使心浊音界呈梨形，常见于二尖瓣狭窄，也称二尖瓣型心脏，又称"梨形心"（图5-38）。

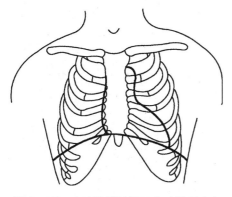

图5-37 主动脉瓣关闭不全（靴形心）

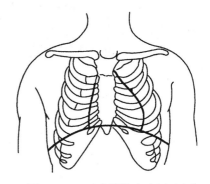

图5-38 二尖瓣狭窄（梨形心）

心包积液：心包积液时，心脏浊音界向两侧扩大，且随体位改变。坐位时，心脏浊音界呈三角烧瓶形，相对浊音界与绝对浊音界几乎相等；仰卧位时，心底部浊音界明显增宽，相对浊音界消失，即由肺的清音突然转为实音，为心包积液的特征（图5-39）。

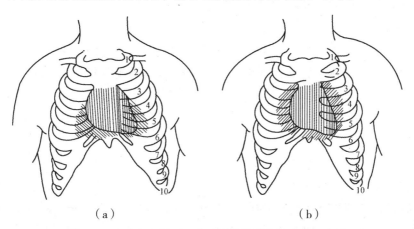

（a） （b）

图5-39 心包积液时，心脏浊音界随体位变化示意图

（a）坐位；（b）俯卧位

（2）心外因素：①肺气肿时，心浊音界缩小或叩不出；②大量胸腔积液或气胸时，患侧心界叩不出，健侧心界向外移位；③腹腔大量积液或巨大肿瘤，使膈肌上抬，心脏呈横位，心脏左右界均可稍扩大。

（四）听诊

听诊是评估心脏的重要方法，也是较难掌握的方法，听诊可以提供较多的具有诊断意义的体征。评估对象取仰卧位或坐位，也可依需要改变体位，做深吸气、深呼气或做适当运动。听诊器的钟型体件适于听低调音响，而膜型体件适于听高调音响，皆应紧贴皮肤，不能隔着衣服进行听诊。

1.心脏瓣膜听诊区

心脏各瓣膜开放或关闭时所产生的音响传至体表最响的部位，称为该瓣膜的听诊区。心脏各瓣膜听诊区与其瓣膜口在胸壁上的投影并不完全一致（图5-40）。

（1）二尖瓣区（mitral valve area，M）：位于心尖部，即左侧第5肋间锁骨中线稍内侧。心脏增大时，心尖冲动移位，心尖冲动最强点即为二尖瓣听诊区。

（2）肺动脉瓣区（pulmonary valve area，P）：在胸骨左缘第2肋间。

（3）主动脉瓣区（aortic valve area，A）：位于胸骨右缘第2肋间。

（4）主动脉瓣第二听诊区（the second aortic valve area，E）：胸骨左缘第3、第4肋间。主动脉瓣关闭不全的舒张期杂音易在此听到。

（5）三尖瓣区（tricuspid valve area，T）：在胸骨左缘第4、第5肋间，即胸骨体下端左缘。

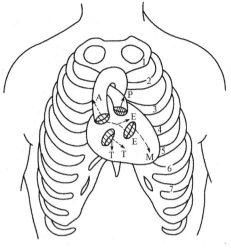

图5-40　心脏各瓣膜听诊区

2. 听诊顺序

为了进行各瓣膜听诊区的全面听诊，应按一定的顺序依次进行。传统的听诊顺序通常按逆钟向顺序，即二尖瓣区→肺动脉瓣区→主动脉瓣区→主动脉瓣第二听诊区→三尖瓣区；也可以按病变易发部位的顺序，即二尖瓣区→主动脉瓣区→主动脉瓣第二听诊区→肺动脉瓣区→三尖瓣区；亦可按自己固定的路线听诊，但应包括以上5个听诊区。发现异常后，尚需向周围部位听诊。

3. 听诊内容

（1）心率（heart rate）：每分钟心搏次数。通常以第一心音为准计数，正常成人心率为60～100次/min，3岁以下儿童多在100次/min以上，老年人偏慢。成人心率>100次/min，婴幼儿心率>150次/min，称为窦性心动过速。成人心率<60次/min称为窦性心动过缓。

（2）心律（cardiac rhythm）：心跳节律。正常人心跳节律规整，部分青年和儿童可出现窦性心律不齐，即吸气时心率增快，呼气时心率减慢，一般无临床意义。临床上最常见的心律失常是期前收缩和心房颤动。

期前收缩（premature contraction）：或称过早搏动（早搏），是在规则心律基础上提前出现的心搏。听诊特点：①心音提前出现，其后有一较长间歇，称为代偿间歇；②提前出现的第一心音增强，第二心音减弱。

根据异位起搏点的不同，期前收缩可分为房性、房室交界性及室性3种类型，其中以室性多见。偶发期前收缩多无重要意义，若期前收缩有规律地出现：①每1个正常搏动后出现1个期前收缩，称二联律；②每一个正常心搏后连续出现2个期前收缩或2个正常心搏后出现1个期前收缩，称三联律。二联律和三联律多为病理性期前收缩，常见于器质性心脏病、洋地黄中毒、低血钾等。

心房颤动（atrial fibrillation）：简称房颤，是临床常见的心律失常之一。听诊特点：①心律绝对不齐；②第一心音强弱绝对不等；③脉搏短绌，即脉率小于心率。房颤常见于二尖瓣狭窄、冠心病和甲状腺功能亢进性心肌病及其他心血管病等。偶尔无病因可寻，称为良性房颤。

（3）心音（heart sound）：正常每次心搏可以产生4个心音，按其出现的先后依次命名为第一心音（first heart sound，S_1）、第二心音（second heart sound，S_2）、第三心音（third heart sound，S_3）和第四心音（fourth heart sound，S_4）。通常正常成人只能听到S_1和S_2，部分儿童和青少年也可听到S_3，S_4一般不易听到，如听到多为病理性。

心音发生机制和听诊特点如下。

第一心音：主要由二尖瓣和三尖瓣关闭时，瓣叶突然紧张引起振动所产生；两心室的收缩及半月瓣开放时的振动也参与了第一心音的形成。第一心音的出现标志着心室收缩期的开始，S_1在心前区各部位均可听到，但以心尖部最强。音调较S_2低，持续时间较S_2长。

第二心音：主要由主动脉瓣和肺动脉瓣关闭时，瓣叶突然紧张引起振动所产生；大血管受血流冲击及房室瓣开放时所产生的振动等均参与了第二心音的形成。第二心音的出现标志着心室舒张期的开始，在心前区各部位均可听到，但以心底部最响。S_2较S_1调高且清脆，持续时间较S_1为短。正常儿童及青少年肺动脉瓣区的第二心音较主动脉瓣区的第二心音强，即$A_2 < P_2$；老年人则相反，即$A_2 > P_2$；中年二者几乎相等，即$A_2 = P_2$。

第三心音：出现在心室舒张早期，由心室快速充盈时，血流冲击心室壁引起室壁（包括腱索与乳头肌）振动所致。音调低，持续时间短，可见于正常儿童、青少年，成年人一般听不到，否则病理性S_3可能性大。

第四心音：出现于心室的舒张末期或收缩期前，它的产生与心房收缩和房室瓣及其相关结构突然紧张和振动有关。音调低、音响弱、持续时间短，通常不能被听到，若能被听到，则为病理性第四心音，或称房性或收缩期前奔马律。

第一心音和第二心音的区别：正确区别第一心音和第二心音是心脏听诊的基础，由此才能确定收缩期和舒张期，以及异常心音出现的时期。第一心音与第二心音的区别见表5-9。

表5-9　第一心音与第二心音的区别

区别项目	第一心音	第二心音
主要机制	二、三尖瓣突然关闭	主、肺动脉瓣突然关闭
意义	标志心室收缩的开始	标志心室舒张的开始
声音特点	音响强、音调低、时限较长	音响弱、音调高、时限较短
听诊部位	心尖部	心底部
与心尖冲动关系	同时出现	之后出现
心音之间距离	S_1与S_2间隔较短	S_2与下一次间隔较长

心音改变分为以下几种情况。

第一心音强度改变：第一心音强弱与心室肌收缩力、心室舒张期充盈度、房室瓣弹性及位置有关。第一心音强度改变的临床意义见表5-10。

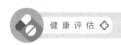

表 5-10　第一心音强度改变的临床意义

S_1 强度改变	临床意义
S_1 增强	①二尖瓣狭窄且瓣膜弹性较好（由于左心室舒张末期充盈量小，二尖瓣位置较低，收缩时间亦相应缩短，左心室内压迅速上升，使低位的二尖瓣关闭速度加快，产生较大振动所致）；②高热、甲状腺功能亢进时（由于心肌收缩力增强及心动过速所致）
S_1 减弱	①二尖瓣关闭不全（由于左心室舒张末期充盈量过大，二尖瓣位置较高，活动度减少所致）；②心肌炎、心肌病、心肌梗死和左心功能衰竭（由于心肌收缩力减弱所致）
S_1 强弱不等	心律失常，如心房颤动、频发性室性期前收缩及Ⅲ度房室传导阻滞

第二心音强度改变：影响第二心音强度的主要因素是主动脉、肺动脉内的压力及动脉瓣情况。第二心音强度改变的临床意义见表 5-11。

表 5-11　第二心音强度改变的临床意义

S_2 强度改变	发生机制	临床意义
主动脉瓣第二心音（A_2）增强	主动脉内压增高所致	高血压、主动脉粥样硬化（带有高调金属撞击音）
肺动脉第二心音（P_2）增强	肺淤血、肺动脉高压所致	二尖瓣狭窄、二尖瓣关闭不全、左心衰竭等
主动脉瓣第二心音（A_2）减弱	主动脉内压降低所致	主动脉瓣狭窄、主动脉瓣关闭不全等
肺动脉瓣第二心音（P_2）减弱	肺动脉内压降低所致	肺动脉瓣狭窄、肺动脉瓣关闭不全等

第一心音、第二心音强度同时改变：其临床意义见表 5-12。

表 5-12　第一心音、第二心音同时改变的临床意义

S_1、S_2 强度同时改变	临床意义
S_1、S_2 同时减弱	①心肌严重受损和循环障碍疾病，如心肌炎、心肌病、心肌梗死、休克等；②心音传导受阻的疾病，如心包积液、左侧胸腔积液、肺气肿等
S_1、S_2 同时增强	贫血、情绪激动等

心音性质改变：当心肌有严重病变时，如大面积急性心肌梗死、重症心肌炎时，第一心音可失去原有低钝特征而与第二心音相似。如伴有心率增快，收缩期与舒张期时间几乎相等，听诊时有如钟摆的"嘀嗒"声，称钟摆律。如心率更快，也可酷似胎儿心音，又称胎心律。

心音分裂（splitting of heart sounds）：在生理情况下，心室收缩时，三尖瓣关闭迟于二尖瓣 0.020 ~ 0.030 s；心室舒张时，肺动脉关闭迟于主动脉瓣 0.026 ~ 0.030 s，一般情况下这种差别人耳不能分辨，听诊时仍为单一的 S_1 和 S_2。在某些情况下这种差别会增大。在听诊时出现一个心音分成两个心音的现象称为心音分裂。第一心音分裂较少见，常见的是第二心音分裂。心音分裂的临床意义见表 5-13。

表5-13　心音分裂的临床意义

心音分裂	临床意义
S₂分裂	①生理性分裂：正常人在深吸气时，因胸腔负压增大，回到右心血量增加，右心室排血时间延长，肺动脉瓣关闭明显迟于主动脉瓣，导致S_2分裂，多见于儿童及青年；②在病理情况下，任何导致右心室排血量过多或排血时间延长，均可出现S_2分裂，如房间隔缺损、二尖瓣狭窄、原发性肺动脉高压、右束支传导阻滞等
S₁分裂	生理情况下，偶见于儿童与青年；病理情况下，常见于右束支传导阻滞

额外心音（extra cardiac sound）：又叫附加心音，是指除正常的两个心音之外，额外出现的病理性附加音。常见的额外心音有奔马律和开瓣音。

奔马律（gallop rhythm）：正常第二心音之后出现的响亮额外心音，在心率增快的基础上，与原有的第一、第二心音共同组成的三音韵律，犹如马奔跑时的马蹄声，故称奔马律。舒张早期奔马律，常在心尖部或胸骨左缘3、4肋间听诊最明显，须与生理性第三心音区别（表5-14）。奔马律是心脏严重受损的表现，常见于心力衰竭。

表5-14　舒张早期奔马律与生理性第三心音的鉴别

鉴别项目	舒张早期奔马律	生理性第三心音
病史	严重器质性心脏病	健康儿童或青少年
心率	多在100次/min以上	正常，小于100次/min
体位影响	不受体位影响	坐位或站立位时消失
时距	3个心音间隔大致相等	第三心音距第二心音较近

开瓣音（opening snap）：也称二尖瓣开放拍击音。在二尖瓣狭窄时，于第二心音之后出现的一个音调较高而清脆的附加音。它的出现不仅有助于二尖瓣狭窄的确诊，而且提示二尖瓣尚有一定弹性，可作为二尖瓣分离术适应证的条件之一。

（4）心脏杂音（cardiac mumur）：是指在心音以外出现的一组不同频率、不同强度、持续时间较长的夹杂声音，它可以与心音完全分开，也可以与心音连续或重叠，甚至完全掩盖心音。

杂音产生的机制：杂音是由于血流速度加快、瓣膜口狭窄或关闭不全、心脏或大血管之间血流通道异常、心腔内有漂浮物等，使血流由正常的层流变为湍流，进而形成漩涡，撞击心壁、瓣膜、腱索或大血管壁，使之振动，从而在相应部位产生声音（图5-41）。

杂音听诊要点：为了解或分析杂音的临床意义，听取杂音时应注意以下几方面。

最响部位：杂音的最响部位因病变部位和血流方向不同而不同。一般来说，杂音最响部位位于某瓣膜听诊区，表明病变就在该瓣膜。如杂音在心尖部最响，提示病变就在二尖瓣；杂音最响点在主动脉瓣区，提示主要为主动脉瓣病变；非瓣膜性心脏病的杂音，也有较为固定的最响部位，如室间隔缺损的杂音，位于胸骨左缘第3、第4肋间。

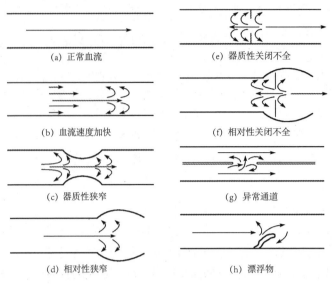

(a) 正常血流　　(e) 器质性关闭不全

(b) 血流速度加快　　(f) 相对性关闭不全

(c) 器质性狭窄　　(g) 异常通道

(d) 相对性狭窄　　(h) 漂浮物

图 5-41　杂音产生的机制

出现的时期：出现在第一心音和第二心音之间的杂音，称为收缩期杂音（systolic murmur，SM）；出现在第二心音与下一个心动周期的第一心音之间的杂音，称为舒张期杂音（diastolic murmur，DM）；连续出现在收缩期和舒张期的杂音，称为连续性杂音（continuous murmur，CM）；收缩期与舒张期均出现杂音但不连续，则称为双期杂音。舒张期和连续性杂音均为器质性杂音，而收缩期杂音有功能性和器质性两种，应注意区分。

杂音性质：由于病变不同，杂音的性质也不一样。按音色区分，可分为吹风样、隆隆样（雷鸣样）、叹气样、机器样、乐音样等。按音调区分，又可分为柔和、粗糙两种。功能性收缩期杂音多为柔和吹风样，器质性杂音较粗糙。二尖瓣听诊区（心尖部）粗糙吹风样收缩期杂音，提示二尖瓣关闭不全；二尖瓣听诊区舒张期隆隆样杂音是二尖瓣狭窄的特征性杂音；主动脉瓣区舒张期叹气样杂音，提示主动脉瓣关闭不全；胸骨左缘第2肋间机器样杂音主要见于动脉导管未闭。

杂音强度：一般来说，狭窄越重、血流速度越快、狭窄口两侧压力差越大，则杂音越强。收缩期杂音强度通常采用Levine 6级分级法，见表 5-15。一般来说，2级及其以下收缩期杂音多为功能性，3级及其以上多为器质性，但仍应结合杂音性质、粗糙程度等来判断是功能性还是器质性。Levine 6级分级法具体描述为 2/6 级收缩期杂音，4/6 级收缩期杂音，即Levine 6级分级法的2级与4级收缩期杂音。对舒张期杂音的分级有人也用此标准，但亦有人只分为轻、中、重三级。

表 5-15　杂音强度分级

级别	响度	听诊特点
1	最轻	微弱，需在安静环境下仔细听诊才能听到
2	轻度	较易听到的弱杂音

级别	响度	听诊特点
3	中度	明显的杂音，较响亮
4	响亮	杂音响亮，常伴有震颤
5	很响	杂音很强，但听诊器离开胸壁即听不到，伴有较强震颤
6	最响	极响亮，震耳，即使听诊器离开胸壁一定距离也能听到，伴有强烈震颤

杂音的传导：杂音常沿着产生杂音的血流方向传导，也可经周围组织向四周扩散。一般说来，杂音越响，传导范围越广，但也有局限于较小范围者。杂音的传导特征有助于判断杂音的来源及其病变性质，如二尖瓣关闭不全产生的收缩期杂音，在心尖部最响，并向左腋下及左肩胛骨下角处传导；而二尖瓣狭窄的舒张期杂音则局限于心尖内侧的较小范围内，无明显传导；主动脉瓣狭窄的收缩期杂音，在主动脉瓣听诊区最响，可向颈部传导。

杂音与体位、运动、呼吸的关系：①体位：改变体位可使某些杂音的强度发生变化，如二尖瓣狭窄的舒张期杂音在左侧卧位更明显，前倾坐位可使主动脉瓣关闭不全的舒张期杂音增强。②呼吸：呼吸影响肺含气量及声音传导，也可影响心脏的位置及左、右心室的排血量，从而影响杂音的强度。吸气时，右心回心血量与排出量增加，源自三尖瓣、肺动脉瓣的杂音增强；呼气时，则源自二尖瓣关闭不全的收缩期杂音增强。③运动：运动时，血流速度加快，心肌收缩力增强，故使杂音增强，如二尖瓣狭窄的舒张期杂音。

杂音的临床评估：当听到心脏杂音时，应区别是功能性的还是器质性的。没有心血管器质性病变情况下产生的杂音称为功能性杂音。几乎所有的舒张期杂音都是器质性的，而收缩期杂音的鉴别见表5-16。器质性杂音的出现表明有器质性心血管疾病，临床常见器质性心脏杂音的特点见表5-17。

表5-16　功能性杂音与器质性杂音的鉴别

鉴别项目	功能性杂音	器质性杂音
产生情况	见于健康人	由疾病引起
部位	二尖瓣或肺动脉瓣听诊区	可见于任何瓣膜听诊区
性质	柔和吹风样	粗糙吹风样
强度	常在Ⅱ级以下	常在Ⅲ级以上
传导	常局限	传导范围较广
易变性	易变化，时有时无	持久存在，变化较小
心脏大小	正常	常有房室增大

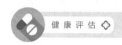

表5-17 临床常见器质性心脏杂音的特点

时　期	病　变	最响部位	性　质	传　导
收缩期	二尖瓣关闭不全	心尖部	吹风样	左腋下
	主动脉瓣狭窄	主动脉瓣听诊区	喷射性	颈部、胸骨上窝
	肺动脉瓣狭窄	肺动脉瓣听诊区	喷射性	上下肋间
	室间隔缺损	胸骨左缘3、4肋间	粗糙吹风样	心前区
舒张期	二尖瓣狭窄	心尖部	隆隆样	无
	主动脉瓣关闭不全	主动脉瓣第二听诊区	叹气样	心尖部
连续性	动脉导管未闭	胸骨左缘第2肋间	机器样	上胸部及肩胛区

（5）心包摩擦音（pericardial friction sound）：其形成机制听诊特点和临床意义如下。①形成机制：心包脏、壁两层因炎症表面变得粗糙，在心脏收缩或舒张时发生摩擦而产生。②听诊特点：声音粗糙，似手指擦耳郭声，与心跳一致，与呼吸无关，可借此与胸膜摩擦音鉴别（表5-18）。以胸骨左缘3、4肋间听诊最响，前倾坐位明显，听诊器体件向胸壁加压可使其增强。③临床意义：常见于风湿性、结核性和化脓性心包炎，以及急性心肌梗死和严重尿毒症的患者，当心包积液增多时，心包摩擦音可减弱或消失。

表5-18 心包摩擦音与胸膜摩擦音的鉴别

鉴别项目	心包摩擦音	胸膜摩擦音
与心脏活动的关系	与心跳一致	与呼吸一致
与呼吸的关系	屏气时不消失	屏气时消失
最响的部位	胸骨左缘3、4肋间	胸廓下部沿腋中线第5至第7肋间

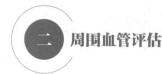 **周围血管评估**

（一）脉搏

脉搏评估主要是触诊浅表动脉，最常评估的是桡动脉，特殊情况下触诊股动脉、足背动脉及颈动脉等。

1．评估方法

①通常用食指、中指、环指的指腹置于桡动脉上进行触诊。②注意对比两侧动脉的强弱及出现时间。③必要时进行上下肢脉搏的对比评估。

2．评估内容

评估内容包括脉率、脉律、强弱或大小、波形。

（1）脉率（pulse speed）：每分钟脉搏的次数。脉律的生理和病理变化及其意义与心率基本一致。①正常成人脉率为 60 ~ 100 次 /min，进食后、劳动、情绪激动时，脉率可增快，休息或睡眠时减慢。②在病理情况下，如发热、贫血、甲状腺功能亢进症、心力衰竭、休克、心肌炎等，脉率增加；颅内压增高、Ⅱ度以上房室传导阻滞及病态窦房结综合征时减慢。

（2）脉律：脉律反映心脏搏动的节律，借助脉律可初步判断有无心律失常。脉律可表现为：①脉律规整；②脉律相对不规整（如二联律、三联律）；③脉律绝对不规整（如心房颤动时的短绌脉）。

（3）强弱或大小：脉率强弱或大小与心搏出量、脉压和周围血管阻力有关。①心搏出量增加、脉压增大、周围动脉阻力减小时，脉搏强而振幅大，称为洪脉，见于高热、甲状腺功能亢进症、主动脉瓣关闭不全等。②脉搏减弱而振幅小，称为细脉，见于心功能不全、休克等。

（4）波形：脉搏波形是用脉波计描记出来的曲线，也可借助脉搏触诊粗略地估计其波形。常见的异常脉搏波形有以下几种。

水冲脉（water hammer pulse）：脉搏骤起骤落、急促而有力。因脉压增大所致，也属脉压增大的周围血管征之一，见于主动脉瓣关闭不全、甲状腺功能亢进症、严重贫血等。评估者用手掌紧握评估对象腕部，将手掌抬高过头，更可感到急促有力的脉搏冲击（图 5-42）。

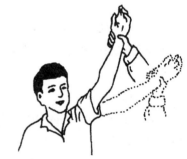

图 5-42　水冲脉评估

交替脉（pulse alternans）：为节律规则而强弱交替出现的脉搏，由于左心室收缩力强弱交替所致，是心肌受损的表现，见于高血压性心脏病、急性心肌梗死等。

奇脉（paradoxical pulse）：吸气时脉搏显著减弱或消失的现象称为奇脉。见于心包积液和缩窄性心包炎，是心包填塞的重要体征之一。其产生机制主要是吸气时左心室排血量减少所致。

无脉（pulseless）：脉搏消失。主要见于严重休克和多发性大动脉炎，前者血压测不到，脉搏随之消失；后者因动脉闭塞，相应部位脉搏消失。

（二）血压测量

血压测量方法见《护理学基础》，此节仅叙述血压变化及其临床意义。正常成人血压标准及高血压分类见表 5-19。

表 5-19　成人血压水平的分类和定义

类　型	收缩压 /mmHg	和（或）	舒张压 /mmHg
正常血压	< 120	和	< 80
正常高值	120 ~ 139	和（或）	80 ~ 89
高血压	≥ 140	和（或）	≥ 90
1 级高血压（轻度）	140 ~ 159	和（或）	90 ~ 99
2 级高血压（中度）	160 ~ 179	和（或）	100 ~ 109

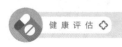

续表

类　型	收缩压/mmHg	和（或）	舒张压/mmHg
3 级高血压（重度）	≥ 180	和（或）	≥ 110
单纯收缩期高血压	≥ 140	和	< 90

 知识链接 5-6

测血压的"四定"

须密切观察血压的评估者，应做到"四定"，即定时间、定体位、定部位、定血压计，但不必固定测量者。

1. 高血压

成人收缩压达 140 mmHg 或以上，和（或）舒张压达 90 mmHg 或以上，称为高血压（hypertension）。高血压可分为原发性高血压和继发性高血压，前者原因不明，后者可见于肾动脉狭窄、肾实质病变等。

2. 低血压

血压低于 90/60 mmHg，称为低血压（hypotension）。常见于休克、急性心肌损害、心功能不全等，也可见于极度衰弱者及少数正常人。

3. 脉压增大或减小

正常人脉压为 30 ~ 40 mmHg，大于 40 mmHg 为脉压增大，常见于主动脉瓣关闭不全、甲状腺功能亢进症等。脉压小于 30 mmHg 为脉压减小，常见于主动脉瓣狭窄、重度心功能不全、心包积液等。

（三）血管杂音及周围血管征

1. 静脉杂音

由于静脉压力低，不易出现旋涡，一般不出现杂音。较有意义的颈静脉嗡鸣声，尤其是右侧颈根部近锁骨处，可闻及低调、柔和的连续性杂音，坐位及站立位明显，系颈静脉血流快速回流入上腔静脉所致。上腹部静脉营营声，见于肝硬化门静脉高压引起的腹壁静脉曲张。

2. 动脉杂音

临床上常见于：①甲状腺功能亢进症患者，在肿大的甲状腺上，可听到连续性动脉杂音；②肾动脉狭窄患者，可在上腹部及腰背部听到收缩期杂音。

3. 周围血管征

周围血管征包括颈动脉搏动、水冲脉、枪击音（pistol shot sound）、杜柔双重杂音（Duroziez）和毛细血管搏动征（capillary pulsation sign）。主要是由于脉压增大，常见于主动脉关闭不全、动脉导管未闭、严重贫血和甲状腺功能亢进症。

（1）枪击音：又称股动脉枪击音。将听诊器体件置于股动脉处，可听到一种短促如射枪的声音，称为枪击音，主要见于主动脉瓣关闭不全、甲状腺功能亢进和严重贫血等。

（2）杜柔双重杂音：在枪击音听诊的基础上，将听诊器体件稍加压力，可闻及收缩期与舒张期双期吹风样杂音，称为杜柔双重杂音。这是由于心搏量及脉压增大，血流往返于听诊器造成人工动脉狭窄处形成旋涡所致。

（3）毛细血管搏动征：用手指轻压评估对象甲床末端，或以清洁玻片轻压其口唇黏膜，使局部发白，如见到受压部分的边缘有红、白交替的节律性微血管搏动现象，称为毛细血管搏动征阳性，这是脉压增大的血管症之一。主要见于主动脉瓣关闭不全、甲状腺功能亢进症和严重贫血等。

（四）其他

肝颈静脉回流征（hepato jugular reflex sign），简称肝颈回流征。通常在颈静脉怒张的基础上，嘱评估对象半卧，评估者用手压迫其右上腹肿大的肝脏时，若颈静脉充盈更为明显，称为肝颈静脉回流征阳性。发生机制：当压迫右心功能不全或心包炎患者的肝脏时，可使回流至下腔静脉及右心房的血量增加，但因右心房淤血与右心室舒张末压增高或右心室舒张受限，不能完全接受回流的血量，因而使颈静脉血量增多，充盈更为明显。常见于右心功能不全、心包炎等。

🔖 知识链接 5-7

循环系统常见疾病体征

循环系统常见疾病体征见表5-20。

表5-20　循环系统常见疾病体征

疾病	视诊	触诊	叩诊	听诊
二尖瓣狭窄	二尖瓣面容	心尖部可触及舒张期震颤	轻度者心脏浊音界无改变，中度以上者心脏浊音界呈梨形	心尖部舒张期隆隆样杂音；第一心音亢进；可闻及开瓣音；肺动脉瓣区第二心音亢进
二尖瓣关闭不全	心尖冲动向左下移位	心尖冲动呈抬举样	心脏浊音界向左下扩大，后期可向两侧扩大	心尖部粗糙的收缩期吹风样杂音，强度在3/6以上，常常向左腋下或左肩胛下传导，P₂亢进
主动脉瓣狭窄	心尖冲动增强，左下移位	心尖冲动呈抬举样，主动脉瓣区可触及收缩期震颤	心脏浊音界向左下扩大	胸骨右缘第2肋间粗糙、响亮、喷射样收缩期杂音，强度在3/6以上，向颈部和胸骨上窝传导
主动脉瓣关闭不全[1]	心尖冲动向左下移位，范围较大	心尖冲动呈抬举样	心脏浊音界向左下扩大，心腰部凹陷呈靴形	主动脉瓣第二听诊区叹气样舒张期杂音
心包积液[2]	心尖冲动减弱或消失	心尖搏动在心脏浊音界之内	心脏浊音界向两侧扩大，并随体位改变而变化	早期主要体征为心包摩擦音，渗出液增多时心音遥远

1. 主动脉瓣关闭不全患者有周围血管征，包括：水冲脉、颈动脉搏动明显、点头运动、毛细血管搏动、射枪音和杜柔双重杂音。
2. 心包积液患者其他体征，包括：颈静脉怒张、脉压变小、肝大、腹水、下肢水肿。

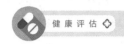

第七节 腹 部 评 估

腹部位于横膈与骨盆之间，前面及侧面为腹壁，后面为脊柱及腰肌，内含腹膜腔和腹腔脏器等。腹腔脏器很多，互相交错重叠，部分正常脏器与肿块容易混淆，因此，仔细评估和辨认非常重要。评估腹部仍用视诊、触诊、叩诊、听诊等基本评估法，但以触诊为重要，需要反复实践才能掌握。

 腹部体表标志与分区

要正确对腹部进行评估，准确记录腹部症状和体征出现的部位，首先须熟悉腹部脏器的部位及其在体表的投影。为了准确描写和记录脏器病变的位置，常需要借助一些腹部脏器的体表标志及对腹部进行适当的分区。

（一）体表标志

腹部常用的体表标志（surface symbol）（图5-43）有以下几种。

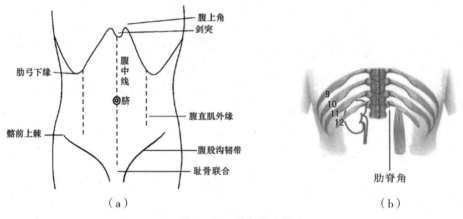

（a）　　　　　　　　　　　（b）

图5-43 腹部体表标志

（a）前面的标志；（b）背部的标志

1. 腹上角

腹上角（upper abdominal angle）（胸骨下角）为两侧肋弓的夹角，剑突根部，用于判断体形及肝脾的测量。

2. 肋弓下缘

肋弓由8～10肋软骨构成，肋弓下缘（costal margin）为体表腹部的上界，用于腹部分区及肝脾的测量。

3. 脐

脐（umbilicus）为腹部中心，位于第3～4腰椎之间，为腹部四区法、阑尾压痛点及腰椎穿刺定位标志。

4. 腹中线

腹中线（midabdominal line）为前正中线的延续，为腹部四区分法的垂直线。

5. 腹直肌外缘

抬头抬肩时，可明显辨认出腹直肌外缘（lateral border of rectus muscles），相当于锁骨中线的延续，右侧腹直肌外缘与肋弓下缘的交界处为胆囊点。

6. 髂前上棘

髂前上棘（anterior superior iliac spine）为髂棘前方的突出点，是腹部九区分法、阑尾压痛点的定位标志及骨髓穿刺的部位。

7. 腹股沟韧带

腹股沟韧带（arcus cruralis，crural arcade，inguinal arch，ligamenta inguinale）为寻找股动、静脉的标志。

8. 耻骨联合

耻骨联合（pubic symphysis）为腹中线最下部的骨性标志。

9. 肋脊角

肋脊角（costovertebral angle）为背部两侧第 12 肋骨与脊柱的交角，为肾脏叩击痛位置。

（二）腹部分区

临床上常用上述体表标志将腹部划分为若干区，目前常用的腹部分区（abdominal region）法有四区法及九区法（图 5-44）。

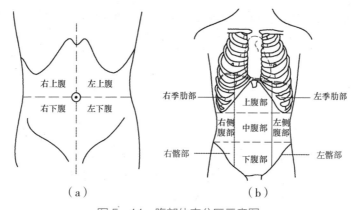

图 5-44 腹部体表分区示意图
（a）四区法；（b）九区法

1. 四区法

通过脐分别画一条水平线与一条垂直线，将腹部分为右上腹、右下腹、左上腹、左下腹四区[图 5-44（a）]。各区所包含的主要脏器如下。

（1）左上腹部：胃、部分小肠、部分横结肠和降结肠、肝左叶、脾、胰体及胰尾、左肾、左肾上腺、结肠脾曲及腹主动脉。

（2）左下腹部：部分小肠、部分降结肠、乙状结肠、充盈的膀胱、左输尿管、增大的子宫、女性左侧卵巢及输卵管、男性左侧精索。

（3）右上腹部：幽门、十二指肠、肝右叶、胆囊、胰头、右肾、右肾上腺、结肠肝曲、部分升结肠及横结肠，部分小肠、腹主动脉。

（4）右下腹部：部分小肠、盲肠、阑尾、部分升结肠、充盈的膀胱、增大的子宫、右侧输尿管、女性右侧卵巢及输卵管、男性右侧精索。

2. 九区法

由两条水平线和两条垂直线将腹部划分为9个区。上下两条水平线分别为连接两侧肋弓下缘的肋弓线和连接两侧髂前上棘的髂棘线。左右两条垂线分别是通过左右髂前上棘至腹中线连线中点的垂直线。上述四线相交将腹部分为九个区，即左右上腹部（左右季肋部）、左右侧腹部（左右腰部）、左右下腹部（左右髂部）、上腹部、中腹部（脐部）、下腹部［图5-44（b）］。各区的主要脏器如下。

（1）左上腹部（左季肋部）：胃、结肠脾曲、脾、胰尾、左肾、左肾上腺、降结肠。

（2）左侧腹部（左腰部）：降结肠、空肠或回肠、左肾。

（3）左下腹部（左髂部）：乙状结肠、淋巴结、女性左侧卵巢及输卵管、男性左侧精索。

（4）上腹部：胃、肝左叶、十二指肠、横结肠、大网膜、胰头与胰体、腹主动脉。

（5）中腹部（脐部）：十二指肠下部、空肠及回肠、横结肠、下垂的胃、输尿管、肠系膜及其淋巴结、腹主动脉、大网膜。

（6）下腹部：回肠、乙状结肠、输尿管、增大的子宫、充盈的膀胱。

（7）右上腹部（右季肋部）：肝右叶、胆囊、结肠右曲、右肾上腺、右肾上部。

（8）右侧腹部（右腰部）：升结肠、空肠、右肾。

（9）右下腹部（右髂部）：盲肠、阑尾、回肠下端、淋巴结、男性右侧精索、女性右侧卵巢及输卵管。

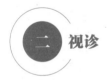

二 视诊

腹部视诊时，评估对象应充分暴露腹部，从乳房至耻骨联合，对于女性应盖住乳头。评估者站立于评估对象的右侧，在光线充足的情况下，自上而下进行视诊，观察细小的隆起或蠕动波，评估者须俯身或蹲下，从侧面切线方向观察。视诊内容如下。

（一）腹部外形

先视诊腹部外形（abdominal shape）。正常人平卧位时前腹面处于肋缘至耻骨联合平面或略低，称腹部平坦，坐起时脐以下部分稍前凸。肥胖者及小儿腹部外形可高于肋缘至耻骨联合的平面，称腹部饱满。消瘦者皮下脂肪少，腹部下凹，称腹部低平。腹部明显膨隆或凹陷具有病理意义。

知识链接 5-8

腹部评估的准备

腹部评估前，应嘱评估对象排空小便，取仰卧位，置一小枕于头下，屈髋屈膝，使腹肌放松，两手自然放于躯干两侧。评估者可与评估对象进行简单的交谈以帮助评估对象放松腹肌。临床上，腹部评估方法多采用视诊、听诊、叩诊及触诊的顺序。

1.腹部膨隆

平卧位时前腹壁明显高于肋缘至耻骨联合所在平面，称腹部膨隆。

（1）全腹膨隆：腹部弥漫性隆起，呈扁圆形或球形。常见于以下几种情况。①腹腔积液，平卧时腹部呈扁平状并向两侧隆起，称为蛙状腹（frog belly），见于肝硬化门静脉高压、肾病综合征或心力衰竭等所致的腹腔大量积液。结核性腹膜炎引起者也可因腹膜炎症、腹肌紧张，腹部常呈尖凸状，称为尖腹（apical belly）。②腹内积气，指由肠梗阻或肠麻痹导致的胃肠道内积气或胃肠道穿孔、治疗性人工气腹等所致的腹腔内积气。其特点为腹部呈球形，当体位改变时外形不变。③腹内巨大包块，如巨大卵巢囊肿、畸胎瘤、足月妊娠等。

（2）局部膨隆：多因内脏肿大或肿块引起。①右上腹膨隆，多见于炎性或瘀血性肝大、肝肿瘤、肝脓肿、胆囊肿大；左上腹膨隆，多见于脾肿大。②上腹部膨隆，见于幽门梗阻、胰腺肿瘤或囊肿等。③下腹部膨隆，见于子宫增大、膀胱胀大，后者排尿后可消失。

为鉴别腹壁包块与腹腔内包块，可嘱评估对象仰卧抬头，使腹壁肌肉紧张，若包块更加明显，表示包块位于腹壁上；反之，若不明显或消失，表示包块位于腹腔内，被收缩的腹肌所掩盖。

2.腹部凹陷

仰卧位时，前腹壁明显低于肋缘至耻骨联合所在平面，称为腹部凹陷。

（1）全腹凹陷：仰卧时，前腹壁水平明显低下，严重时，前腹壁凹陷几乎贴近脊柱，肋弓、髂嵴、耻骨联合显露，腹外形如舟状，称为舟状腹（scaphoid abdomen）。常见于结核病、恶性肿瘤等慢性消耗性疾病。

（2）局部凹陷：多因手术后腹壁瘢痕收缩所致。

（二）呼吸运动

再视诊呼吸运动（respiratory movement），腹壁随呼吸上下起伏，称为腹式呼吸运动。

（1）正常状态：成人男性及儿童以腹式呼吸运动为主；成年女性则以胸式呼吸运动为主。

（2）腹式呼吸运动减弱：见于腹膜炎症、腹水、急性腹痛、腹腔内巨大肿物或妊娠。

（3）腹式呼吸消失：见于胆或胃肠穿孔所引起的急性腹膜炎或膈肌麻痹等。

（三）腹壁静脉

正常人的腹壁静脉（abdominal wall vein）一般不显露，在较瘦或皮肤薄而松弛的老年人可见直而细小的静脉网，不迂曲。腹壁静脉明显可见或迂曲变粗，称为腹壁静脉曲张。常见于门静脉高压所致的循环障碍或上、下腔静脉回流受阻，见表5-21和图5-45。

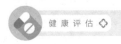
表 5-21　正常和阻塞性疾病时腹壁静脉血流方向

评估对象	脐以上腹壁静脉血流	脐以下腹壁静脉血流
正常人	向上（流入上腔静脉）	向下（流入下腔静脉）
门静脉高压患者	向上	向下
上腔静脉梗阻塞患者	向下	向下
下腔静脉梗阻塞患者	向上	向上

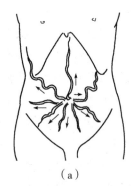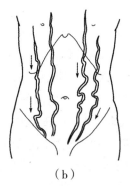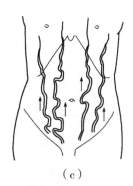

（a）　　　　　　　　　（b）　　　　　　　　　（c）

图 5-45　门静脉高压和上、下腔静脉梗阻时腹壁浅静脉血流分布和流向

（a）门静脉高压；（b）上腔静脉梗阻；（c）下腔静脉梗阻

评估方法：评估者用右手食指和中指并拢紧压在一段无分支的静脉上，然后中指紧紧压住静脉并向外滑动 3～5 cm，挤出静脉内血液，放松该手指，食指紧压不动，看静脉是否迅速充盈，再用同样的方法放松食指，根据血流的充盈情况可判断出血流方向（图5-46）。

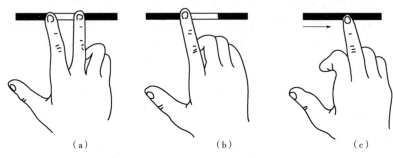

（a）　　　　　　　　　（b）　　　　　　　　　（c）

图 5-46　评估静脉血流方向的手法

（四）胃肠型和蠕动波

正常人一般看不到胃肠型（gastrointestinal pattern），即胃和肠的轮廓，以及蠕动波（peristalsis），但在腹壁菲薄或松弛的老年人、经产妇或极度消瘦者可见到。胃肠道发生梗阻时，在腹壁上可见到梗阻近端的胃或肠道轮廓，称为胃型（gastric pattern）或肠型（intestinal pattern），同时可见到自左肋缘下开始缓慢向右推进的蠕动波，蠕动波一般到右腹直肌下消失。有时可见到自右向左的逆蠕动波。小肠梗阻所致蠕动波多见于脐部。肠麻痹时，肠蠕动波消失。

（五）腹壁的其他情况

腹部视诊时还须注意下列情况。

（1）皮肤：观察皮肤的颜色、色素、弹性、皮疹、瘢痕、出血点等情况。

（2）脐部：正常人脐与腹壁相平或稍凹陷。腹壁肥胖者脐常呈深凹状；脐明显突出见于大量腹水者。

（3）疝：腹部疝可分为腹内疝和腹外疝，以后者多见。是腹腔内容物经腹壁或骨盆的间隙或薄弱部分向体表突出而形成。

（4）上腹部搏动：大多由腹主动脉搏动传导而来，可见于正常人较瘦者，腹主动脉瘤和肝血管瘤搏动明显。二尖瓣狭窄或三尖瓣关闭不全引起右心室增大时，上腹部可见明显搏动，吸气时尤为明显，为肝脏扩张性搏动所致。

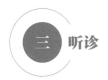 **三 听诊**

（一）肠鸣音

肠蠕动时，肠管内的气体和液体混合而产生的一种断断续续的咕噜声或冒泡音，称为肠鸣音（gurgling sound）。正常情况下，肠鸣音 4 ~ 5 次 /min，全腹均可听到，其音响和音调变化较大。评估肠鸣音时，听诊时间至少 1 min。临床上常见的肠鸣音异常见表 5-22。

表 5-22 异常肠鸣音的特点及临床意义

异常肠鸣音	肠鸣音次数	肠鸣音性质	临床意义
肠鸣音活跃	10 次 /min 以上	音调不是很高	急性肠炎、服泻药后和胃肠道大出血
肠鸣音亢进	增多	音调高亢，金属声	机械性肠梗阻
肠鸣音减弱	减少，数分钟才听到 1 次		腹膜炎、便秘、低血钾症等
肠鸣音消失	持续 3 ~ 5 min 仍未听到 1 次肠鸣音		急性腹膜炎或麻痹性肠梗阻

（二）振水音

评估对象取仰卧位，评估者将听诊器体件放于上腹部，同时用稍弯曲的手指在评估对象的上腹部做连续迅速的冲击动作，若胃内有液体积存，则可闻到胃内气体与液体撞击而产生的声音，称为振水音（succussion splash）。正常人饮入大量液体后可出现振水音。清晨空腹及餐后6 ~ 8 h 以上仍有振水音，则表示有液体在胃内潴留，提示幽门梗阻、胃扩张等。

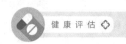

腹部叩诊可以采用直接叩诊法或间接叩诊法，间接叩诊法在临床更常用。叩诊内容如下。

（一）腹部的叩诊音

正常腹部叩诊音为鼓音，但在肝、脾及增大的膀胱和子宫部位，以及两侧腹部腰肌处为浊音或实音。①鼓音明显，范围增大：见于胃肠高度胀气、麻痹性肠梗阻、胃肠穿孔致气腹。②鼓音范围缩小：见于肝脾高度肿大、腹腔内肿瘤或大量积液时。

（二）肝脏叩诊

应用间接叩诊法确定肝脏的位置、浊音界的大小，以及肝的叩击痛。

1.肝界的确定

肝脏本身不含气，故在不被肺遮盖的部分，叩诊呈实音，肝脏上界部分被肺遮盖，叩诊呈浊音，称为肝相对浊音界（relative hepatic dullness）。

（1）方法：确定肝上界时，沿右锁骨中线，当叩诊音由清音转为浊音时，即为肝上界，又称肝脏相对浊音界（相当于被肺遮盖的肝顶部）；当浊音变为实音，即为肝脏绝对浊音（absolute hepatic dullness）（相当于肺下界）；继续向下叩诊，当实音转为鼓音时，即为肝下界。肝下界叩诊也可由腹部鼓音区沿锁骨中线向上进行，当叩诊音由鼓音转为浊音时，即为肝下界。但因肝下界与胃、结肠等重叠，很难叩准，故多用触诊法确定。

> **知识链接 5-9**
>
> ### 肝界的正常范围
>
> 在判断肝上界时要注意体型，匀称体型者正常的肝界在右锁骨中线上，上界为第 5 肋间，下界在右肋缘弓下缘，两者距离为 9 ~ 11 cm；在右腋中线上，其上界为第 7 肋间，下界相当于第 10 肋骨水平；在右肩胛线上，上界为第 10 肋间。矮胖型者及妊娠期妇女肝上下界均可高一肋间，瘦长型者则低一肋间。

（2）肝浊音界（hepatic dullness）改变的临床意义：①肝浊音界扩大，见于肝癌、肝炎、肝淤血和肝脓肿等；②肝浊音界缩小，见于急性重型肝炎、胃肠胀气；③肝浊音界消失，则见于胃肠穿孔所致的气腹；④肝浊音界上移，可见于右肺纤维化、右下肺不张、右肺切除术后及气腹鼓肠等；⑤肝浊音界下移，可见于肺气肿、右侧张力性气胸等。

2.肝区叩击痛

肝区叩击痛（percussion pain）是指评估者左手掌放于评估对象的肝区部位，以右手握拳轻击左手背，观察评估对象面部表情和疼痛引起的退缩反应。正常人肝区无叩击痛。肝区叩击痛主要见于肝炎、肝脓肿、肝淤血等。

（三）胆囊叩诊

胆囊位于深处，被肝遮盖，不能用叩诊法评估其大小，只能评估有无叩击痛。胆囊叩诊（gallbladder percussion）评估方法同肝区叩击痛的评估法。正常人胆囊无叩击痛，胆囊叩击痛主要见于胆囊炎。

（四）脾脏叩诊

脾脏叩诊（spleen percussion）时，脾脏浊音区的确定采用轻叩法，在左腋中线上第 9 ~ 11 肋之间可叩到脾浊音，其宽度为 4 ~ 7 cm，前方不超过腋前线。左侧气胸脾脏浊音区缩小或消失；伤寒、肝硬化等脾脏浊音区扩大。

（五）移动性浊音

自脐部向左侧腹部开始叩诊，鼓音变浊音时，板指不动，嘱评估对象转向右侧卧位，再度叩诊该处呈鼓音，向下叩至右侧腹部呈浊音，表明浊音移动阳性。这种因体位不同而出现浊音界变动的现象，称为移动性浊音（shifting dullness），是腹水的主要征象。当腹水在 1000 mL 以上时，即可叩出移动性浊音。常见的原因有肝硬化、结核性腹膜炎、心功能不全、肾病综合征等。

🔗 知识链接 5-10

卵巢囊肿与腹水的鉴别

卵巢囊肿所致浊音仰卧位时常在腹中部，鼓音区则在腹部两侧，如图 5-47 所示。

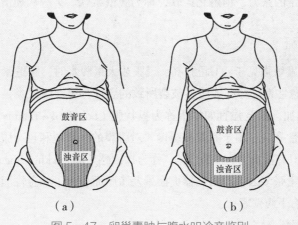

图 5-47　卵巢囊肿与腹水叩诊音鉴别

（a）卵巢肿瘤；（b）腹水

（六）肾区叩击痛

第 12 后肋与脊柱夹角称肋脊角，对应的是肾脏所在部位。评估时，评估对象取坐位或侧卧位，评估者左手掌平放在评估对象的肋脊角处（肾区），右手握拳以轻至中等的力量叩击左手背，左右两侧对比。正常人肾区无叩击痛。肾区叩击痛（costovertebral angle percussion pain）阳性主要见于肾盂肾炎、肾炎、肾结核、肾结石等。

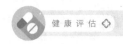

（七）膀胱叩诊

膀胱叩诊（bladder percussion）分为两种情况。当膀胱充盈时，耻骨联合上方可叩得浊音。尿液排出后，膀胱空虚，因耻骨上方有肠管存在，故叩诊呈鼓音。借此与妊娠子宫、子宫肌瘤和卵巢囊肿等形成固定的浊音区相区别。

五 触诊

腹部评估以触诊为最重要。①触诊方法：浅部触诊法用于腹壁紧张度（guarding）、抵抗感、浅表压痛等的评估；深部触诊法用于腹腔脏器、深部压痛、反跳痛及肿物等的评估。②评估对象准备：取仰卧位，头垫低枕，两下肢屈曲并稍分开，两手自然放于躯干两侧，做缓慢、较深的腹式呼吸，使腹肌尽可能松弛；触诊肾脏时可采用坐位或立位。③评估者准备：评估者立于评估对象右侧，面向评估对象，前臂与腹部表面在同一水平。双手温暖，动作轻柔。④评估方法：一般自左下腹开始以逆时针方向，先健侧后患侧，自下而上。若评估对象已诉有病痛部位，则应由未诉病痛部位逐渐移向病痛部位，以免患者产生感受的错觉。边触诊边观察评估对象的反应与表情，同时边与评估对象交谈，可转移其注意力而减少腹肌紧张。腹部触诊的主要内容如下。

（一）腹壁紧张度

正常人腹壁有一定的张力，但触之柔软，称为腹壁柔软。某些病理情况可使腹壁紧张度增强或减弱。

1.腹壁紧张度增强

（1）全腹壁紧张度增强见于：①肠胀气、气腹或大量腹水时，腹壁紧张度增加，但无腹肌痉挛，也无压痛；②急性胃肠穿孔或脏器破裂所致的急性弥漫性腹膜炎，腹膜受刺激导致腹肌痉挛，紧张度明显增加，甚至强直如木板称为板状腹（board-like rigidity）；③结核性腹膜炎、癌性腹膜炎或其他慢性病变，由于其发展缓慢，对腹膜的刺激缓和且有腹膜增厚和肠管、肠系膜粘连，使腹壁柔软但有抵抗力，不易压陷，称为揉面感（dough kneading sensation）或柔韧感。

（2）局限性腹肌紧张多因腹腔内脏器炎症累及腹膜而引起，如急性胆囊炎可致右上腹壁紧张；急性阑尾炎可致右下腹壁紧张。

2.腹壁紧张度减弱

腹壁紧张度减弱多因腹肌张力降低或消失所致，表现为按压时腹壁松弛无力，失去弹性。可见于慢性消耗性疾病、大量放腹水后、严重脱水或经产妇、年老体弱者。

（二）压痛与反跳痛

正常人腹部在浅部触诊时一般不引起疼痛，重压时可有压迫感。

1.压痛

由浅入深按压腹部引起的疼痛，称为腹部压痛，常为病变所在的部位，多由炎症、结石及肿瘤等病变引起，压痛（tenderness）多来自该部位腹壁或腹腔病变。在上腹部剑突下正中线偏右或偏左的压痛，见于消化性溃疡；胸部病变，可在上腹部或肋下部出现压痛；盆腔病变，可在下腹部出现压痛。腹部常见疾病压痛部位如图5-48所示。压痛局限于一点，称为压痛点。临床意义较大的压痛点见表5-23。

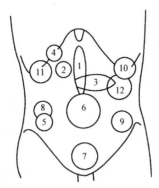

1——胃炎、胃溃疡；2——十二指肠溃疡；3——胰腺炎；4——胆囊炎；5——阑尾炎；6——小肠疾病；
7——膀胱炎、子宫病变；8——回盲部炎症；9——乙状结肠病变；10——脾、结肠脾区病变；
11——肝、结肠肝曲病变；12——胰腺炎的腰部压痛点。

图5-48 腹部常见疾病压痛部位

表5-23 腹部常见压痛点的部位及其临床意义

压痛点	部 位	临床意义
胆囊点	腹直肌外缘与肋缘交界处	胆囊炎
阑尾点	于右髂前上棘与脐部连线的中、外1/3交界处	阑尾炎
季肋点	第10肋骨前端	肾脏病变
肋脊点	背部第12肋骨与脊柱夹角（肋脊角）的顶点	肾盂肾炎、肾结石或结核
肋腰点	背部第12肋骨与腰肌外缘夹角（肋腰角）的顶点	肾盂肾炎、肾结石或结核
上输尿管点	脐水平线上腹直肌外缘	尿路结石、结核或炎症
中输尿管点	髂前上棘水平腹直肌外缘，相当于输尿管第二狭窄处	尿路结石、结核或炎症

2.反跳痛

反跳痛（rebound tenderness）是指评估者用手指按压评估对象腹部出现压痛后，稍停片刻，然后突然松开时评估对象感觉腹痛加重，伴有痛苦表情或呻吟，称为反跳痛。反跳痛是腹膜壁层受炎症累及，多见于腹膜炎。腹膜炎患者常有压痛、反跳痛、腹肌紧张，称为腹膜刺激征（peritoneal irritation sign）。

（三）脏器触诊

腹腔内的脏器较多，重要的有肝、脾、肾、胆囊、膀胱等，通过触诊常可发现脏器有无肿大、质地有无改变、局部有无肿块及有无压痛等病变，对临床寻找病因有重要意义。

1.肝脏触诊

通过肝脏触诊（palpation of liver）主要了解肝脏下缘的位置、质地、表面、边缘及搏动等。

（1）触诊方法：常用的方法有单手触诊法、双手触诊法和冲击触诊法。①单手触诊法：评估者右手平放于评估对象右侧腹壁上，估计在肝下缘下方，右手四指并拢，掌指关节伸直，示指与中指指端指向肋缘，或示指的侧缘对着肋缘，嘱评估对象做缓慢而深的腹式呼吸，触诊的手应与评估对象的呼吸运动密切配合，当深呼气时，腹壁松弛，触诊手指主动下按；当深吸气时腹壁隆起，触诊的手指被动上抬，但仍紧贴腹壁，右手上抬的速度落后于腹壁的抬起，并以指端或桡侧向前上迎触随膈肌下移的肝下缘，在右锁骨中线及前正中线分别触诊肝下缘并测量其大小。②双手触诊法（图5-49）：评估者右手位置同单手触诊法，左手自评估对象右腰部后方向上托起肝脏，大拇指固定在右肋缘，触诊时左手向上推，使吸气时右手指更易触及下移的肝下缘。③冲击触诊法：主要用于腹腔内有大量液体，不易触到肿大的肝脏下缘时。

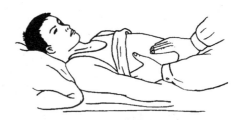

图5-49 肝脏双手触诊

（2）触诊的内容：包括大小、质地、表面形态及边缘、压痛、搏动。①大小：正常成人在右锁骨中线肋缘下一般触不到肝下缘，仅少数正常人可被触及，但在1 cm以内；在剑突下触及肝下缘，多在3 cm以内，腹上角较锐的瘦高者剑突根部下可达5 cm。当肝上界正常或升高时，肝下缘超过上述标准，提示肝脏肿大。②质地：肝脏质地分为三级，即质软、质韧和质硬。正常肝脏质软如触口唇；急性肝炎、脂肪肝、慢性肝炎及肝淤血时，肝脏质韧如触及鼻尖；肝硬化和肝癌时，肝脏质硬如触及前额。③表面形态及边缘：正常人肝脏表面光滑，边缘整齐，厚薄一致；脂肪肝或肝淤血时，肝边缘圆钝；肝癌者肝脏表面不光滑，呈不均匀结节状，边缘厚薄不一。④压痛：正常人肝脏无压痛，肝脓肿、肝炎等可有压痛。⑤搏动：正常人肝脏不伴有搏动，在三尖瓣关闭不全时，右心室收缩的搏动可通过下腔静脉而传导到肝，使肝呈扩张性搏动。

🔗 知识链接 5-11

肝脏触诊特征

正常及几种肝脏疾病的肝脏触诊情况见表5-24。

表5-24 正常及几种肝脏疾病的肝脏触诊情况

分类	大小	质地	表面形态	边缘	压痛	搏动
正常肝	正常	质软	光滑	整齐，厚薄一致	无	无
肝炎	增大	质韧	光滑	圆钝	有	无或传导性搏动
肝淤血	增大	质韧	光滑	圆钝	有	无或扩张性搏动
肝硬化	缩小	质硬	不光滑，结节状	薄而不齐	无或有	无
肝癌	增大或缩小	质硬	大小不均的大结节	厚薄不一	无或有	无

2.胆囊触诊

胆囊触诊（gallbladder palpation）的要点与肝脏触诊相同。正常胆囊不能触及。

（1）触诊方法：在胆囊未肿大或未肿大到肋缘下时，不能触到胆囊，但可探查到胆囊触痛。评估者以左手掌平放在评估对象右肋缘部，将拇指用力压在胆囊点处（图5-50），嘱评估对象缓慢深呼吸，在吸气过程中因发炎的胆囊下移触及用力按压的拇指而疼痛，评估对象突然屏气，称为Murphy征阳性，常见于急性胆囊炎。

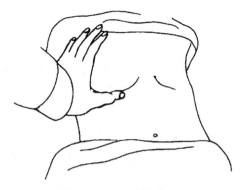

图5-50 胆囊触诊手法

（2）触诊的内容：胆囊肿大超过肝缘及肋缘，可在右肋缘下腹直肌外缘处触到一张力较高、梨形或卵圆形的肿块，随呼吸上下移动，即为肿大的胆囊。①胆囊肿大呈囊性感，无压痛，见于壶腹周围癌。②胆囊肿大有实性感，见于胆囊结石或胆囊癌。③胆囊明显肿大而无压痛，且出现黄疸并进行性加重，见于胰头癌。

3.脾脏触诊

通常脾脏触诊（spleen palpation）采用单手触诊法及双手触诊法。脾脏明显肿大，位置较表浅时，用单手触诊稍用力即可触到。如果脾脏轻度肿大，并且位置较深，则须用双手触诊法进行，评估者左手置于评估对象左季肋部第7至第10肋处的侧后方，将脾脏由后向前托起，右手平放于腹部与左肋弓垂直，从髂前上棘连线水平开始随评估对象腹式呼吸自下而上进行触诊，直至触到脾下缘或左肋弓（图5-51）。

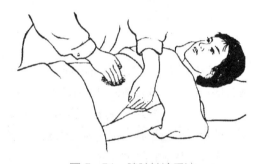

图5-51 脾脏触诊手法

脾脏轻度肿大，不易触及时，评估对象可取右侧卧位，右下肢伸直，左下肢屈髋屈膝进行评估。临床上将肿大的脾脏分为轻、中、高三度，见表5-25。

表5-25 脾肿大的分度及临床意义

分度	标准	临床意义
轻度	深吸气时，脾脏在肋缘下不超过3 cm，质地多较柔软	急慢性肝炎、粟粒性结核、败血症、伤寒、细菌性心内膜炎
中度	深吸气时，脾脏超过肋下3 cm，但在脐水平线以上	肝硬化、慢性淋巴细胞性白血病、慢性溶血性黄疸、淋巴瘤
高度	深吸气时，脾脏超过脐水平线或向左超过前正中线	慢性粒细胞性白血病、慢性疟疾、淋巴肉瘤、骨髓纤维化

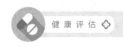

知识链接 5-12

脾肿大的测量

当触及肿大的脾脏时，临床上常用的测量方法有3种（图 5-52）。①第 1 测量（又称甲乙线），指左锁骨中线与左肋弓交点至脾下缘的距离，以 cm 表示。一般轻度肿大时，只做第 1 测量。②第 2 测量（又称甲丙线），指左锁骨中线与左肋弓交点至脾脏最远点距离。③第 3 测量（又称丁戊线），当脾脏肿大超过前正中线时，测量脾右缘至前正中线的最大距离，以"+"表示；若未超过前正中线，测量脾右缘至前正中线的最短距离，以"−"表示。

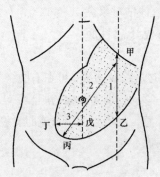

图 5-52　脾肿大的测量方法

4.膀胱触诊

进行膀胱触诊（bladder palpation）时评估对象排空尿液后取仰卧位屈膝，评估者采用单手滑行触诊法，从脐开始向耻骨联合方向触诊。正常膀胱排空时不能触及。当膀胱充盈增大时，超过耻骨联合上缘方可触及。尿液潴留见于脊髓病、尿路梗阻等。尿液潴留所致的肿大膀胱呈圆形或扁圆形囊性状，按压时有憋胀尿意感，排尿或导尿后缩小或消失，借此可与妊娠子宫、卵巢囊肿等其他肿物相区别。

（四）腹部包块

除以上脏器外，腹部可触及一些包块。触诊时应注意包块的位置、大小、形态、质地、压痛、搏动、移动度等。正常腹部可触及的包块有腹直肌肌腹及腱划、腰椎椎体、骶骨岬、乙状结肠粪块、横结肠、盲肠等。如在腹部出现上述内容以外的包块，则为异常，多有病理意义。触诊腹部包块（abdominal mass）应注意以下几方面。

（1）部位：某些部位的包块常来源于该部位的脏器。如触诊时发现腹部有多发性、散在的包块，应考虑肠系膜淋巴结结核、结核性腹膜炎或腹膜转移癌的可能。

（2）大小：对触及的包块可用软尺测量其长、宽和厚度，以利于动态观察对比及病理描述。①巨大的包块，多发生于卵巢、肾、肝、胰和子宫等实质性器官，且以囊肿居多。②如胃肠道包块大小变异不定，甚至自行消失，则可能是痉挛、充气的肠袢所引起。

（3）形态：应注意包块的形状、轮廓、表面和边缘等。①圆形且表面光滑的包块，多为良性，以囊肿或淋巴结居多。②形态不规则、表面凹凸不平且坚硬者，多应考虑恶性肿瘤、炎性肿物或结核性包块。③条索状的包块于短时间内形态多变者，可能是肠管内蛔虫团或肠套叠。

（4）硬度：①实质性的，其硬度可能柔韧、中等硬度或坚硬，见于肿瘤、炎性和结核性浸润包块如胃癌、肝癌、回盲部结核等；②囊性，硬度显柔软，见于囊肿或脓肿，如卵巢囊肿、多囊肾。

（5）压痛：炎性包块有明显压痛，如位于右下腹包块压痛明显常为阑尾脓肿、肠结核等。与脏器有关的肿瘤压痛反而轻微或不明显。

（6）活动度：①若包块随呼吸运动而上下移动，多为肝、胆、脾、胃、肾或其他肿块。②若能用手推动，则包块可能来自胃、肠或肠系膜。③活动度大的包块，多为带蒂的肿块或游走的脏器。④局部炎性包块或脓肿及腹腔后壁的肿瘤，一般不能移动。

（7）搏动：消瘦者可以在腹壁看到和触到腹主动脉搏动，压迫在血管上的包块可因动脉搏动的传导而触及搏动感。

（8）与腹壁的关系：腹部触及包块时还要确定是腹壁包块，还是腹腔内包块。鉴别方法是：让评估对象做仰卧起坐的动作，如该包块仍可被清楚地触及为腹壁包块，不清楚或不能触及的为腹腔内包块。

📎 知识链接 5-13

消化系统常见疾病的腹部体征

消化系统常见疾病的腹部体征见表 5-26。

表 5-26　消化系统常见疾病的腹部体征

消化系统常见疾病	视诊	触诊	叩诊	听诊
肝硬化	慢性病容，皮肤及巩膜黄染，蜘蛛痣和肝掌；腹部膨隆呈蛙状腹，腹壁静脉曲张	下肢水肿，肝脏早期肿大而后缩小，表面不光滑，质地变硬；脾脏轻、中度肿大	腹部移动性浊音阳性	肠鸣音可减弱
急性胆囊炎	腹式呼吸减弱	右上腹肌紧张、压痛，Murphy（＋）	胆囊处有叩痛	
急性阑尾炎	腹式呼吸减弱	右下腹 McBurney 点压痛及反跳痛		
急性弥漫性腹膜炎	急性病容；腹式运动减弱或消失	腹肌紧张，甚至全腹呈板状，压痛、反跳痛呈阳性	腹水多时，可叩出移动性浊音	肠鸣音减弱或消失
肠梗阻	急性病容；腹部膨隆，机械性肠梗阻可见肠型及肠蠕动波	腹肌紧张，有压痛，绞窄性肠梗阻可有反跳痛	鼓音区范围扩大	机械性肠梗阻肠鸣音亢进，呈金属音。麻痹性肠梗阻肠鸣音减弱或消失

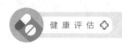

第八节 肛门、直肠与外生殖器评估

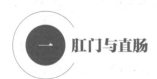 肛门与直肠

肛门（anus）、直肠（rectum）评估以视诊和触诊为主，辅以内镜评估。评估时，可根据病情及评估目的选择合适的体位。临床上常用的体位主要有肘膝位（genucubital position）［图5-53（a）］、左侧卧位（left recumbent position）［图5-53（b）］、仰卧位或截石位（lithotomy position）（图5-54）及蹲位（kneeling-squatting position）。

常用体位的特点及适用范围见表5-27。肛门和直肠评估所发现的病变如肿块、溃疡等应按顺时针方向进行记录，并注明评估对象的体位。肘膝位时，肛门后正中点为12点，前正中点为6点；而仰卧位时，则与此相反（图5-55）。

表5-27 肛门与直肠评估常用体位的特点及适用范围

体 位	特 点	适用范围
肘膝位	两肘关节屈曲置于评估台上，胸部尽量靠近评估台，两膝关节屈曲成直角跪于评估台上，臀部抬高	前列腺、精囊及内镜评估
左侧卧位	取左侧卧位，左腿伸直，右腿向腹部屈曲，臀部向评估台右边靠近，评估者站在评估对象背后进行评估	病重、年老体弱或女性评估对象
仰卧位或截石位	仰卧于评估台上，臀部垫高，双下肢屈曲、抬高并外展	重症体弱评估对象、膀胱直肠窝，也可进行直肠双合诊
蹲位	下蹲、屏气，呈排大便的姿势	直肠脱出、内痔及直肠息肉

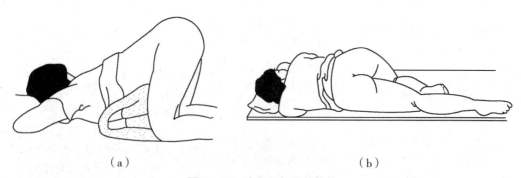

（a）　　　　　　　　　　　　　　　（b）

图5-53 直肠肛门评估体位

（a）肘膝位；（b）左侧卧位

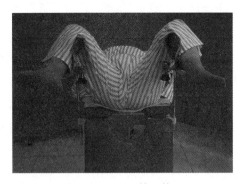

图 5-54　截石位

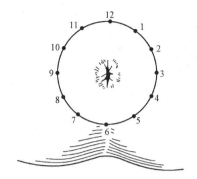

图 5-55　仰卧位肛门直肠评估记录

（一）视诊

仔细观察肛门及其周围皮肤与皱褶，评估者用手分开评估对象臀部，注意肛周有无皮肤损伤、脓血、黏液、肛裂、瘢痕、外痔、瘘管口、溃疡或脓肿等。正常肛门周围颜色较深，皱褶呈放射状。收缩肛门括约肌时皱褶更明显，做排大便动作时皱褶变浅。常见肛门、直肠病变的特点及临床意义：①肛门闭锁，常见于新生儿先天性畸形；②肛门狭窄，常见于新生儿先天性畸形，或由感染、外伤或手术形成的肛周瘢痕所致；③肛裂，排便时有疼痛感，排出的粪便周围附有少许鲜血，评估时肛门常可见裂口，触诊时有明显触压痛；④痔，可有大便带血、痔块脱出、疼痛或瘙痒感等，常见于成人；⑤肛瘘，肛周皮肤有瘘管口，可有脓性分泌物流出，在直肠或肛管内可见瘘管的内口或伴有硬结，常为肛管或直肠周围脓肿与结核所致，不易愈合。

（二）触诊

肛门和直肠的触诊通常称为肛诊或直肠指诊（digital rectal examination）。

1. 评估方法

①评估对象取仰卧位、左侧卧位或肘膝位。②评估者右手戴手套或右手食指戴指套，并涂以润滑剂。③将示指置于肛门外口轻轻按摩，待肛门括约肌放松后，再缓慢插入肛门、直肠内（图5-56）。

2. 评估内容

肛门及括约肌的紧张度、肛管及直肠的内壁有无压痛、黏膜是否光滑、有无肿块及搏动感。男性可触及前列腺及精囊，女性可评估子宫颈、子宫和输卵管等。

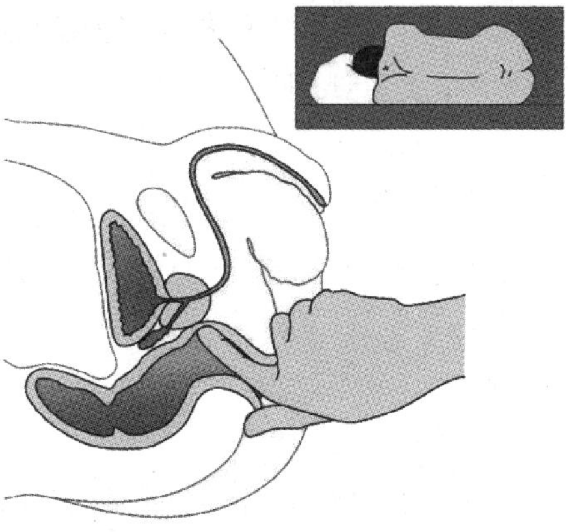

图 5-56　肛门指诊

3. 异常改变的临床意义

①剧烈触痛：常见于肛裂及感染。②触痛伴波动感：常见于肛门、直肠周围脓肿。③柔软、光滑而有弹性的包块：多为直肠息肉。④坚硬、凹凸不平的包块：多为直肠癌。⑤直肠指诊后指套表面带有黏液、脓液或血液：应进行镜检或细菌检查。

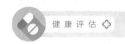

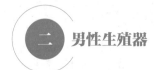 **男性生殖器**

男性生殖器（male genital organ）包括阴茎（penis）、阴囊（scrotum）、前列腺（prostate）和精囊等。评估对象先取仰卧位，再取站立位，先评估外生殖器（阴茎及阴囊等），后评估内生殖器（前列腺及精囊等）。

（一）视诊

1. 阴毛

阴毛（pubic hair）较头发粗糙，呈三角形分布，尖端向上。可沿前正中线直达脐部。老年人阴毛稀疏、灰白；有些疾病，特别是内分泌疾病患者的阴毛缺如、稀少或呈女性分布。

2. 阴茎

（1）包皮（prepuce）：在阴茎颈前向内翻转覆盖于阴茎表面的皮肤。成年人包皮翻起后应露出阴茎头，不掩盖尿道口。若包皮翻起后不能露出尿道外口和阴茎头称为包茎（phimosis），常见于先天性包皮口狭窄及炎症、外伤所致的粘连。若包皮长度超过阴茎头，但翻起后能露出尿道口或阴茎头，称为包皮过长（prepuce redundant）。

（2）阴茎头和阴茎颈：评估时，将包皮上翻暴露出阴茎头和阴茎颈，观察其颜色、有无充血、水肿、分泌物及结节等。正常阴茎头红润、光滑，无结节及红肿。

（3）尿道口：评估者用食指与拇指分别从两侧轻轻挤压龟头即可使尿道口张开。正常尿道口黏膜红润、清洁、无分泌物。如有红肿、溃疡、异常分泌物及触痛，常见于淋球菌或其他病原体感染所致的尿道炎。尿道口狭窄，可见于先天性畸形或炎症所致的粘连。

（4）阴茎大小与形态：成人阴茎过小呈婴儿型，见于垂体功能或性腺功能不全。儿童期阴茎过大呈成人型，见于性早熟。

3. 阴囊

正常阴囊皮肤呈深暗色而多皱褶，囊壁由多层组织构成，阴囊内有一层隔膜将其分为左、右两个囊腔，每个囊腔内有精索、睾丸及附睾。

（二）触诊

1. 阴茎

触诊阴茎时，应注意有无触痛和结节。

2. 阴囊

评估者将双手拇指分别置于阴囊前面，其余手指放在阴囊后面起托护作用，拇指来回进行滑行触诊，可双手同时进行，也可单手触诊。

3. 睾丸

评估者双手拇指、食指和中指触诊睾丸（testicle），并两侧对比。睾丸左右各一，椭圆形，表面光滑，柔韧。①一侧睾丸肿大、质硬并有结节，应考虑为睾丸肿瘤或白血病细胞浸润。②睾丸萎缩，见于流行性腮腺炎或外伤后遗症及精索静脉曲张。③阴囊内睾丸缺如，但隐藏在腹股沟管内、阴茎根部或会阴等处，称为隐睾症（cryptorchism）。隐睾症以一侧多见，也可双侧。

4. 精索

评估者可用拇指和示指从附睾到腹股沟环触诊精索（spermatic cord），正常者无压痛、无结节、无肿胀。左右阴囊内各有 1 条精索，位于附睾（epididymis）上方，呈柔软的条索状、圆形结构。若呈串珠样肿胀，常见于输精管结核。若局部皮肤红肿伴挤压痛，常见于精索急性炎症。若靠近附睾的精索触及硬结，常见于丝虫病。若呈蚯蚓团样感，常见于精索静脉曲张。

5. 附睾

附睾位于睾丸后外侧，上端膨大为附睾头，下端细小如囊锥状为附睾尾，是储存精子和促进精子成熟的器官。评估者用拇指、食指和中指触诊附睾，应注意附睾的大小、结节和触痛。

6. 前列腺

正常成人前列腺距肛门 4 cm 左右，质韧而有弹性，左右两叶之间有中央沟。评估时，嘱评估对象取肘膝位（也可取右侧卧位或站立弯腰位），跪于评估台上，评估者戴手套或食指戴指套，涂以润滑剂，缓慢插入肛门，向腹侧触诊。

📎 **知识链接 5-14**

前列腺肿大分度

前列腺肿大分度及评价见表 5-28。

表 5-28　前列腺肿大分度

分度	评 价
Ⅰ度	前列腺突入直肠的距离为 1 ~ 2 cm，中央沟变浅
Ⅱ度	前列腺突入直肠的距离为 2 ~ 3 cm，中央沟消失
Ⅲ度	前列腺突入直肠的距离为＞ 3 cm，中央沟明显隆起，手指触不到其上缘

三　女性生殖器

女性生殖器（female organ）评估包括视诊和触诊，触诊方法有双合诊、三合诊和肛腹诊。评估前，嘱评估对象排空膀胱，暴露下身，仰卧于评估台上，两腿屈膝、外展，评估者戴无菌手套进行评估。

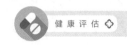

（一）视诊

1. 阴毛

成熟女性的阴毛呈倒三角形分布，上缘为一水平线，止于耻骨联合上缘处。若阴毛先浓密后脱落，明显稀少或缺如，常见于性功能减退症或席汉病等。若阴毛明显增多，呈男性分布，常见于肾上腺皮质功能亢进症。

2. 大阴唇

经产妇两侧大阴唇（labia majora）常分开，绝经后呈萎缩状，局部受伤易形成血肿。

3. 小阴唇

小阴唇（labia minora）红肿疼痛常见于小阴唇炎症；局部色素脱失，见于白斑症；乳突状或蕈样突起，见于尖锐湿疣；小阴唇若有结节、溃烂，应考虑癌变可能。

4. 阴蒂

阴蒂（clitoris）过小见于性功能发育不全，阴蒂过大则多为两性畸形或雄激素水平过高。

5. 阴道前庭

阴道前庭（vaginal vestibule）是两侧小阴唇之间的菱形裂隙，前部有尿道口，后部有阴道口，阴道口两侧分别有一个如黄豆粒大的前庭大腺开口。阴道口两侧红肿、疼痛或有脓液溢出，则可能为前庭大腺脓肿。

6. 阴道

正常阴道（vagina）黏膜呈浅红色、柔软、光滑。评估时，应注意其有无瘢痕肿块、分泌物、出血及子宫颈情况。

（二）触诊

1. 阴道

注意阴道的紧张度。

2. 子宫

子宫（uterus）是位于盆腔中央一倒梨形中空的肌质器官，触诊应采用双合诊。正常成人未孕子宫长约 7.5 cm，宽 4.0 cm，厚 2.5 cm；产后子宫增大，触之较韧，光滑无压痛。子宫体积匀称性增大多见于妊娠，非匀称性增大见于各种肿瘤。

3. 输卵管

正常输卵管（fallopian tube）表面光滑、质韧、无压痛，长 8 ~ 14 cm，不能触及。输卵管肿胀、增粗或有结节、明显压痛，且常与周围组织粘连、固定，多见于急性、慢性炎症或结核。输卵管明显肿大，则多为输卵管积水或积脓。

4. 卵巢

正常卵巢（ovary）有时可以触及，大小约 4 cm×3 cm×1 cm，表面光滑、质软。触诊多用双合诊，注意其大小、质地及有无压痛等。绝经后卵巢变小、变硬。卵巢增大、有压痛，见于卵巢炎症；卵巢囊肿时，卵巢常有不同程度的肿大。

第九节 脊柱与四肢评估

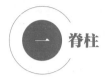

一 脊柱

（一）脊柱弯曲度

1. 生理性弯曲

评估对象取站立位或坐位，评估者用食指、中指或拇指沿脊柱（spine）的棘突从上至下以适当的压力划压，划压后皮肤会出现一条红色充血痕迹，观察此线有无侧弯。正常人直立时，脊柱从侧面观察有4个生理性弯曲，呈S形，即颈曲和腰曲向前凸，胸曲和骶曲向后凸。从后面观察脊柱无侧弯。

2. 脊柱病理性变形

（1）颈椎变形：观察评估对象站立位时有无侧偏、前屈、过度后伸和僵硬感等异常。颈侧偏，见于先天性斜颈，表现为头向一侧倾斜，患侧胸锁乳突肌隆起。

（2）脊柱后凸（kyphosis）：脊柱过度后弯，称为脊柱后凸，又称驼背（gibbus）。脊柱胸段后凸的原因很多，常见于佝偻病、结核病、强直性脊柱炎、脊柱退行性病变及外伤等。

🔗 知识链接 5-15

三种造成脊柱变形的疾病

1. 佝偻病：多见于3岁以下婴幼儿。可出现骨骼改变，如头部改变（颅骨软化、头颅方形、囟门晚闭、出牙延迟），胸部改变（鸡胸、漏斗胸、串珠肋），脊椎改变（脊椎侧弯或后凸），四肢改变（膝内翻、膝外翻）等。

2. 结核病：多在青少年时期发病，病变常在胸椎下段。椎体破坏、压缩，棘突明显向后突出，形成特征性的成角畸形。常伴有全身其他脏器的结核，如肺结核、肠结核、淋巴结核。

3. 强直性脊柱炎：多见于10～40岁人群，高峰为20～30岁，男女比例为5:1，常发生在胸段上半部，脊柱胸段成弧形或弓形后凸，常有脊柱强直性固定，仰卧位时也不能伸直。100%伴有骶髂关节病变。

（3）脊柱前凸（lordosis）：脊柱过度向前凸出性弯曲称为脊柱前凸。多发生于腰椎部位，表现为腹部明显向前突出，臀部明显向后突出。主要见于妊娠晚期、大量腹水、腹腔巨大肿瘤等。

（4）脊柱侧凸（scoliosis）：脊柱偏离后正中线向左或向右偏曲称为脊柱侧凸。根据侧凸的部位可分为胸段侧凸、腰段侧凸，以及胸腰段联合侧凸；根据侧凸的性质，可分为姿势性侧凸和器质性侧凸，其特点和原因见表5-29。

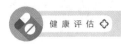

表5-29 脊柱侧凸的特点和原因

类 型	特 点	原 因
姿势性侧凸	脊柱结构无异常，改变体位可使侧凸纠正	常见于儿童发育期坐立姿势不良、一侧下肢明显短于另一侧所致的代偿性侧凸、椎间盘突出、脊髓灰质炎后遗症等
器质性侧凸	改变体位不能使侧凸纠正	常见于先天性脊柱发育不全、佝偻病、肌肉麻痹、慢性胸膜肥厚、胸膜粘连及肩部或胸廓的畸形等

（二）脊柱活动度

1.评估方法

嘱评估对象做前屈、后伸、侧弯、旋转等动作，以观察脊柱的活动情况及有无变形。正常人脊柱有一定的活动度，但各部位明显不同，颈椎段和腰椎段的活动度最大，胸椎段活动度较小。由于骶椎和尾椎已融合成骨块状，几乎无活动性。脊柱活动度与年龄、运动训练、脊柱结构的个体差异等因素相关。

2.脊柱活动受限

颈椎段活动受限，常见于颈椎病、颈部肌纤维组织炎及韧带受损、结核或肿瘤浸润、颈椎外伤、骨折或关节脱位等。脊柱腰椎段活动受限，常见于腰部肌纤维组织炎及韧带受损、椎间盘突出、腰椎椎管狭窄、腰椎结核或肿瘤、腰椎骨折或脱位等。

（三）脊柱压痛与叩击痛

1.压痛

评估对象取坐位，身体稍向前倾。评估者以右手拇指从枕骨粗隆开始自上而下逐个按压脊柱棘突及脊柱旁肌肉，正常时均无压痛。如有压痛，提示相应部位可有病变，临床上多以第7颈椎棘突为骨性标志推算病变椎体位置。若脊柱有压痛，常见于结核、椎间盘突出及外伤或骨折。若脊柱旁肌肉有压痛，常为腰肌劳损或纤维炎等。

2.叩击痛

（1）直接叩击法：用中指或叩诊锤垂直叩击各椎体的棘突，多用于评估胸椎、腰椎。但脊椎病变，特别是颈椎骨关节损伤，慎用此法。

（2）间接叩诊法：评估对象取坐位。评估者将左手掌面置于其头部，右手半握拳以小鱼际肌部叩击左手背，观察脊柱有无疼痛。脊柱叩击痛阳性，见于脊柱结核、脊柱骨折及椎间盘突出等，且叩击痛部位多为病变部位。

二 四肢与关节

四肢与关节（limbs and joints）评估主要采用视诊和触诊法，并以关节评估为主。四肢评估要从形态和功能两个方面进行，包括四肢的长度、周径、关节形态、皮肤颜色及外形是否对称，有无单侧或双侧肢体肿胀，肢体皮肤体毛分布、静脉显露、指（趾）甲，有无皮疹、溃疡、疱疖、坏疽、并指畸形等。

（一）上肢

1. 肩关节

正常肩关节两侧对称，双肩呈弧形。评估对象脱去上衣，取坐位，在光线充足的情况下，观察双肩外形及姿势有无倾斜。①肩关节弧形轮廓消失、肩峰突出，呈方肩。见于肩关节脱位、三角肌萎缩。②两肩关节一高一低，短颈耸肩，见于先天性肩胛高耸症及脊柱侧弯。③锁骨骨折时，其远端下垂，肩部突出畸形，形成肩章状肩，见于外伤性肩锁关节脱位。肩关节畸形见图5-57。

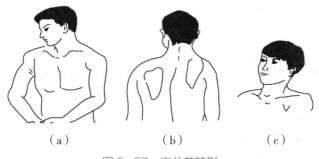

（a） （b） （c）

图5-57 肩关节畸形

（a）方肩；（b）耸肩；（c）肩章状肩

2. 肘关节

正常肘关节双侧对称，伸直时肘关节轻度外翻5°～15°，称为携物角。肘关节伸直时，肱骨内上髁、外上髁及尺骨鹰嘴在同一条直线上；屈肘时，此三点的连线为一等腰三角形。如果关节脱位时，此解剖关系会发生改变。肘关节评估时，应注意双侧及肘窝是否饱满、肿胀等。

3. 腕关节及手

正常腕关节背伸35°～60°，掌屈50°～60°，桡、尺侧偏斜30°左右。腕部及手掌的神经、血管、肌腱及骨骼的损伤和先天性因素等均可引起畸形，常见的腕及手畸形（图5-58）如下。

手部畸形

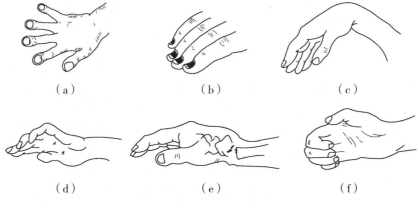

（a） （b） （c）

（d） （e） （f）

图5-58 腕关节和手部畸形

（a）杵状指；（b）钥状指；（c）腕垂症；（d）爪形手；（e）餐叉手；（f）猿掌

（1）杵状指（趾）（acropachy）：手指或足趾末端增生肥厚、增宽，指甲从根部到末端拱形隆起呈杵状。常见于慢性肺脓肿、支气管扩张、支气管肺癌、发绀型先天性心脏病、亚急性感染性心内膜炎、肝硬化等。

（2）匙状甲（spoon nails）：又称反甲（koilonychias），特点为指甲边缘翘起，中央凹陷，指甲变薄、粗糙且有条纹，常见于缺铁性贫血、高原疾病等。

（3）腕垂症（wristdrop）：由桡神经损伤所致。

（4）爪形手（claw hand）：呈鸟爪样，见于尺神经损伤、进行性肌萎缩。

（5）餐叉样畸形（fork deformity）：又称为餐叉手，见于Colles骨折。

（6）猿掌（ape palm）：见于正中神经损伤。

（二）下肢

1. 髋关节

评估时，注意步态、畸形、肿胀、皮肤皱褶、肿块、窦道和瘢痕等。

2. 膝关节

评估时，注意两侧对比观察。正常膝关节活动范围较大，屈膝时足跟可以接触臀部。常见的膝关节畸形的特点及临床意义见表5-30和图5-59。

表5-30　膝关节畸形的特点及临床意义

畸　形	特　点	临床意义
膝外翻	直立时双腿并拢，两膝能并拢而两踝距离增宽，小腿向外偏斜，双下肢呈X形	佝偻病
膝内翻	取立位，双腿并拢，两踝能并拢而两膝间距增大，小腿向内偏斜，膝关节向内形成角度，双下肢呈O形	佝偻病
膝反张	膝关节过度后伸，形成向前的反屈状畸形	小儿麻痹后遗症、膝关节结核

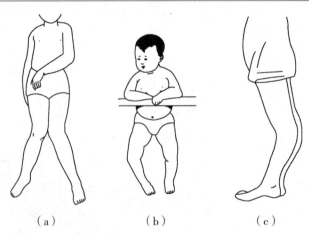

（a）　　　　　　（b）　　　　　　（c）

图5-59　常见的膝关节畸形

（a）膝外翻；（b）膝内翻；（c）膝反张

知识链接 5-16

评估膝关节肿胀

①膝关节积液：膝关节均匀性肿胀，双侧膝眼消失并突出。②髌上囊内积液：髌骨上方明显隆起。③髌前滑囊炎：髌骨前面明显隆起。④膝关节结核：膝关节呈梭形膨大。⑤半月板囊肿：关节间隙附近有突出物。

怀疑膝关节内有积液时，可做浮髌试验（图 5-60）。评估对象取平卧位，下肢伸直并放松肌肉，评估者用一手压迫髌上囊，将液体挤入关节腔内，另一手食指反复垂直按压髌骨，在髌上囊处感到波动，可以感到下压时髌骨碰触关节面，松开时髌骨浮起，即为浮髌试验阳性，提示膝关节内有中等量以上的积液。

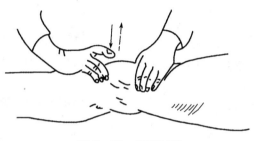

图 5-60 浮髌试验

3. 踝关节与足

正常两足进行内、外翻时，复原后足掌、足跟均可着地。①足内翻：表现为跟骨内旋，前足内收，足不能踏平，外侧负重，常见于小儿麻痹后遗症。②足外翻：表现为跟骨外旋，前足外展，足不能踏平，内侧负重，常见于胫前、胫后肌麻痹。

第十节 神经系统评估

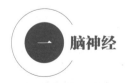

一 脑神经

脑神经（cranial nerve）共有 12 对，评估时应按顺序进行，并注意两侧对比观察。脑神经的功能及损伤后的临床表现见表 5-31。

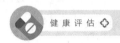

表 5-31　脑神经的功能及损伤后的临床表现

脑神经	功　能	损伤后临床表现
Ⅰ：嗅神经	嗅觉	嗅觉丧失
Ⅱ：视神经	视觉	全盲
Ⅲ：动眼神经	眼球运动，晶状体调节，瞳孔收缩	复视，上睑下垂，瞳孔散大、调节反射消失
Ⅳ：滑车神经	眼球运动	复视
Ⅴ：三叉神经	脸部，头皮，牙齿的感觉，咀嚼运动	脸部麻木，咀嚼肌肌力减弱
Ⅵ：展神经	眼球运动	复视
Ⅶ：面神经	味觉，腭、外耳感觉，泪腺、下颌下腺、舌下腺分泌，面部表情	舌前 2/3 味觉丧失，口干，泪腺丧失分泌功能，面肌瘫痪
Ⅷ：前庭蜗神经	听觉，平衡	耳聋，耳鸣，头晕，眼球震颤
Ⅸ：舌咽神经	味觉，咽耳的感觉，上抬腭，腮腺的分泌	舌后 1/3 味觉丧失，咽麻痹、口部分发干
Ⅹ：迷走神经	味觉，咽、喉、耳感觉，吞咽、发声、心脏、腹部、脏器的交感神经	吞咽困难，声音嘶哑，上腭麻痹
Ⅺ：副神经	发声，头、颈、肩的运动	声音嘶哑，头、颈、肩肌肉无力
Ⅻ：舌下神经	舌的运动	舌无力，萎缩

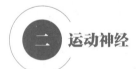 知识链接 5-17

高级皮层功能

高级皮层功能包括：记忆力（瞬时记忆、短时记忆、长时记忆）、计算力、定向力（时间定向力、地点定向力）、失语（口语表达、听理解、复述、命名、阅读、书写）、失用、失认（视觉失认、听觉失认、触觉失认）。

二　运动神经

（一）肌力与随意运动

肌力（muscle power）是指肌肉运动时的最大收缩力。评估时，让评估对象做肢体伸展动作，评估者从相反方向给予阻力，判断评估对象对阻力的克服力量，注意两侧对比。肌力分为 6 级，见表 5-32。随意运动是指在意识支配下的动作，随意运动功能丧失即为瘫痪。几种常见瘫痪的特点及临床意义见表 5-33。

表 5-32　肌力的分级

分级	临床表现
0 级	肌肉完全瘫痪，无任何收缩力
1 级	肌肉可收缩，但不能产生动作
2 级	肢体能在床面上移动，但不能抬离床面
3 级	肢体能抬离床面，但不能对抗阻力
4 级	肢体能对抗阻力，但较正常差
5 级	正常肌力

表 5-33　几种常见瘫痪的特点及临床意义

类　型	特　点	临床意义
单瘫	为单一肢体的随意运动丧失	脊髓灰质炎、大脑皮质运动区损伤
偏瘫	一侧肢体随意运动丧失，并伴有同侧中枢性面瘫及舌瘫	颅内病变，如脑出血、脑动脉血栓形成、脑栓塞、蛛网膜下腔出血等
截瘫	多为双侧下肢随意运动丧失	颈膨大以下脊髓横贯性损伤，如脊髓外伤、脊髓结核等
交叉瘫	同侧周围性脑神经麻痹及对侧肢体的中枢性偏瘫	脑干病变
四肢瘫	四肢瘫痪	高位（颈段）脊髓横断

（二）肌张力

肌张力（muscle tone）是指静息状态下的肌肉紧张度。通过触摸肌肉的硬度及伸屈其肢体时感知肌肉对被动伸屈的阻力来判断肌张力。

1. 肌张力增高

肌肉坚实，伸屈肢体阻力增加。①痉挛状态：被动伸屈肢体时，起始阻力大，终末时阻力突然减小，也称为折刀现象。为锥体束损伤的表现。②铅管样强直（leadpipe rigidity）：伸肌和屈肌的肌张力均增高，被动运动时各个方向的阻力增加是均匀一致的，是锥体外系损伤的表现。

2. 肌张力降低

肌肉松弛，伸屈肢体时阻力低，关节运动范围大，见于周围神经炎、前角灰质炎和小脑病变等。

（三）不自主运动

不自主运动（abnormal movement）是指评估对象在意识清楚的情况下，随意肌不自主收缩产生的一些无目的的异常动作，多为锥体外系损伤的表现。

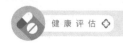

1. 震颤

震颤（tremor）分为3种。①静止性震颤：静止时表现明显，而在进行意向性动作时则减轻，睡眠时消失，常伴肌张力增高，见于帕金森病。②动作性震颤：运动时发生，越近目的物越明显，休息时消失，常见于小脑疾病。③老年性震颤：与帕金森病类似，表现为点头或手抖，通常肌张力不高，为静止性震颤，常见于老年动脉硬化。

2. 舞蹈样运动

肢体大关节的快速、无目的、不对称的运动，类似舞蹈；睡眠时可减轻或消失，面部可表现为噘嘴、眨眼、举眉等，犹如做鬼脸，常见于儿童期脑风湿性疾病。

3. 手足抽搐

手足抽搐（tetany）发作时，手足肌肉紧张性痉挛，常见于低钙血症、碱中毒。

4. 手足徐动

手足徐动（athetosis）是指手指或足趾缓慢持续的伸展扭曲动作，常见于新纹状体病变。

（四）共济失调

机体任一动作的完成均依赖于某组肌群协调一致的运动，称为共济运动（coordination）。这种协调是在运动系统、小脑、前庭系统、感觉系统的共同参与下完成的，这些部位的任何病变，尤其是小脑的病变，可使运动缺乏准确性，称为共济失调（ataxia）。

1. 指鼻试验

进行指鼻试验（finger-nose test）时，评估对象手臂外展伸直，再以食指尖触自己的鼻尖，由慢到快，先睁眼，后闭眼，并重复进行。①小脑病变：同侧指鼻不准。②感觉性共济失调：睁眼指鼻准确，闭眼时出现障碍。

2. 跟-膝-胫试验

进行跟-膝-胫试验（hell-knee-tibia test）时，嘱评估对象仰卧，上抬一侧下肢，用足跟碰对侧膝盖，再沿胫骨前缘向下移动，先睁眼，后闭眼，并重复进行。①小脑病变：动作不稳定。②感觉性共济失调：闭眼时动作障碍。

3. 轮替试验

进行轮替试验（rotation test）时，评估对象伸直手掌，并以前臂做快速旋前、旋后动作。共济失调者动作缓慢、不协调。

4. 闭目难立征

检查闭目难立征（romberg syndrome）时，评估对象足跟并拢站立，闭目，双手向前平伸。①小脑病变：身体摇晃或倾斜。②感觉性共济失调：睁眼能站稳，闭眼时站立不稳。

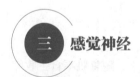 **感觉神经**

评估感觉神经（sensory nerve）前，让评估对象了解评估的目的与方法，以取得充分合作。

评估时应注意：①评估对象宜闭目，以避免主观或暗示作用的影响；②注意左、右两侧和远、近两端部位的差别；③从感觉缺失区向正常部位逐步移行评估。

（一）浅感觉

1.痛觉

用大头针的针尖轻刺评估对象皮肤。评估时注意两侧对比，并记录感觉障碍的类型（过敏、减退或消失）与范围。常见于脊髓丘脑侧束损害的评估。

2.触觉

用棉签或软纸片轻触评估对象的皮肤或黏膜。常见于脊髓后索损害的评估。

3.温度觉

用盛有热水（40～50℃）或冷水（5～10℃）的试管测试皮肤温度觉。常见于脊髓丘脑侧束损害的评估。

（二）深感觉

1.运动觉

进行运动觉（motion sense）评估时，轻轻夹住评估对象的手指或足趾两侧，上下移动，令其说出"向上"或"向下"。常见于脊髓后索损害的评估。

2.位置觉

进行位置觉（position sense）评估时，将评估对象肢体放于某一位置，要求其陈述该肢体位置，或要求其对侧肢体做出模仿。常见于脊髓后索损害。

3.振动觉

进行振动觉（vibration sense）评估时，将振动着的音叉柄置于骨突起处（如内踝、外踝、手指、桡骨及尺骨茎突、胫骨、膝盖等），询问有无振动感觉，判断两侧有无差别。生理性临床意义多为老年人下肢振动觉减退或消失，病理性临床意义常见于脊髓后索损害。

（三）复合感觉

1.皮肤定位觉

进行皮肤定位觉（skin location awareness）评估时，以手指或棉签轻触评估对象皮肤某处，让评估对象指出被触部位。常见于皮质病变的评估。

2.两点辨别觉

进行两点辨别觉（two point discrimination）评估时，用分开的双脚规刺激评估对象两点皮肤，逐渐缩小双脚规间距，至评估对象感觉为一点时，测其实际间距，与健侧对比。正常身体各部位两点辨别觉灵敏度不同，可两侧比较。如触觉正常而两点辨别觉障碍，则为额叶病变。

3.实体觉

进行实体觉（stereognosis）评估时，让评估对象用单手触摸熟悉的物体（如钢笔、钥匙、硬币等），嘱其说出物体的名称。先测功能差的一侧，再测另一侧。常见于皮质病变的评估。

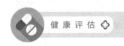

4.体表图形觉

进行体表图形觉（surface pattern perception）评估时，在评估对象皮肤上画图形（如方形、圆形、三角形等）或写简单的字，观察其能否识别。常见于丘脑水平以上病变的评估。

四 神经反射

神经反射（nerve reflex）是由反射弧的形成而完成的，反射弧包括感受器、传入神经元、神经中枢、传出神经元和效应器。神经反射包括生理反射、病理反射和脑膜刺激征。生理反射指正常人都具有的反射，可分为浅反射和深反射。

（一）浅反射

刺激皮肤或黏膜引起肌肉收缩的反射，称为浅反射（superficial reflex）。

1.角膜反射

角膜反射（corneal reflex）有两种方法。①直接反射：评估对象向内上注视，以细棉签纤维轻触角膜外缘，该眼睑迅速闭合。②间接反射：刺激一侧角膜引起对侧眼睑闭合。如果直接反射消失、间接反射存在，常见于病侧面神经瘫痪；若直接反射、间接反射均消失，则多为三叉神经病变或深昏迷。

2.腹壁反射

评估对象仰卧，下肢稍屈曲，使腹壁松弛，然后用钝头竹签分别在肋缘下（胸髓7～8节）、脐周（胸髓9～10节）及腹股沟上（胸髓11～12节），由外向内轻划腹壁皮肤。正常反应是局部腹肌收缩（图5-61）。上、中或下腹壁反射（abdominal reflex）消失，分别见于上述不同平面的胸髓损害；双侧上、中、下腹壁反射均消失，见于昏迷和急性腹膜炎评估对象；一侧上、中、下腹壁反射消失，见于同侧锥体束损害；肥胖者、老年人及经产妇由于腹壁过于松弛也会出现腹壁反射减弱或消失。

3.提睾反射

提睾反射（cremasteric reflex）与评估腹壁反射相同，竹签由下而上轻划股内侧上方皮肤，可引起同侧提睾肌收缩，睾丸上提（图5-61）。双侧提睾反射消失为腰髓1～2节损害；一侧提睾反射减弱或消失见于锥体束损害；局部病变如腹股沟疝、阴囊水肿等也可影响提睾反射。

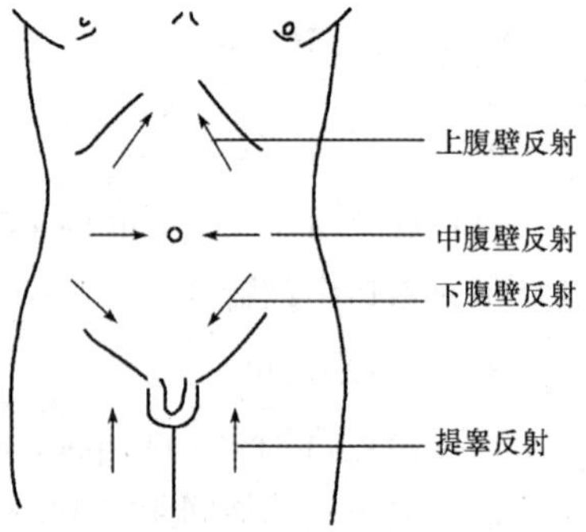

图5-61 腹壁反射和提睾反射

（右侧标注：上腹壁反射、中腹壁反射、下腹壁反射、提睾反射）

（二）深反射

刺激骨膜或肌腱引起的反射称为深反射（deep reflex），又称为腱反射。评估时，评估对象要配合，肢体应放松。评估者叩击力量要均等，两侧要对比。腱反射不对称是神经损害的重要定位体征。

1. 肱二头肌反射

评估对象前臂屈曲90°，评估者以左手拇指置于评估对象肘部肱二头肌肌腱上，然后右手持叩诊锤叩左手拇指指甲［图5-62(a)］。正常肱二头肌反射（biceps reflex）的反应为肱二头肌收缩，前臂快速屈曲。反射中枢在颈髓5～6节。

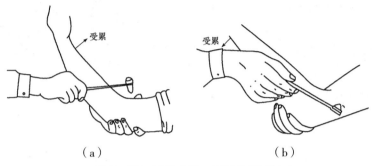

图5-62 肱二头肌、肱三头肌反射

（a）肱二头肌反射；(b）肱三头肌反射

2. 肱三头肌反射

评估对象上臂外展，半屈肘关节，评估者用左手托住其上臂，右手用叩诊锤直接叩击鹰嘴上方的肱三头肌肌腱［图5-62(b)］。正常肱三头肌反射（triceps reflex）的反应为肱三头肌收缩，前臂稍伸展。反射中枢在颈髓7～8节。

3. 膝反射

坐位评估时，评估对象小腿完全放松，自然下垂。卧位评估时则仰卧，评估者左手托起评估对象的膝关节，使髋关节、膝关节稍屈。用叩诊锤叩击髌骨下方的股四头肌肌腱［图5-63(a)］。正常膝反射（knee reflex）的反应为小腿伸展。反射中枢在腰髓2～4节。

4. 踝反射

评估对象仰卧，髋关节、膝关节稍弯曲，下肢取外旋、外展位，评估者用左手轻轻地将评估对象的足跖面推向足背，使足背屈，然后用叩诊锤叩击跟腱［图5-63(b)］。正常踝反射（ankle reflex）的反应为腓肠肌收缩，足向跖面屈曲。反射中枢为骶髓1～2节。

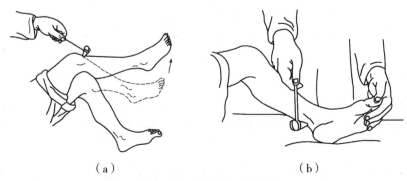

图5-63 膝反射、踝反射

（a）膝反射；(b）踝反射

知识链接 5-18

霍夫曼征

评估者左手持评估对象腕关节上方，右手以中指及示指夹持评估对象中指，稍向上提，使腕部处于轻度过伸位，然后以拇指迅速弹刮评估对象的中指指甲，由于中指深屈肌受到牵引而引起拇指及其余三指的轻微掌屈反应，称为霍夫曼征（hoffmann's sign）阳性（图5-64）。此征为上肢锥体束征，一般较多见于颈髓病变。

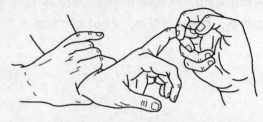

图5-64　霍夫曼征检查

（三）病理反射

病理反射（pathological reflex）指锥体束或脊髓受损时，大脑失去对脑干和脊髓的抑制作用而出现的异常反射。1岁半以内的婴幼儿由于神经系统发育未完善，也可出现这种反射，不属于病理性。常用的足部病理反射见表5-34和图5-65。

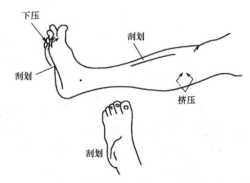

图5-65　常见的足部病理反射

表5-34　常用的足部病理反射

反射	方　法	阳性反应	临床意义
Babinski征	评估对象取仰卧位，用竹签沿评估对象足底外侧缘，由后向前划至小趾跟部并转向内侧	拇趾背伸，其余四趾呈扇形展开	锥体束受损
Oppenheim征	用拇指及示指沿评估对象的胫骨前缘用力由上向下滑压		
Gordon征	用手以一定力量捏压评估对象的腓肠肌		
Chaddock征	用竹签在外踝下方足背外缘，由后向前划至趾跖关节处		

（四）脑膜刺激征

脑膜刺激征（meningeal irritation sign）指由脑膜和脊神经根受刺激引起相应肌肉反射性痉挛的表现，见于各种脑膜炎、蛛网膜下腔出血、颅内压增高等。

1. 颈项强直

评估对象去枕仰卧，颈部放松，双下肢伸直，评估者左手托其枕部，右手置于胸前做屈颈动作。颈项强直（stiff neck）阳性反应为颈部阻力增高或颈强直。

2．凯尔尼格征

评估对象仰卧，一侧髋关节屈成直角后，膝关节也近乎成直角，另一侧下肢伸直。评估者一手固定已抬起的膝关节，另一手将评估对象小腿抬高并伸膝。凯尔尼格征（Kernig sign）阳性反应为伸膝受阻且伴疼痛与屈肌痉挛（图5-66）。

3．布鲁津斯基征

评估对象仰卧，下肢伸直，评估者一手托起评估对象枕部，另一手按于其胸前。布鲁津斯基征（Brudzinski）阳性反应为头部前屈时，双髋关节与膝关节同时屈曲（图5-67）。

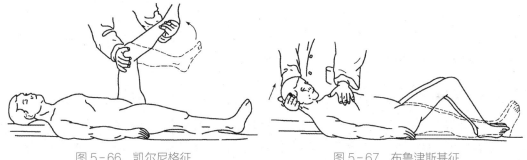

图5-66　凯尔尼格征　　　　　　　　　　　图5-67　布鲁津斯基征

五　自主神经

自主神经（autonomic nerve）系统又称为自主神经系统，其主要功能是支配腺体、内脏平滑肌，以及血管的活动，故又称为内脏神经。临床上常用的评估方法有以下几种。

（一）眼心反射

检查眼心反射（eye heart reflex）时，让评估对象取仰卧位，双眼自然闭合，计数脉率。评估者以左手中指、示指分别置于评估对象两侧眼球，逐渐施加压力（以不引起疼痛为限）。加压20～30 s后计数脉率。正常可减少10～12次/min；减少超过12次/min，提示副交感神经功能亢进；加压后脉率不但不减少反而增加，提示交感神经功能亢进。

（二）卧立位试验

进行卧立位试验（orthostatic test）时，要分别于评估对象卧位和直立位时计数脉率。由卧位到立位时脉率增加超过10～12次/min时为交感神经兴奋性增强；由立位到卧位，脉率减慢超过10～12次/min则为副交感神经兴奋性增强。

（三）颈动脉窦反射

检查颈动脉窦反射（carotid sinus reflex）时，让评估对象取仰卧位或坐位，平静后计数脉率。让评估对象头稍转向欲压迫的对侧。评估者位于评估对象的身后，用手指压迫颈总动脉分支部，由前方逐渐向颈椎横突方向压迫，压迫时应于5～30 s内逐渐增加手指的压力，然后计

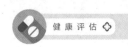

数脉率。正常时脉率可减慢 6 ~ 10 次/min，反射增强说明副交感神经功能亢进。

（四）竖毛反射

将冰块置于评估对象的颈后或腋窝皮肤上数秒后，可见到竖毛肌收缩，毛囊处隆起。根据竖毛反射（pilomotor reflex）障碍的部位来判断交感神经功能障碍的范围。

（五）皮肤划痕试验

进行皮肤划痕试验（skin scratch test）时，用钝头竹签以适当的力量在皮肤上画一条线，数秒钟后先出现白色条纹（血管收缩），以后变为红色条纹，这为正常反应。如果白色划痕持续时间超过 5 min，提示交感神经兴奋性增高；如果红色划痕迅速出现、持续时间较长、明显增宽，甚至隆起，提示副交感神经兴奋性增高或交感神经麻痹。

✿ 本章小结

1. 身体评估是评估者运用自己的感官或借助于简便的检查工具对评估对象进行系统的检查，客观地了解和评估评估对象身体状况的最基本的检查方法。身体评估的基本方法有五种：视诊、触诊、叩诊、听诊和嗅诊。

2. 一般状态评估是对评估对象一般情况的概括性观察，以视诊为主，配合触诊、听诊和嗅诊进行检查。一般状态评估的内容包括性别、年龄、生命体征、发育与体型、营养状态、意识状态、面容与表情、体位、步态。

3. 皮肤与黏膜评估一般通过视诊观察，有时还需配合触诊。评估时，应注意其颜色、湿度、弹性、皮疹、蜘蛛痣、水肿等。淋巴结评估是身体评估的一个重要部分。评估时，注意按照一定的顺序进行，发现淋巴结肿大时，应注意其部位、大小、数目、硬度、压痛、活动度、有无粘连等。

4. 头面部与颈部评估，包括头颅、眼、耳、鼻、口腔、颈部外形与运动、颈动脉、颈静脉血管、颈部包块、甲状腺和气管，以视诊和触诊为主。内容包括①视诊：头部外形、头发、有无异常运动、眼外形与运动、巩膜、瞳孔、视力、听力、鼻腔、口腔、颈部外形与运动、颈动脉、颈静脉血管、甲状腺。②触诊：头颅、眼睑、球结膜、鼻窦、头颈部淋巴结、颈部包块、甲状腺和气管。而对肿大的甲状腺必须听诊。

5. 胸部评估时，首先要了解胸部的体表标志。胸壁、胸廓、乳房评估采用视诊和触诊，内容包括以下几个方面。①视诊：胸壁、胸廓、乳房外形及颜色改变。②触诊：胸壁有无压痛、乳房质地弹性及有无包块。肺和胸膜检查按视、触、叩、听顺序进行，具体内容包括以下几方面。①视诊：呼吸运动类型、呼吸频率、呼吸幅度、呼吸节律。②触诊：胸廓扩张度、语音震颤、胸膜摩擦感。③叩诊：胸部正常叩诊音、肺下界。④听诊：正常呼吸音、异常呼吸音、啰音。

6. 心脏与周围血管评估包括：心脏、血管、血压。检查按视、触、叩、听顺序进行。①视诊：心前区外形及搏动、心尖冲动、肝颈静脉回流征、毛细血管搏动征。②触诊：心尖冲动、震颤、脉搏频率、节律、强弱的变化。③叩诊：心脏浊音界。④听诊：心率、节律、心音、杂音、心包摩擦音、异常动脉音。

7．腹部评估时，多采用四区分区法，即分为右上、左上、右下和左下腹部。评估的顺序为视诊、听诊、叩诊和触诊。具体内容包括以下几方面。①视诊：腹部外形、呼吸运动、腹壁静脉、胃肠型及蠕动波。②听诊：肠鸣音（4～5次/min）、血管杂音和振水音。③叩诊：腹部叩诊音、肝脏叩诊（肝界叩诊和肝区叩击痛）、胆囊叩击痛、移动性浊音、肋脊角叩击痛、膀胱叩诊和脾脏叩诊。④触诊：腹壁紧张度、压痛和反跳痛、脏器触诊（肝脏触诊、胆囊触诊、脾脏触诊及膀胱触诊）。

8．肛门、直肠和生殖器的评估以视诊和触诊为主，辅以内镜检查。具体内容包括以下几方面。①视诊：肛门及其周围皮肤与皱褶、阴毛、阴茎、大小阴唇、阴蒂、阴道前庭和阴道。②触诊：直肠指诊、男性生殖器及女性生殖器触诊。

9．脊柱与四肢评估时，多采用视诊与叩诊。具体内容包括以下几方面。①视诊：脊柱弯曲度、脊柱活动度、四肢的长度、关节形态、皮肤颜色及外形是否对称等；②叩诊：脊柱压痛与叩击痛、关节运动活动范围。

10．神经系统评估时，应按顺序进行，并注意两侧对比观察。具体内容：脑神经的功能、肌力与随意运动、肌张力、不自主运动、共济失调、感觉功能评估、深浅反射、病理反射、脑膜刺激征及自主神经功能。

Summary

1．Physical assessment is the most basic inspection method that the evaluator use their senses or by means of simple diagnostic tool for checking the object systematically, understanding and evaluating the physical condition of the object. The basic method of physical assessment has five categories: inspection, palpation, percussion, auscultation and smelling.

2．General state assessment is a general observation of the general situation of the object, mainly depend on inspection, cooperating with palpation, auscultation and smelling. The content of the genera state assessment include sex, age, vital sign, development and habitus, state of nutrition, state of consciousness, facial features and expression, position and gait.

3．Skin and mucous membranes assessment is generally observed by inspection, palpation sometimes still need. Pay attention to its color, moisture, elasticity, skin eruption, spider angioma, edema and so on. Lymph node assessment is an important part of physical assessment, pay attention to follow a certain order when assessing, when founding swollen lymph nodes, we should pay attention to its location, size, number, stiffness, tenderness, activity, with or without adhesions and so on.

4．Inspection and palpation should be mainly applied in head and neck assessment which include skull, eye, ear, nose, oral cavity, shape and movement of neck, carotid artery, jugular vein, neck tumor, the thyroid and bronchus. The contents include as follows. ① The inspection: head shape, hair, any abnormal motion, shape and movement of eyes, sclera, pupil, eyesight, auditory acuity, nasal cavity, oral cavity, shape and movement of neck, carotid artery, jugular vein, the thyroid. ②The palpation: skull, eyelids, bulbar conjunctiva, nasal sinus, head lymph nodus, neck tumor, the thyroid and bronchus. The thyroid must be inspected when it is swollen.

5．The chest surface symbol should be known first when assessing the chest. Checking

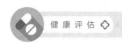

chest wall, thorax and breasts use inspection and palpation, the contents includ as follows ① The inspection: shape and color change of chest wall, thorax, breast. ② The palpation: any chest wall tenderness, texture and flexibility of breast and any masses. The order of the assessment of lung and pleura is inspection, palpation, percussion, auscultation. The contents include as follows. ① The inspection: the type of respiratory movement, respiratory frequency, respiration amplitude, respiration rhythm. ② The palpation: thoracic expansion, vocal fremitus, pleural friction fremitus. ③ The percussion: normal percussion sounds of chest, inferior boundary of lung. ④ The auscultation: normal breath sound, abnormal breath sound, rale.

6. The contents of heart and peripheral vascular assessment include: heart, blood vessel, blood pressure. The order of assessment is inspection, palpation, percussion and auscultation. ① The inspection: cardiac shape and impulse, apical impulse, hepatojugular reflex sign, capillary pulsation sign. ② The palpation: apical impulse thrill, the frequency, rhythm of pulse, strong or weak. ③ The percussion: dullness of heart borders. ④ The auscultation: heart rate, cardiac rhythm, heart sound, cardiac murmur, pericardial friction sound, abnormal arteriovenous sound.

7. Take four region methods to assess the abdomen, namely, upper right, upper left, lower right and lower left of the abdomen. The order of assessment is inspection, auscultation, palpation and percussion. The specific contents include as follows. ① The inspection: abdominal shape, respiratory movement, abdominal wall vein, gastrointestinal pattern, peristalsis. ② The auscultation: gurgling sound (4～5 times/min), vascular accentuated and succession splash. ③ The percussion: abdominal percussion sound, percussion of liver (hepatic border percussion and percussion pain), gallbladder percussion pain, shifting dullness, costovertebral angle percussion pain, bladder percussion and percussion spleen. ④ The palpation: guarding, tenderness, rebound tenderness, organ palpation (liver palpation, gallbladder palpation, spleen palpation and bladder palpation).

8. The anus, rectum and genitalia is evaluated frequently by using visual inspection and palpation in based, supplemented by endoscopy. The specific contents include as follows. ① The inspection: the anus and surrounding skin with wrinkles, penis, pubic hair, big and small labium, clitoris, vagina and vaginal vestibule. ② The palpation: digital rectal examination, male genital organ and female organ palpation.

9. Inspection and percussion always be used in the spine and extremities assessment. The specific contents include as follows. ① The inspection: spine curvature, spinal mobility, length of limbs, joint shape, skin color and whether shape is symmetrical and so on. ② percussion: spine tenderness and percussion pain, joint range of motion activities.

10. Neurological assessment should be in order and pay attention to both sides of the comparative study. The specific contents include: cranial nerve function, muscle strength and voluntary movement, muscle tension, involuntary movements, ataxia, sensory assessment, the depth of reflection, pathological reflexes, meningeal irritation and autonomic nerve function.

目标检测

A₁ 型题

1. 外耳道有血液或脑脊液流出应考虑（　　）。

    A. 急性中耳炎   B. 脑疝

    C. 颅底骨折   D. 耳疖

    E. 外耳道炎

目标检测答案

2. 肿大的甲状腺与颈前其他包块的鉴别，下列哪项最重要？（　　）

    A. 甲状腺表面光滑   B. 甲状腺位于甲状软骨下方

    C. 甲状腺可随吞咽动作向上移动   D. 甲状腺多呈弥漫性、对称性肿大

    E. 甲状腺肿大的程度多在胸锁乳突肌以内

3. 静息状态下出现明显颈动脉搏动提示（　　）。

    A. 静脉压增高   B. 静脉压降低   C. 脉压增大   D. 脉压减小

    E. 动脉压增高

4. 语音震颤增强可见于（　　）。

    A. 肺实变   B. 气胸   C. 肺气肿   D. 胸膜肥厚

    E. 胸腔积液

5. 触诊乳房应从哪一部位开始？（　　）

    A. 内上象限   B. 外上象限   C. 内下象限   D. 外下象限

    E. 乳头

6. 气胸与胸腔积液查体鉴别的关键是（　　）。

    A. 视诊胸部形态   B. 触诊气管位置   C. 触诊语颤   D. 叩诊音响

    E. 听诊呼吸音

7. 胸廓前后径略长于左右径，胸骨中、下段向前突出，肋骨与肋软骨连接处隆起呈串珠状，见于（　　）。

    A. 肺气肿   B. 肺结核   C. 佝偻病   D. 气胸

    E. 胸腔积液

8. 肺气肿的叩诊音呈（　　）。

    A. 清音   B. 过清音   C. 鼓音   D. 浊音

    E. 实音

9. 听到胸膜摩擦音可见于（　　）。

    A. 胸膜炎积液   B. 肺癌   C. 自发性气胸   D. 胸膜炎

    E. 心包炎

10. 器质性心血管疾病的特征性体征是（　　）。

    A. 心前区冲动   B. 胸骨左缘第2肋间冲动

    C. 心前区震颤   D. 心音增强

    E. 心尖冲动移位

11. 脉搏短绌见于（　　）。

    A. 洋地黄中毒　　　　　B. 心房颤动　　　　　C. 甲状腺功能亢进　　　D. 低钾血症

    E. 心动过缓

12. 关于心音，下列说法错误的是（　　）。

    A. 通常只能闻及S_1和S_2　　　　　　　　　B. 部分儿童和青少年可闻及S_3

    C. S_4多为病理性　　　　　　　　　　　　　D. S_1和S_2的区别是心脏听诊的首要环节

    E. S_1音调较高，S_2音调较低

13. 下列哪项不符合心尖冲动的视诊特点？（　　　）

    A. 一般位于左第5肋间锁骨中线内0.5～1.0 cm

    B. 一般搏动直径2.0～2.5 cm

    C. 正常人可无明显心尖冲动

    D. 右心室增大时，多向右移位

    E. 左心室增大时，多向左下移位

14. 心界扩大呈梨形见于（　　）。

    A. 主动脉瓣关闭不全　　　　　　　　　　B. 心包积液

    C. 肺气肿　　　　　　　　　　　　　　　D. 二尖瓣狭窄

    E. 扩张型心肌病

15. 主动脉瓣第二听诊区在（　　）。

    A. 胸骨右缘第2肋间　　　　　　　　　　B. 胸骨右缘第3、第4肋间

    C. 胸骨左缘第2肋间　　　　　　　　　　D. 胸骨左缘第3、第4肋间

    E. 心尖部与胸骨下端之间

16. 心尖部听到隆隆样舒张期杂音，应考虑（　　）。

    A. 主动脉瓣关闭不全　　　　　　　　　　B. 主动脉瓣狭窄

    C. 二尖瓣关闭不全　　　　　　　　　　　D. 二尖瓣狭窄

    E. 室间隔缺损

17. 心脏听诊时闻及每个正常心脏搏动后出现2次期前收缩，称为（　　　）。

    A. 二联律　　　　　　B. 三联律　　　　　　C. 三音律　　　　　　D. 奔马律

    E. 心动过速

18. 下列哪项属病理反射？（　　　）

    A. Romberg征　　　　B. Lasegue征　　　　C. Gordon征　　　　D. Kernig征

    E. Brudzinski征

19. 一侧肢体随意运动丧失，伴同侧中枢性面瘫及舌瘫，称为（　　　）。

    A. 偏瘫　　　　　　　B. 单瘫　　　　　　　C. 截瘫　　　　　　　D. 交叉瘫

    E. 轻瘫

20. 共济运动的评估方法不包括（　　　）。

    A. Kernig征　　　　　B. Romberg征　　　　C. 指鼻试验　　　　　D. 轮替动作

    E. 跟-膝-胫试验

A₂型题

21. 吴某，女，21岁，呼气呈烂苹果味，最可能是患有（　　）。

　　A. 有机磷农药中毒　　　　　　　　B. 糖尿病酮症酸中毒

　　C. 酒精中毒　　　　　　　　　　　D. 尿毒症晚期

　　E. 肝性脑病

22. 患者，女，体检时发现其眼球突出，兴奋不安，可能为（　　）。

　　A. 肢端肥大症面容　　　　　　　　B. 甲状腺功能亢进面容

　　C. 满月面容　　　　　　　　　　　D. 贫血面容

　　E. 苦笑面容

23. 患者，男，70岁，走路时身体左右摇摆似鸭行，又称鸭步，可能为（　　）。

　　A. 醉酒步态　　　B. 慌张步态　　　C. 共济失调步态　　　D. 蹒跚步态

　　E. 跨域步态

24. 王某，37岁，入院时昏迷，体检发现瞳孔缩小，可考虑为（　　）。

　　A. 有机磷类农药中毒　　　　　　　B. 阿托品中毒

　　C. 青光眼绝对期　　　　　　　　　D. 视神经萎缩

　　E. 可卡因药物反应

25. 患者颈部3个淋巴结，大小不等，质地稍硬，活动度差，可见一个瘘管口。可能为（　　）。

　　A. 颈部淋巴结核　　B. 口腔内炎症　　C. 鼻咽癌　　　　D. 淋巴瘤

　　E. 颈部疖病

26. 肖某，诊断为左侧大量气胸，下列体征中不可能出现的是（　　）。

　　A. 气管向右移位　　　　　　　　　B. 左侧胸廓饱满

　　C. 左侧呼吸音消失　　　　　　　　D. 左侧叩诊呈浊音

　　E. 左侧语颤减弱

27. 患者，女，30岁，农民。2 h前无诱因突然上腹刀割样疼痛，不敢直腰，腹肌紧张压痛、反跳痛明显，肝浊音界消失，应首先考虑（　　）。

　　A. 阑尾炎穿孔，弥漫性腹膜炎　　　B. 宫外孕破裂

　　C. 消化性溃疡急性穿孔　　　　　　D. 绞窄性肠梗阻

　　E. 急性出血性坏死性胰腺炎

28. 患者，男，49岁。因发现原因不明的腹部包块1个月就诊。腹部触诊：肝下界在右肋缘下5 cm，剑突下7 cm，硬如前额，表面高低不平，应首先考虑（　　）。

　　A. 肝硬化　　　　B. 肝淤血　　　C. 急性肝炎　　　　D. 肝脓肿

　　E. 原发性肝癌

29. 王某，女，38岁。因急性上腹部疼痛7 h入院。评估见脐与右髂前上棘连线的外、中1/3交界处有压痛，应首先考虑（　　）。

　　A. 急性阑尾炎　　B. 胆石症　　　C. 右侧卵巢囊肿　　D. 十二指肠溃疡穿孔

　　E. 右侧输尿管结石

30. 患者浅感觉障碍，可能出现异常的是（　　）。

  A. 关节觉   B. 痛温觉   C. 震动觉   D. 位置觉

  E. 两点辨别觉

31. 患者闭目，评估者在其皮肤上画简单图形，是测定患者的（　　）。

  A. 浅感觉   B. 深感觉   C. 位置觉   D. 皮质觉

  E. 触觉

A₃ 型题

32～34 题共用题干

张先生，68 岁。慢性支气管炎、慢性阻塞性肺气肿病史 20 余年，今晨起咳嗽、咳痰后，突然左侧胸剧烈疼痛、呼吸困难，于是前来就诊。评估发现患者呼吸困难，表情痛苦，气管向右侧移位，左侧胸廓饱满，呼吸运动减弱。

32. 张先生可能发生（　　）。

  A. 慢性肺源性心脏病   B. 心绞痛

  C. 肋骨骨折   D. 自发性气胸

  E. 左心衰竭

33. 为进一步证实视诊所见，应选择下列哪种评估方法？（　　）

  A. 视诊   B. 触诊   C. 叩诊   D. 听诊

  E. 嗅诊

34. 为进一步判断评估的结果，应选择哪项辅助检查？（　　）

  A. 血常规检查   B. 尿常规检查   C. X 线胸透   D. CT 检查

  E. B 超检查

35～37 题共用题干

李先生，59 岁。因低热、盗汗、呼吸困难两周入院。超声心动图显示大量心包积液。

35. 该患者典型心脏浊音界为（　　）。

  A. 三角烧瓶心   B. 靴形心   C. 梨形心   D. 普大心

  E. 立位呈圆形心

36. 脉搏可呈（　　）。

  A. 交替脉   B. 奇脉   C. 水冲脉   D. 脉搏增强

  E. 脉搏短绌

37. 血管检查时可见（　　）。

  A. 肝颈静脉回流征阳性   B. 腹壁静脉曲张

  C. 颈动脉搏动明显   D. 动脉枪击音

  E. 脉压增大

38、39 题共用题干

侯先生，40 岁。突发性上腹部疼痛 2 h 来院急诊。评估见腹部平坦，全腹均有压痛，腹肌紧张，肠鸣音消失，肝浊音界缩小。

38. 此时的诊断应考虑为（　　）。

    A. 急性胰腺炎   B. 急性机械性肠梗阻

    C. 急性阑尾穿孔   D. 溃疡穿孔伴腹膜炎

    E. 胆道蛔虫症

39. 在体检中肠鸣音消失的原因是（　　）。

    A. 肠坏死   B. 机械性肠梗阻

    C. 肠运动障碍   D. 疼痛剧烈而不敢腹式呼吸

    E. 炎症刺激而致肠麻痹

案例思考

案例1：患者，男，25岁，建筑工人。因工作劳累3 d前突然发生寒战高热，咳嗽，未服药，次日咳嗽加剧，痰液黏稠，呈铁锈色，左胸痛前来就诊，门诊拟大叶性肺炎收入院。体检：T 39.5 ℃，P 112次/min，R 30次/min，BP 120/85 mmHg。急性面容，面色潮红，呼吸急迫，鼻翼扇动，口唇轻微发绀。视诊右侧吸运动减弱，听诊可听到支气管呼吸音和湿啰音，心律齐，无杂音。腹平软，肝脾未触及。拟诊为大叶性肺炎。

思考：①患者还须做哪些评估？②肺部触诊和叩诊时，还可能出现哪些体征？

案例2：患者，女，52岁，家庭主妇。风湿性心脏病史5年，家务劳动后出现气急、咳嗽、咯血、阵发性呼吸困难一周。体检：T 37.5 ℃，P 116次/min，R 24次/min，Bp 120/80 mmHg。面颊部潮红，口唇轻微发绀。心律齐，心率116次/min，S_1亢进，心尖区闻开瓣音，P_2亢进，两肺散在湿啰音。腹软，肝肋下2指，肝颈回流征（+），下肢水肿，神经系评估（−），心电图显示：P波幅度增大和有切迹，电轴右偏及右心室肥厚。入院后患者情绪紧张，对疾病很担心。

思考：①患者还须做哪些评估？②体检还可能出现哪些体征？③请结合患者提出护理诊断。

案例3：患者，男，43岁。间歇性乏力、食欲减退8年，"乙肝"病史15年。6 h前突然恶心、呕吐，呕出物为胃内容物含暗红色血块物，量约1 500 mL。体检：T 37.5 ℃，P 108次/min，BP 86/60 mmHg，神志清，面色灰暗，巩膜黄染，右侧颈部可见一蜘蛛痣。心肺无异常。肝肋下未及，脾肋下4 cm，腹部可见轻度腹壁静脉曲张，移动性浊音阳性。双手肝掌明显，双下肢有凹陷性水肿。神经系统评估未见异常。

思考：进行身体评估时，患者出现了哪些阳性体征？

第六章

心理及社会评估

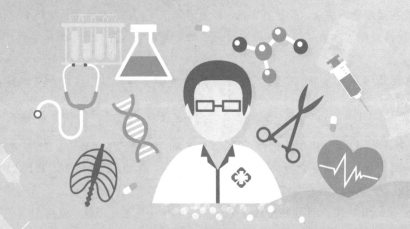

知识目标

1. 掌握心理、社会评估的目的、意义及注意事项。
2. 熟悉心理和社会评估的内容和方法。
3. 了解评估对象与疾病相关的心理和社会因素。

能力目标

通过本章的学习，能够根据所收集的资料，正确地评估与疾病有关的心理和社会因素。

心理及社会评估的常用方法有观察法、交谈法、测量法，用于社会评估的还有实地观察法和抽样检查法等。观察法和交谈法简便易行，收集的资料多，所以最常使用，但受评估双方的主观因素影响较大；测量法常通过量表对评估对象进行量化测评，结果相对较为客观精确，但受工具的信度和效度影响，且较复杂费时。目前心理及社会评估方法还在发展和完善中，因此，在进行心理及社会评估时，要尽可能结合身体评估的方法，甚至医学检测法为诊断及治疗提供客观资料。

第一节 心 理 评 估

一 自我概念评估

心理评估的方法

（一）自我概念的定义

自我概念（self concept）是指一个人对自我的认识和评价。它的形成受到价值观、信念、文化，以及他人对个体评价的影响。身体功能障碍、容貌毁坏、精神疾病、角色改变等可导致自我概念的负向性改变，而自我概念紊乱又可极大地影响个体维持和恢复健康的能力。

（二）自我概念的组成

护理专业中自我概念包括人的体像（对自己身体的感觉和看法）、社会自我（对自己的社会人口特征如姓名、性别等的认识）、精神自我（对自己的能力、性格、道德水平等的认识与判断）、自尊（人们维护自己的尊严和人格，不容他人任意侮辱、歧视的一种心理意识和情感体验）。与其相关的护理诊断有自我体像紊乱、自我认同紊乱、长期自尊低下、情景性自尊低下等。评估内容与方法见表6-1。

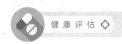

表6-1 自我概念评估的主要内容与方法

主要评估内容	评估方法
体像	交谈：①你最喜欢自己身体的哪些部位？②最不喜欢哪些部位？希望如何改变？③外表方面你最希望什么地方有改变？④体像改变对你有哪些影响？⑤他人希望你什么地方有所改变
	观察：①外表是否整洁并符合身份；②有无外貌改变；③对体形话题的兴趣
	投射法：（自画像并解释）多用于儿童，了解评估对象体像改变的内心体验
社会认同	交谈：①从事什么职业？②单位情况怎样？③谁是生活中最重要的人
	观察：①是否有目光交流；②社交是否主动；③面部表情与主诉是否一致
自我认同与自尊	交谈：①你认为你是怎样的人？②你身边的人如何评价你？③你对自己的性格和能力满意吗？不满意的是哪些方面？④你处理工作和生活问题的能力如何？⑤你对自己满意吗？⑥当前哪些事情你感到担忧
	观察：①是否有"我真没用"等语言流露；②活泼或退缩
	心理测验法：Rosenberg自尊量表（详见《心理学》有关内容）
精神自我	交谈：①最自豪的个人成就有哪些？②对未来的打算是什么
	观察：①面部表情；②穿着是否得体；③言行主动或被动

（三）相关的护理诊断

（1）体像紊乱（body image disturbance）：与身体功能变化有关。

（2）自我认同紊乱（self identity disorder）：与人格障碍有关。

（3）长期性低自尊（long term low self-esteem）：与事业失败、家庭关系紧张有关。

（4）情境性低自尊（situational low self-esteem）：与疾病导致躯体功能下降有关。

 **认知评估**

认知（cognition）是人们认识客观事物的心理过程。认知评估（cognition assessment）包括对个体的思维能力、语言能力、定向力的评估。

（一）思维能力评估

1.抽象思维能力评估

抽象思维能力涉及个体的记忆、注意、概念、理解和推理能力。主要评估内容包括以下几方面。①记忆力（memory）：先进行一般性评估，再对瞬时记忆（transient memory）（秒）、短时记忆（short-term memory）（分、时）、长时记忆（long-term memory）（天、年）分别评估，记忆评估的主要内容与方法见表6-2。②注意力（attention）：观察评估对象对周围环境的变化（如寝室来人、开关灯等）有无反应、执行任务时（如填写入院登记等）的专注程度。③理解力（understanding）：测试时，可让评估对象做一些从简单到复杂的动作，如关门，按长短顺序说出或指出自己的5个手指，观察其能否理解和执行。

表6-2　记忆评估的主要内容与方法

主要评估内容	评估方法
一般性评估	交谈：①你觉得最近的记忆力有改变吗？请举例；②对近事记得清，还是对远事记得清
瞬时记忆	测验：复诵数字串。评估者读一串数字，请评估对象立即复诵（正常人能顺序背诵5～8个数，倒背4～6个数的数字串）
短时记忆	交谈：①刚才您在做什么？②早餐吃了些什么
长时记忆	交谈：①儿童时代的故事或当天吃的食品；②故乡的回忆，家人的姓名

2.洞察力评估

可让评估对象描述对医院周围环境的观察；更深一层洞察力的评估可让其解释格言、谚语或比喻等。

3.判断力评估

测试方法为展示实物让评估对象说出其属性；也可假设某情景，让评估对象说出应对方法，如"突然听到喊救火，你将怎么办"。

（二）语言能力评估

主要了解评估对象的语言表达及对文字符号的理解能力。评估可通过提问交谈法，以及自述病史、复述词句、诵读短文、书写、为常用物品命名等检测法，观察评估对象说话时的音量、音调、语速、节奏，以及用词的正确性、陈述的流畅性、语意的连贯性等。

（三）定向力评估

定向力（directional ability）指对周围环境和自身状态的认识能力。评估内容与方法见表6-3。

表6-3　定向力评估的主要内容与方法

主要评估内容	评估方法
人物定向力	交谈：①你叫什么名字？②（指其亲友）这人是谁
	观察：对评估者的反应
时间定向力	交谈：①今天是星期几？②现在是上午还是下午
空间定向力	交谈：①这凳子是在床的左边还是右边？②灯在哪儿
地点定向力	交谈：①你现在在哪里？②这是什么地方

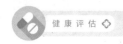

（四）相关护理诊断

（1）急性意识障碍（acute consciousness disorders）：与精神性疾病、药物滥用有关。

（2）记忆功能受损（impaired memory function）：与脑部疾病、应激事件、注意力不集中有关。

（3）语言沟通障碍（language barriers to communication）：与思维障碍、意识障碍等有关。

（4）感知觉受损（perception is impaired）：与感觉器官疾病、精神病性疾病等有关。

 三 情绪与情感评估

（一）情绪与情感的区别与联系

情绪（emotion）是与机体的生理性需要相联系的态度体验，而情感（feeling）则是与人的社会性需要相联系的态度体验。情绪和情感对人的生理活动和社会活动产生重要影响。临床常见的消极情绪有焦虑、抑郁、恐惧、愤怒等。相关的护理诊断有焦虑（anxiety）、恐惧（fear）、绝望、功能障碍性悲哀、预感性悲哀等。与情绪相关的常见疾病主要是心身疾病，如神经症、精神病、原发性高血压、冠心病、消化性溃疡、青光眼、神经性皮炎、荨麻疹、更年期综合征、恶性肿瘤等。

（二）评估方法

对情绪情感的评估可综合运用多种方法。①观察评估对象的面容、表情、语气、语调、姿势、步态、行为、睡眠、食欲等。②测量生理指标，如呼吸频率、心率、血压、温度、皮肤湿度等。③交谈，如"最近心情好不好？""现在心里感觉如何？""这样的心情有多久了？""除了心情以外，身体还有其他不舒服吗？"等。④心理测验法，是评估情绪情感较为客观的方法。常用的工具有 Avillo 情绪情感形容词量表、Zung 焦虑状况自评量表（SAS）、Zung 抑郁状态自评量表（SDS）（详见《心理学基础》）。

（三）相关的护理诊断

（1）焦虑：与需要未得到满足、不适应环境有关。

（2）恐惧：与躯体功能丧失、疾病晚期、环境因素改变有关。

（3）有自杀的危险（risk of suicide）：与沮丧、抑郁、无价值感有关。

（4）有对他人施行暴力的危险（risk of violence to others）：与易激惹、自控能力下降等有关。

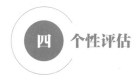

四 个性评估

（一）个性的定义

个性（personality）也称人格，是个体具有一定倾向性的比较稳定的心理或行为特征的总和。个性包括个性心理特征和个性倾向性两方面。个性心理特征包括能力、气质和性格；个性倾向性则包括需要、动机、兴趣、信念、世界观等。与个体健康较密切的是能力和性格两方面。护理上对个体能力的评估主要是认知能力（如观察力、注意力、记忆力、抽象概括力等）的方面，详见前面相关章节。

（二）性格的定义

性格（character）是指个体对待客观现实所持的稳定的态度和习惯化了的行为方式。人类性格类型多样，通过对个体性格的评估，可以较好地选择心理护理和护患沟通的方式。与个性相关的常见疾病主要是心身疾病，如原发性高血压、冠心病、支气管哮喘、消化性溃疡、偏头痛、紧张性头痛、糖尿病、青光眼、恶性肿瘤等。

（三）性格分类

（1）内外倾向型：外向型者活泼、开朗、情感外露、办事果断、善于社交、反应快，但较轻率，难以接受批评与进行自我批评；内向型者感情深藏、待人接物谨慎、不善交际，但一旦下定决心，便能锲而不舍，善于自我分析与自我批评。

（2）功能类型：以理智、情绪、意志三种心理功能中哪一种占优势来确定其性格类型。理智型者处事稳重，明事理、讲道理，能理智地看待一切并以此支配自己的行为。情绪型者情绪体验深刻，较冲动、脆弱，言行举止易受情绪左右。意志型者顽强执着，行为活动有较强的目的性、主动性、持久性和坚定性。

（3）场独立型与场依存型：场独立型者能主动适应环境和应对生活中的负性事件，善于克制冲动；场依存型者被动接受环境，自控力差，易产生自卑、抑郁等不良心理，以及依赖行为。

（四）评估方法

性格评估是个性评估的重点，常用评估方法有：①观察法，通过观察评估对象的言行、情感、意志、态度等的外部表现，如服饰式样、是否整洁、对人的态度、姿势、动作、表情、语调等，以了解其性格特征；②交谈法，可通过了解个人的生活背景、成长经历等，也可直接询问："你如何评价自己的性格？""遇到伤心事，你是说出来还是闷在心里？""面对困难，你一般是坚持还是放弃？"等，以了解评估对象的行为习惯，从而判断其心理特征；③作品分析法，收集评估对象的书信、日记、自传、图画及其他个人文件等，分析其对事物所持的观点态度；④量表测评法，利用一些测评量表，如艾森克人格问卷（EPQ）、明尼苏达多项人格问

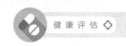

卷（MMPI）、卡特尔16种人格因素测验（16PP）等了解评估对象的个性特征（详见《心理学基础》）。

（五）相关的护理诊断

（1）社交障碍（social disabilities）：与性格内向、过分依赖、生活应激事件及躯体疾病影响有关。

（2）社交孤立（social isolation）：与严重抑郁悲观、身体健康改变有关。

（3）有孤独的危险（risk for loneliness）：与癌症晚期抑郁有关。

 五 压力与压力应对评估

压力（stress）是指个体面对内外环境中的各种刺激时所产生的一种心身紧张性反应状态。环境中能引起机体紧张性反应的事件与情境，称为压力源（stressor）（包括生物性、心理性、环境性和社会文化因素等）。机体应付压力源时所产生的生理和心理等方面的变化，称为压力反应（stress reaction）。个体采用持续性的行为、思想和态度来处理面临的压力的过程，称为压力应对（stress coping）。人们常用的压力应对方式可归纳为情感式和问题式两类。长期的压力适应不良，可引起多种心身疾病，如高血压、冠心病、偏头痛、哮喘、消化性溃疡、溃疡性结肠炎等。相关的护理诊断：个人应对能力失调、疲乏、防御性应对、无效性否认、家庭应对能力失调、调节障碍。评估内容与方法见表6-4。

表6-4　压力与压力应对评估的主要内容与方法

主要评估内容	评估方法
压力源评估	交谈：①哪些事情给你的压力较大？②生病住院带给你的压力大吗
	量表测定：常用"住院患者压力评定量表"
压力反应评估	交谈：目前你的生活发生了哪些改变？这些改变是何时开始的
	观察：有无如下改变。①生理反应（瞳孔扩大、面色潮红或苍白、心率及呼吸增快、血压升高、食欲下降、肌张力增高、口干尿频、睡眠障碍等）。②情绪反应（恐惧、焦虑、抑郁、过度依赖和失助、愤怒等）。③认知反应（敏感性增加、认知能力增强、思维能力增强，注意力分散、记忆力下降、感知混乱、判断力和定向力失误、思维迟钝、洞察力减退、自我概念偏差等）。④行为反应（重复某一特殊动作，如来回走动、咬指甲、吸烟等；运动次数改变，如增加或减少；行为方式改变，如行为退化、无序及行为与时间、地点、场合不符等）
应对方式评估	交谈：①通常你用什么方法减轻压力？有效吗？这次你打算怎么办？②遇到困难时，有哪些人能帮助你？我能为你做点什么
	量表测评法：解亚宁（1999）简易应对方式问卷（SCSQ）和Jaloviee应对方式量表等

第二节 社会评估

一 角色与角色适应评估

（一）角色的定义

角色（role）是指社会期待的用以表现人的身份、地位的行为模式。个体在一生中的同一时间里充当的角色也有多种，可分为基本角色、一般角色、独立角色三类。当个体患病时，则无可选择地进入"患者角色"。

（二）角色适应不良的类型

任何一种角色都有相应的一整套权利和义务，也有与之相一致的行为模式，社会要求每一个人按自己的角色行事。当个体的角色表现与所承担的角色期望不协调或无法达到角色期望的要求时，便是角色适应不良（role maladjustment）。患者角色适应不良，常见的有以下几种类型。①角色缺如（patient role absence）：未进入患者角色、不认为自己有病。②角色冲突（patient role conflict）：指患者角色与其他角色发生心理冲突和行为矛盾。③角色强化（patient role overload）：沉溺于患者角色，不愿意恢复原有的角色功能。④角色消退（patient role subsided）：为了承担其他角色的责任而使已有的患者角色行为退化甚至消失。如有病的儿子转而照顾突发重病的母亲。

（三）角色功能评估的主要内容与方法

角色功能评估的主要内容与方法见表6-5。

表6-5 角色功能评估的主要内容与方法

主要评估内容	评估方法
日常角色功能	交谈：①平时家庭中谁说了算？②在家中分担工作或经济的情形如何？③从事什么职业？担任什么职务？干得顺手吗？
角色功能	交谈：①患病后，你认为你的角色发生了哪些变化？对你有哪些影响？②你现在关心的是治病还是其他？③你能为自己的健康做些什么？
角色适应不良	观察：有无疲乏、头痛、心悸、焦虑、抑郁、睡眠障碍、忽略自己、依从性差等

（四）相关的护理诊断及相关因素

详见第七章第八节的角色-关系型态评估。

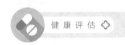

二 文化评估

（一）文化的定义

文化（culture）是指人类在发展过程中所创造的物质文明和精神文明的总和。文化是特定的社会群体在长期的社会活动过程中形成的，并为其成员共有的生存方式的总和，包括知识、艺术、价值观、信念与信仰、习俗、道德、法律与规范等各方面及其相应的物质表现形式。

（二）文化的要素

价值观、信念和信仰、习俗是构成文化的核心要素，可直接影响健康和健康行为，是评估重点。价值观，既深沉又抽象，可视性差，因而最难评估，尚无现存的评估工具；习俗，最具体且易于表达，可视性强，易通过外界行为观察。

（三）文化评估的目的

文化评估的目的是发现相关的护理问题，实现多元文化护理，避免文化强加和预防评估对象文化休克（指个人生活在陌生的文化环境中所产生的迷惑与失落的经历）的发生或缩短其时间。文化评估内容与方法见表6-6。

（四）相关护理诊断

相关护理诊断包括娱乐活动缺乏、保持健康的能力改变、语言沟通障碍、精神困扰、潜在的精神健康增强等。

表6-6　文化评估的主要内容与方法

主要评估内容	评估方法
价值观	交谈：①你认为生活的意义是什么？②生活中什么对你最重要？③患病后你一般从何处寻求力量和帮助？④你的行为准则是什么？
信念与信仰	主要是健康信念与宗教信仰的评估
健康信念	交谈：①你觉得自己健康吗？②你怎样看待自己所患的疾病？③你认为导致你健康问题的原因是什么？④你是怎样、何时发现你有该健康问题的？⑤该健康问题对你的身心造成了哪些影响？严重程度如何？发作时持续时间长还是短？⑥你认为你该接受何种治疗？你希望通过治疗达到哪些效果？⑦你的病给你带来的主要问题有哪些？对这种病你最害怕什么？
	测试：常用Kleinman等评估模式（10个问题）

主要评估内容	评估方法
宗教信仰	交谈：①你有何宗教信仰？你会参加哪些宗教活动？②你的宗教信仰对检查、治疗、饮食等方面有何限制？③住院对你参加宗教活动有哪些影响？
习俗	主要是饮食习俗、语言的评估
饮食（戒规、主食、烹调方式）	交谈：①你是否是一日三餐？什么时间进餐？②喜欢（不喜欢）吃哪些食物？主食是哪些？有何禁忌？③经常怎样烹调食物？常用哪些调味品？④哪些情况会增加（或减少）你的食欲？
沟通（语种、语忌、身体语言）	交谈：①你讲何种语言？②你喜欢人家叫你什么？③你的语言禁忌有哪些？
	观察：交流时的表情、眼神、手势、姿态、语音、语调等
传统医学	交谈：你试用过哪些民间疗法？效果如何？
文化休克	交谈：你住院后有什么感受？主要是由什么原因引起？
	观察：①有无失眠、食欲下降等生理反应。②有无焦虑、恐惧、沮丧、绝望等心理反应

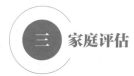 **家庭评估**

（一）家庭的定义

家庭（family）由婚姻关系、血缘关系或收养关系，或共同经济为纽带结合成的亲属团体，是一种特殊的心理认可群体。狭义的家庭指一夫一妻制个体家庭，家庭成员包括父母、子女和其他共同生活的亲属。广义的家庭则泛指人类进化不同阶段上的各种家庭形式。

（二）家庭结构

家庭结构是指家庭内部的构成和运作机制，反映了家庭成员之间的相互作用和相互关系。①家庭人口结构，指家庭的人口组成、家庭成员的数量，包括核心家庭、主干家庭、单亲家庭、重组家庭、无子女家庭、同居家庭、老年家庭。②家庭权利结构，包含权力来源、权力结果及决策过程。家庭权力由其成员的个性、角色、能力、家人认同而定。权力结果指的是最后做主的人，决策过程则是家庭产生共识而采取的行动方式。家庭权利结构包括传统权威型、工具权威型、分享权威型、感情权威型等四种类型。评估家庭权利结构是护士进行家庭评估后采取家庭干预措施的重要参考资料，能确定谁是家庭中的主要决策者，与之协商，才能有效地提出建议，实施护理干预。③家庭角色结构，指家庭对每个占有特定位置的家庭成员所期待的行为和

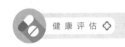

规定的家庭权利、责任与义务。在家庭中每一成员都占有特定的位置，并享有一定的权利，同时也应尽一定的义务。④家庭沟通过程，信息的传达即为沟通，所沟通的信息包括语言和非语言的内容与情绪。维持家庭成员关系的一个重要因素是彼此间的沟通，有效的沟通应是明确、平等及开放的。

📎 知识链接 6-1

以代际层次和亲属关系为标准的家庭分类

（1）核心家庭：由父母和未婚子女组成的家庭；仅由夫妻组成的家庭也叫核心家庭。

（2）主干家庭：由父母和一对已婚子女组成的家庭。

（3）联合家庭：由父母和多对已婚子女组成的家庭；如果已婚子女在父母去世后仍不分家，也叫联合家庭。

（4）单亲家庭：由离婚者或未婚者与子女组成的家庭。

（5）残缺家庭：由未婚子女组成的残缺父母或者残缺一方的家庭。

（三）家庭生活周期

家庭生活周期是指家庭经历从结婚、生产、养育儿女到老年的各个阶段连续的过程。家庭在每个阶段都有其特有的角色、责任及需求，需要家庭成员共同努力、协同完成以使家庭逐步完善成熟。评估家庭周期能对确定护理干预提供重要依据。

（四）家庭功能

家庭功能能满足家庭成员和社会的需求。①情感功能：满足家庭成员感情的需要是家庭的基本功能之一。家庭成员之间通过相互理解、关心和情感支持，缓解和消除社会生活带来的烦恼、压力，从而维持均衡、和谐的心理状态，使成员体会到家庭的归属感和安全感。②经济功能：满足成员的衣、食、住、行、教育、娱乐等基本需求，同样是家庭的基本功能。③生育功能：繁衍、养育下一代及赡养老年人是家庭的主要功能。通过生育子女、供养照顾老年人，从而达到延续人类社会的目的。④社会化功能：家庭还有帮助年幼成员从"生物人"逐步向"社会人"转化的功能。家庭是年幼成员学习语言、知识、社会规范及社会行为标志的主要场所，家庭为年幼成员提供适应社会的经验。⑤健康照顾功能：促进和维护成员的健康是家庭的基本功能。家庭不仅有保护、促进成员健康的功能，更有在成员患病时提供各种所需照顾和支持的功能。

（五）家庭危机

家庭危机指当家庭压力超过家庭资源，导致家庭功能失衡的状态。家庭压力主要来自：①家庭经济收入低下或减少，如失业、破产；②家庭成员关系的改变与终结，如离婚、分居、丧偶；③家庭成员角色改变，如初为人父（母）、退休、患病等；④家庭成员的行为违背家庭期望或损害家庭荣誉，如酗酒、赌博、犯罪等；⑤家庭成员生病、残障、无能等。

（六）家庭资源

家庭资源按来源，可分为家庭内部资源和家庭外部资源两种类型。①家庭内部资源：经济支持、精神与情感支持、信息支持、结构支持等，如改变家中设施、装修以方便家人的生活。②家庭的外部资源：社会资源、文化资源、医疗资源、宗教资源、精神支持等。

（七）家庭评估内容与方法

家庭评估主要包括家庭成员基本资料、家庭功能、家庭资源等方面的评估。家庭成员基本资料包括姓名、性别、年龄、民族、职业、文化程度、宗教信仰、健康史、家族遗传病史等。家庭最基本的功能是满足其成员的衣、食、住、行、育、安、康等。家庭资源是指家庭为了维持其基本功能，在应对压力事件和危急状态时所能获得的物质、精神等方面的支持。广义的家庭资源包括亲朋好友和社会团体的支持。家庭评估的主要内容与方法见表6-7。

表6-7　家庭评估的主要内容与方法

主要评估内容	评估方法
家庭成员的基本资料	交谈： （1）通过询问家庭的人口组成、家庭人口数量了解家庭类型 （2）通过询问结婚的时间、有无孩子及年龄确定家庭所处的生活周期，根据家庭生活周期的不同阶段按下列情况进行交谈。①新婚家庭：与配偶关系如何；彼此之间是否能和睦相处。②有婴幼儿的家庭：在经济和照顾孩子方面是否有压力。③有学龄前、学龄儿童的家庭：孩子是否上学；是如何对孩子进行教育和培养的；孩子在家里、幼儿园或学校表现如何。④有青少年的家庭：是否经常与孩子沟通；是否在孩子与异性交往、学习、做人等方面做了教育与指导，是如何教育的。⑤有孩子离家创业及空巢期的家庭：孩子长大离家后，作为父母是否适应，采取了什么措施进行调节。⑥老年期的家庭：是否退休及退休多长时间了，是否习惯；平时都做些什么；配偶身体如何等问题 （3）通过询问家庭遇事的决策过程了解家庭的权利结构
	阅读：有关健康记录
家庭功能	交谈：①你喜欢你家吗？为什么？②你的家和睦快乐吗？③家里的人能相互照应吗？尤其在患病时能吗？④家里的收入够用吗？能否满足基本生活？⑤家庭出现问题一般由谁来解答？⑥是否有家庭成员被忽视？⑦家庭是否民主制？⑧家庭成员间是否互相关爱、互相尊重
	观察：观察的内容包括家庭的居住条件、家庭成员衣着、饮食、家庭气氛、成员间的亲密程度
	量表评定：常用的有Smilkstein家庭功能量表及Procidano和Heller的家庭支持量表
家庭资源	交谈：①你住院，家里谁照顾你？②你住院的费用谁能负责？③家里有人能向你提供保健知识吗？④你能从亲朋好友邻居同事那里得到帮助吗
	观察：探视情况

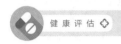
（八）相关的护理诊断

（1）家庭作用改变（variation of family role）：与家庭情况改变或家庭危机有关。

（2）亲子依恋改变的危险（danger of parent-child attachment change）：与躯体障碍或父母患病后没有能力满足自身需要有关。

（3）持家能力障碍（housekeeping disabilities）：与身体残障有关。

（4）家庭应对无效（ineffective family coping）：与酒精成瘾或缺乏解决问题的技巧有关。

 四 环境评估

环境（environment）是人类生存或生活的空间。社会评估主要了解评估对象的外环境包括物理环境、社会环境、文化环境和政治环境。以下重点介绍物理环境与社会环境。

（一）物理环境

物理环境，又称自然环境，是一切存在于机体外环境的物理因素的总和，如空气、水和土壤等，置于物理环境中的人，通过摄取其中有益于身体健康的物质来维持生命活动。同时，环境中存在着、产生着和传播着危害人体健康的物质，包括：①生物因素，如细菌、病毒、寄生虫等病原微生物；②物理因素，如噪声、振动、电离辐射、电磁辐射等均会危害人体的健康；③化学因素，如水和空气污染、生产毒物、粉尘和农药，以及交通工具排放的尾气等；④气候与地理因素，如空气的湿度、温度、气流和气压的变化等都会对人的健康造成影响。

（二）社会环境

社会环境是指人类生存及活动范围内的社会物质与精神条件的总和。它涉及社会政治制度、法律、社会经济、社会文化系统、教育、人口、民族、职业、生活方式、社会关系与社会支持等诸多方面。社会环境与人的健康有密切的关系，积极的社会环境将促进人的健康，而消极的社会环境则可能导致人患病，直接对人造成伤害，如战争给人们带来伤残，甚至死亡。但在更多的情况下，消极的社会环境是通过一些中介因素而导致疾病的。

（三）评估内容与方法

物理环境和社会环境评估的主要内容与方法分别见表6-8和表6-9。

表6-8　物理环境评估的主要内容与方法

主要评估内容	评估方法
居住环境 工作环境 病室环境	交谈：询问是否有影响健康的理化因素，如声音、光线、空气、水源、温度、射线、化学物、电离辐射、粉尘和农药等

主要评估内容	评估方法
居住环境 工作环境 病室环境	实地观察：考察评估对象所处的环境有无工业排放的废气污染空气，排放的废渣、废水是否浸入水源危害农田，造成农作物的污染；有无农民盲目施用农药、化肥和违禁的化学添加剂，导致食品中农药残留物超标等危害健康的因素等。同时，通过实地考察可以了解评估对象所处的工作、家庭或医院环境是否存在健康危险因素，以补充交谈的不足
	抽样检测：如通过检测评估对象的饮用水证明是否危害健康
	评估量表：环境评估多采用跌倒危险因素评估表，如摩尔斯患者跌倒（坠床）危险因素

表6-9　社会环境评估的主要内容与方法

主要评估内容	评估方法
经济状况	交谈：①家庭每月生活开支多少？占收入比重多大？②家庭经济来源有哪些？③家中几人有工作？单位效益如何？④医疗费用支付形式是什么？有无困难
	观察：日常生活情况、是否有角色适应不良
教育水平	交谈：①评估对象及其家人的受教育程度；②对疾病知识的认知程度
生活方式	交谈与观察：①了解饮食、睡眠、娱乐等方面的习惯与爱好；②有无烟、酒、毒、赌等不良嗜好
社会关系与社会支持	交谈与观察：①家庭关系如何？亲友关系如何？②单位及同事的支持情况如何？③与病友及医护患关系如何

（四）相关护理诊断

（1）有受伤的危险（risk of injury）：与听觉减退或视觉减退有关。

（2）社区应对能力失调（disorders of community coping ability）：与疾病或受伤有关。

（3）潜在的社区应对能力增强（potential enhancement of community coping ability）。

✿ 本章小结

　　在健康评估的学习和实践中，人的生理健康与其心理、社会因素密切相关。心理评估是对个体的心理状态、行为等心理现象做全面、系统和深入的客观描述，重点是自我概念评估、认知评估、情绪与情感评估、个性评估，是服务对象心理护理和护患沟通方式的依据。发现评估对象心理活动方面现存的和潜在的健康问题，以制订有针对性的护理计划。社会评估主要讲解评估的重要性，角色的定义、分类、形成、适应不良，评估的方法与内容；文化评估主要讲解文化的定义、要素、评估方法与内容；家庭评估主要讲解家庭的定义、家庭结构、家庭生活周期、家庭功能、家庭危机、家庭的评估方法及内容；环境评估主要讲解环境的分类及环境的评估方法与内容。

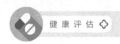

Summary

In the study and practice of health assessment, the physical health of people is closely related to between their psychological and social factors. Psychological assessment is comprehensive, systematic and in-depth description of the objective of the individual's mental state, behavior and other psychological phenomena, focusing on the self concept assessment, cognition assessment, emotion and feeling assessment, personality assessment, serving as the basis of psychological assessment and nurse-patient communication. Founding the patients with mental activities of existing/potential healthy problems is to develop a targeted nursing plan. Define social assessment mainly on the importance of the social assessment, the definition, classification, form, poor adaptation of the role, assessment methods and content; cultural assessment mainly on the definition of culture, elements, assessment methods and content; family assessment mainly on the definition of family, including narrow and broad family, family structure, family life cycle, family function, family crisis, family assessment methods and content; environmental assessment mainly on environmental classification and assessment methods and content.

目标检测

A₁型题

1. 心理健康的重要标志是（   ）。

    A. 人的自我概念　　　　　　　　　　B. 人的认知水平

    C. 情绪状态　　　　　　　　　　　　D. 个性特征

    E. 对压力源的认识

目标检测答案

2. 情绪情感产生的基础是（   ）。

    A. 认知　　　　　　B. 态度　　　　　　C. 行为　　　　　　D. 需要

    E. 自尊

3. 患者常见的不良情绪包括（   ）。

    A. 害怕、焦虑、烦躁　　　　　　　　B. 惊恐不安、犹豫、抑郁

    C. 抑郁、犹豫、害怕　　　　　　　　D. 焦虑、抑郁、担心

    E. 恐惧、焦虑、抑郁、愤怒

4. 人对客观外界事物态度的体验，并反映人与客观事物之间关系的是（   ）。

    A. 情绪、情感　　　B. 需要　　　　　C. 人格　　　　　D. 动机

    E. 态度

5. 个体对自己的性别、职业、社会地位、名誉的认识与估计是指个体的（   ）。

    A. 自尊　　　　　　B. 体像　　　　　C. 自我形象　　　D. 自我认同

    E. 社会认同

6. 对患者角色适应影响较小的因素是（   ）。

    A. 年龄　　　　　　B. 性别　　　　　C. 职业　　　　　D. 家庭背景

    E. 经济状况

7. 家庭的基础是（　　　）。

    A. 血缘　　　　　　　B. 婚姻　　　　　　C. 价值观　　　　　　D. 经济关系

    E. 情感交往

8. 不属于文化特征的是（　　　）。

    A. 共享性　　　　　　B. 获得性　　　　　　C. 继承性　　　　　　D. 民族性

    E. 独特性

9. 在 Duvall 的家庭生活周期模式中，父母独处至退休的阶段被称为（　　　）。

    A. 退休期　　　　　　B. 老年期　　　　　　C. 独处期　　　　　　D. 空巢期

    E. 重适期

案例思考

    患者，女，30 岁，近几个月在乳腺触到一包块，听人说可能是乳腺癌，非常紧张，到处求医，出现心悸、气促、食欲下降，伴失眠、手足震颤、出汗等。

    思考：①该患者的情绪主要是什么？②她目前存在哪些护理问题？

第七章

功能性健康型态评估

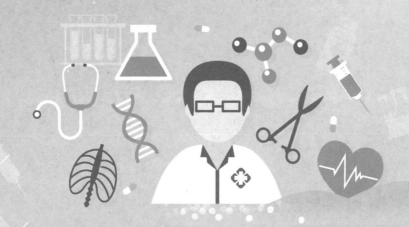

知识目标

1. 掌握各种功能性健康型态的评估方法、内容及常用的护理诊断。
2. 熟悉功能性健康型态的相关概念、检查方法。
3. 了解各种功能性健康型态的影响因素和形成因素。

能力目标

通过本章的学习，能够根据收集的评估对象的资料，正确判断其健康型态的类型，并列出护理诊断及相关因素。

第一节 健康感知－健康管理型态

健康感知－健康管理型态（health perception and health management pattern）主要指个体对健康与健康维护、健康促进、疾病预防的认识及如何对自己的健康进行管理，是否采取有效的健康照顾行为和计划。

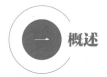**概述**

（一）健康

健康（health）指个体在不断适应内外环境变化的过程中生理、心理、社会等方面的动态平衡状态；而疾病是指个体某方面功能失衡的状态。从健康到疾病是一个动态的连续过程（图7-1）。

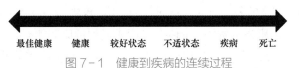

最佳健康　健康　较好状态　不适状态　疾病　死亡

图7-1 健康到疾病的连续过程

（二）健康维护

健康维护（health maintenance）是指个体为维持理想的健康状态所采取的规则锻炼、控制压力、按期预防接种、平衡膳食等各种活动。影响个体对健康的认识及参与健康维护活动的重要因素，是个体对健康的解释和自身健康状况的感受。

（三）疾病预防

根据疾病发展的不同阶段及致病因素所采取的预防措施分为3级，分别为一级预防

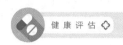

（primary prevention）、二级预防（secondary prevention）和三级预防（tertiary prevention）。以上三级预防措施的区别见表7-1。

表7-1　3级预防措施的区别

预防分级	名　　称	预防措施	预防目的
一级预防	病因预防	健康促进，健康保护	避免疾病的发生
二级预防	临床前期预防	早发现，早诊断，早治疗	减少并发症、后遗症和残疾率
三级预防	临床预防	治疗、护理、康复、病情监测	防止复发转移，预防并发症和伤残等

（四）健康行为

健康行为（health behavior）指人们为了增强体质和维持身心健康而进行的各种活动，包括自主行为和依从行为。健康行为不仅在于能不断增强体质，维持良好的心身健康和预防各种行为，而且也在于它能帮助人们养成健康习惯。

（五）健康促进

健康促进（health promotion）指促进行为和环境向有益于健康的方向转变的活动。健康促进一方面可通过促进个体和群体行为与生活方式的改变，增强自我保健意识和自我保健行为；另一方面确保人们生活和工作环境符合卫生安全标准。

（六）健康危险因素

健康危险因素（health risk factors）是指使疾病或伤害发生率增高的因素，包括人体内外环境中各种现存的或潜在的有害因素。影响个体健康的危险因素包括年龄因素、生物学因素、遗传因素、心理因素、环境方面、饮食方面、生活方面、医疗方面等。

（七）健康感知与健康管理的影响因素

①健康价值观（health values）：它是指个体在成长过程中逐渐形成的一种对待健康的内部尺度和主观看法，用于健康的各个方面，从而达到个体的健康，主要包括个体对健康重要性的认识和健康控制观。②健康咨询资源：个体在患病或遇到健康问题时，通常会选择家庭成员、朋友、医护人员、书籍或互联网作为健康咨询的对象，从中获取有用的健康信息。健康咨询资源可影响人们对健康采取的健康行为及对待健康的态度。③身体健康情况：个体所需的健康维护行为因其健康状态的不同而不同，如糖尿病评估对象为维持理想的健康状态，必须实施饮食控制、遵医嘱服药和监测血糖，并改变其生活方式。同时，个体的健康状态对其健康行为能力亦可产生不同程度的影响。④健康观：即个体对健康的认识，是影响其健康维护行为的重要因素。⑤他人支持其研究表明，在健康管理的过程中，如果有家人、朋友的支持，会大大提高个体健康管理者的依从性，提升其对改变不良习惯的信心。

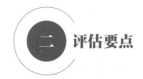 **评估要点**

（一）健康感知

询问个体对健康的理解及对自己健康状况的感受，其内容包括对自己健康状况的评价、既往健康（手术、外伤、过敏史）状况及是否因身体情况而影响工作和生活。

（二）健康感知与健康管理的影响因素

①个体对健康的认识：如个体认为健康的重要程度如何；个体的控制观，可通过询问个体的健康状况由谁决定、谁对个体所需要的健康进行照顾、如何看待生命等问题。②健康咨询资源：大多数情况下人们会选择家庭成员、朋友、医护人员、书籍或互联网作为咨询对象。询问个体患病或遇到健康问题时的咨询对象，并评估可能获得的信息的正确性。③自我护理能力：如个体为维持健康所采取的措施、关于健康方面目前有哪些目标、哪些因素有利于遵从健康指导、哪些因素妨碍遵从健康指导、听觉及视觉如何。

（三）健康的危险因素

①遗传因素，如个体有无高血压、心脏病、糖尿病及癌症等家族史。②生活方式，包括是否吸烟、酗酒或吸毒；每日的活动量、是否进行常规锻炼；饮食情况；生活拮据者应询问其家庭收入情况；仔细询问个体家庭或工作环境中是否存在健康危险因素。

（四）健康维护行为

询问是否进行常规健康检查和预防接种等情况；是否遵从医疗护理计划或健康指导。

 相关护理诊断

（1）寻求健康行为[health-seeking behavior（specify）]。

（2）有发育异常的危险（risk for dysplasia development）：与个体偏食、挑食及父母不懂科学喂养有关。

（3）有受伤的危险：与个体自理能力差及环境设施不安全有关。

（4）不合作（特定）[noncompliance（specify）]：与个体身体素质差及缺乏健康管理方面的知识有关。

（5）外科手术后恢复延迟（delayed surgical recovery）：与不遵从医疗计划或健康指导有关。

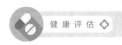

第二节 营养－代谢型态

营养－代谢型态（nutrition-metabolism pattern）涉及个体食物和液体的摄入与利用，包括营养、体液平衡、组织完整性和体温调节四个方面，在功能上相互关联，共同维持人体的营养与代谢功能。

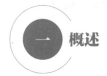 概述

（一）营养

营养（nutrition）是指人体从外界摄取适当有益物质以维持生命的行为，是人体摄取和利用食物的综合过程，是对食物中养料的摄入、消化、吸收、转运和排泄等的全过程。如果其中某一环节失衡就会打破人体的正常营养状态，从而影响身体的机能，久而久之就会导致疾病。

（二）体液

体液（body fluid）主要成分是水、电解质，广泛分布于细胞内外，具有相对稳定的酸碱度，其稳定状态为人体正常新陈代谢所必需。体内水分过多或过少均会影响组织器官的正常功能，甚至危及生命。

（三）皮肤和黏膜的完整性

皮肤和黏膜将外界致病因素阻挡在体外，成为人体抗感染的第一道防线。皮肤和黏膜表面细胞的脱落和更新可清除黏附于表面的病原。皮肤和黏膜还可分泌多种杀菌物质，此外，皮肤及腔道黏膜不仅能阻止外袭的病原侵犯，而且能刺激人体产生相应的抗体。皮肤通过水分蒸发或调节血液循环以维持正常体温，通过汗液排泄水分参与体内外液体调节。皮肤的功能有赖于皮肤的完整性。

（四）体温调节作用

皮肤对体温的调节作用，一是作为外周感受器，向体温调节中枢提供环境温度的信息；二是作为效应器，是物理性体温调节的重要方式，使机体温度保持恒定。

 评估要点

营养与代谢评估的方法包括交谈、身体评估和辅助检查。

（一）营养

1.交谈内容

①以食物摄入的合理性及对营养状况可能产生的影响因素为重点。如体重有无增减及增减的程度、原因；食欲情况；膳食种类与饮食习惯；是否了解饮食及营养摄入方面的知识。②从食物中摄取的热能及各种营养素的质和量，以确认其膳食的合理性。最简便的评估方法是通过询问了解个体每天的主食、蔬菜、水果、奶制品、肉类、豆类、鱼类和脂肪的摄入情况，以及食物摄入的合理性和营养需要满足的程度，有无营养失调或与之相关的危险因素。

2.体格检查

主要检查项目包括测量身高、体重、三头肌皮褶厚度和上臂肌围，根据身高和体重计算BMI，检查头发、眼、唇、舌、牙龈、皮肤、指甲等情况是否有营养不良。

3.实验室检查

①血清蛋白、转铁蛋白、前白蛋白、维生素结合蛋白测定，可反映体内蛋白质的水平，当体内蛋白质缺乏时，其在血清中的浓度可降低。②总淋巴细胞计数，是反映机体细胞免疫状态的指标。营养不良时，由于细胞免疫受损，总淋巴细胞计数下降。

（二）体液平衡

①交谈：通过询问每天的进水量、食物摄取量、排尿量、出汗量、粪便排泄量等评估出入液量是否平衡，病情需要时应每天称体重、记出入量，必要时测定尿比重。②体格检查：检查评估对象有无水肿或脱水征（如水肿的部位、程度、皮肤是否有渗液等）；有无皮肤弹性下降、干燥和粗糙；有无静脉塌陷；有无虚弱、嗜睡或意识改变；有无脉搏加快、血压下降；有无伴有口渴等脱水表现；有无体重的明显增减情况。

（三）组织完整性

①交谈：询问是否存在皮肤完整性受损的危险因素。②体格检查：检查皮肤、黏膜有无苍白或发绀、出血、发红、瘀斑、水疱、溃疡、压疮等，是否存在易引起以上损伤的因素，如身体不能移动、大小便失禁、营养不良、局部循环障碍、水肿或脱水、感觉缺陷、使用热水袋等。

（四）体温

①交谈：询问是否伴有寒战等导致体温失调的危险因素，有无排汗能力降低或丧失等问题。②体格检查：观察周围环境温度、湿度和空气流通情况对维持体温的影响（如是否存在外界温度剧烈变化，住房、衣着、保暖设施是否与外界温度不相适应等问题）；测量体温，根据评估对象情况采取测量方法（如腋温、肛温、口温等）。

 相关护理诊断

（1）有皮肤完整性受损的危险：与外伤或疾病所致长期不能翻身有关；与意识丧失、二便

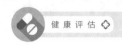

失禁有关。

（2）体温过高：与病原体感染有关；与严重的皮肤损伤导致散热能力差有关。

（3）体液不足：与排尿过多有关；与温度高排汗过多有关。

（4）营养失调（高于机体需要量）：与不懂科学饮食、活动量减少有关。

（5）母乳喂养有效（effective breastfeeding）。

第三节　排　泄　型　态

排泄型态（elimination pattern）主要涉及个体排便与排尿的功能，包括个体自觉的排泄功能状态、排泄时间、方式、量和质的改变或异常，以及泻药或排泄辅助器具的使用情况，包括各种引流装置。

 **概述**

（一）排便

排便（defecation）是粪便从直肠排出体外的过程。排便异常包括便秘和腹泻。影响排便的因素有心理因素、环境因素、排便习惯、饮食、液体摄入、肌肉张力、药物、肠道内的刺激物等。

（二）排尿

排尿（urination）的目的是排出代谢产物，保持体液平衡。排尿异常包括尿路刺激症状、排尿困难、尿潴留和尿失禁。

 **评估要点**

对排泄的评估主要包括排便和排尿的功能和模式，目的是为制订预防排泄异常的最佳健康促进方案提供依据。评估方法包括交谈、体格检查、辅助检查。

（一）交谈

1.交谈内容

①个体每天的排便次数、量、颜色、性状；近来排便次数的变化。②有无直肠胀满感、直

肠胀痛、腹胀、腹痛、排便费力、排出干结粪便等便秘症状，有无腹绞痛、稀便、排便急迫感等腹泻伴随症状。③个体是否使用轻泻剂、肛栓或灌肠通便。④有无排便异常的危险因素，如有无导致排便型态异常的疾病；有无影响排便的不良生活方式；有无影响排便的情景因素，如出门旅行、作息时间改变等；有无影响排便的精神因素。⑤有无因躯体活动能力下降或认知功能障碍导致的如厕能力减退。⑥个体的自理行为，如日常饮食情况，包括每日摄取食物的种类与量，便秘者重点评估膳食纤维和液体的摄入量，腹泻者重点评估饮食是否易消化且刺激性大小，不完全排便失禁者重点评估饮食中的水分是否合适。

2. 交谈注意事项

交谈时仔细倾听个体对日常排尿型态的描述，注意有无排尿异常、排尿异常的类型及其自理行为是否合理。

（二）体格检查

①有无腹部膨隆，耻骨上区是否可触及圆形、张力较高、活动度较小的囊性物，叩诊浊音等尿潴留症状；有无肠鸣音减弱或增强，是否可触及粪块。②检查肛门及其周围有无异常，如痔疮、肛裂等，并通过直肠指诊了解肛门括约肌的紧张度，以及直肠内有无粪便嵌顿、肿块或触痛等。③身上有无异味，是否使用尿垫或导尿管；观察躯体活动能力，有无活动受限或行动迟缓；泌尿生殖系统的结构有无异常，男性有无前列腺肥大，女性有无子宫、膀胱或直肠脱垂；观察是否存在意识和精神状态、情绪状态等影响排尿的因素。

（三）其他辅助检查

①腹部平片、钡剂灌肠或纤维结肠镜检查：可用于便秘或腹泻病因的检查。②肾盂造影：可显示肾盂、输尿管和膀胱的功能结构，以及膀胱颈有无梗阻。③残余尿检查：可测定排尿后膀胱内的剩余尿量，用于评估膀胱的排尿功能。

 三 **相关护理诊断**

（1）有便秘的危险（risk for constipation）：与膳食中缺乏食物纤维素有关；与多次妊娠腹肌张力下降有关。

（2）腹泻：与疾病导致肠道功能紊乱有关；与饮食不洁有关。

（3）大便失禁：与颅脑外伤导致意识障碍有关。

（4）压迫性尿失禁（stress incontinence）：与肥胖导致盆底肌肉薄弱或老年人肌张力减退有关。

（5）尿潴留：与排尿方式改变有关；与术后所致低血钾有关。

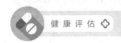

第四节　活动－运动型态

活动－运动型态（activity-exercise pattern）主要涉及个体日常生活活动、休闲娱乐，以及锻炼的方式及与之相关的活动能力、活动耐力与日常生活自理能力。

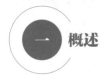 **一　概述**

（一）活动与运动的基本条件

人体的运动系统由骨骼肌、骨和关节三大部分组成。人体能够自如地做出各种动作都是以骨为杠杆，关节为枢纽，骨骼肌收缩作为动力才得以实现的。运动系统的完整性和正常的工作机能是维持人体基本生存能力和工作能力的基础之一。

（二）日常生活活动

日常生活活动（activities of daily living，ADL）指在日常生活中反复进行的最基本活动。包含衣食住行和个人卫生等。

（三）活动耐力

活动耐力（activity tolerance）指个体对活动与运动的生理或心理耐受力。

（四）移动、移动受损及不能移动

移动能力指个体自由活动的能力。移动和不能移动是一个连续过程的两个终端。其中间阶段为不同程度的移动受损。

 二　评估要点

评估内容包括活动与运动的形式、日常生活活动能力、活动耐力及其影响因素。方法包括交谈、身体评估、辅助检查和量表评估。

（一）活动与运动形式

由评估对象描述一般情况下一天的活动量，包括日常生活活动、休闲娱乐活动和日常体格锻炼的情况。对无休闲娱乐活动或体格锻炼者，应究其原因；对常规锻炼者，则应详细了解其运动的类型、频度、持续时间及其强度。强度多以运动前后的心率变化或评估对象的主观感觉来衡量。

（二）日常生活活动能力

可以通过询问评估对象或其家属获得信息，也可以通过直接观察评估对象实际生活中的活动完成情况进行评价，或采用评定量如日常生活能力评定量表（Barthel指数评定量表，ADL量表）进行分级测评（表7-2）。

表7-2 ADL量表

项 目	完全依赖	需极大帮助	需部分帮助	完全自理
进食		0	5	10
转位（如从床上坐起）	0	5	10	15
洗漱（洗脸、刷牙、梳头）			0	5
如厕		0	5	10
洗澡			0	5
行走	0	5（需轮椅）	10	15
上下楼梯		0	5	10
穿衣		0	5	10
排便控制		0	5（偶尔失禁）	10
排尿控制		0	5（偶尔失禁）	10

注：评价标准。①良，＞60分，有轻度功能障碍，能独立完成部分日常活动，需部分帮助；②中，41～60分，有中度功能障碍，需要极大帮助才能完成日常活动；③差，＜40分，有重度功能障碍，多数日常活动不能完成或需人照料。

（三）活动耐力

注意询问个体机体在日常生活活动或常规锻炼中有无疲乏、胸闷、胸痛、呼吸困难、心悸、头昏、冷汗、四肢和腰背痛等症状，心率和血压是否异常增快或增高等现象。辅助检查可采用肺功能、超声心动图等。

（四）影响活动耐力的因素

询问个体是否患有心血管疾病、呼吸系统疾病或骨、关节与肌肉和神经系统疾病，是否服用影响活动耐力因素的药物。辅助检查可采用X线检查、CT、MRI和动脉造影等。

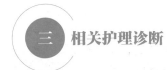 相关护理诊断

（1）清理呼吸道无效：与痰液黏稠有关；与极度衰竭、无力咳嗽有关；与术后引起的无效咳嗽有关。

（2）气体交换受损：与肺部疾病导致换气受损有关。

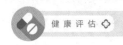

（3）废用综合征（disuse syndrome）：与瘫痪、机械因素限制不能活动、医嘱限制不能活动、剧烈疼痛、意识障碍有关。

（4）活动无耐力：与供养障碍性疾病（如心肺疾病、贫血）、慢性消耗性疾病、长期卧床、工作生活负荷过重、药物影响等因素有关。

第五节　睡眠－休息型态

睡眠－休息型态（sleep and rest pattern）涉及个体睡眠、休息和放松的方式，主要包括个体对 24 h 中睡眠与休息的质与量的感知、睡眠与休息是否充分、白天精力是否充沛，以及促进睡眠的辅助手段和催眠药的使用情况。

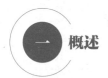

一　概述

（一）休息

休息是指身体的工作负荷减少，个体感到身心放松且无焦虑的一种平静状态。休息并不等于不活动。放松休息的方式可因人和不同的劳作状态而异，如长时间伏案工作的脑力劳动者可采取适当的肢体活动或闭目养神来放松休息，重体力劳动者则多采取静坐或躺卧等休息方式。

（二）睡眠

睡眠是一种周期性的特殊类型的休息，是个体处于一种暂时性对环境刺激反应减退的意识状态。睡眠有利于身体各系统功能的修复及脑力与体力的恢复，能够维护健康。睡眠由非快动眼睡眠（NREM睡眠）和快动眼睡眠（REM睡眠）两个不同的睡眠状态有规律地交替出现组成。

🔗 知识链接 7-1

午睡的意义及姿势

午睡有利于补足必需的睡眠时间，改善脑部供血，提高午后工作效率，增强机体防护功能。理想的午睡应该是平卧或侧卧。伏案午睡和坐着打盹易引起脑部供血不足，造成头晕乏力、视觉模糊等，长时间可引发脊柱变形、腰肌劳损等。俯卧时，因需歪头侧颈，且胸部受压，腰椎前凸增加，易产生多方面的不适。平卧和侧卧可保证大脑血供，有利于大脑功能的恢复。

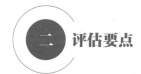评估要点

（一）交谈

（1）询问评估对象日常睡眠与觉醒的时间和节律，了解睡眠时数、睡眠时段、入睡时间、夜间觉醒次数、白天小睡的时间和方式及醒后的精神状态等。

（2）对睡眠异常的评估包括以下几方面。①失眠：问个体的睡眠是否充足，有无夜间入睡困难、多醒或早醒，了解其对睡眠的感受。失眠的病程及原因，如有无精神紧张、日夜倒班工作、陌生的睡眠环境及床褥不舒适等；有无与睡眠–休息型态异常有关的咖啡因或烈酒摄入史、吸烟史和服药史；有无影响睡眠与休息的疾患。②嗜睡：通过询问个体日间保持觉醒状态有无困难，日间在无强刺激作用下是否很容易入睡等问题可了解其有无嗜睡；也可采用嗜睡自评量表对评估对象进行测评，判断其是否存在嗜睡及嗜睡的程度。常用的有 Epworth 嗜睡量表（表7-3）。

表7-3　Epworth 嗜睡量表

项　目	得分/分			
	从不瞌睡	有时瞌睡	经常瞌睡	极易瞌睡
1. 静坐阅读时	0	1	2	3
2. 看电视时	0	1	2	3
3. 在观剧或开会等公共场所静坐不动时	0	1	2	3
4. 乘车1 h，中间不休息时	0	1	2	3
5. 午后卧床休息时	0	1	2	3
6. 与他人共坐对话时	0	1	2	3
7. 午餐不饮酒，餐后安静地坐着时	0	1	2	3
8. 汽车发生塞车坐在车中时	0	1	2	3

注：正常值为（5.9±2.2）分。

（二）体格检查

通过视诊观察白天睡眠不足的表现，包括：①有无不断打哈欠、揉眼睛、头低垂、身体松弛、易激惹和无精打采等睡眠不足的表现；②有无表情淡漠、结膜充血、眼睑下垂、黑眼圈等睡眠不足的表现；③有无言语不清、发音错误和措辞不当等睡眠不足所致的说话清晰度和用词能力改变的表现；④有无警觉性下降、注意力不集中、定向力减退、记忆、思维和判断力下降等睡眠不足致认知功能障碍的表现；观察睡眠环境中是否存在声音嘈杂、光线过亮、温度过冷或过热等不利睡眠的因素。

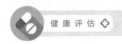

（三）辅助检查

通过睡眠脑电图和多导睡眠图的监测，了解睡眠的结构和进程，有助于评估睡眠的质量。

 相关护理诊断

（1）睡眠型态紊乱：与疾病因素（如心肺疾病所致的供养不足、神经衰弱）、心理应激、环境改变、焦虑、恐惧等有关。

（2）睡眠剥夺（sleep deprivation）：与夜间频繁咳嗽有关。

第六节 认知 – 感知型态

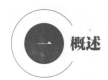 概述

（一）感知

感知（perception）是个体将来源于视、听、味、嗅、触等各种感官的刺激输入加以解释和组合，转换为有意义的方式的过程，是客观世界在人脑中的主观印象，是认识客观世界的开始。个体的感知功能主要包括视觉、听觉、味觉、嗅觉、肤觉，以及痛觉等。

（二）认知

认知（cognition）是人们推测和判断客观事物的心理过程，是在过去的经验及对有关线索进行分析的基础上形成的对信息的理解、分类、归纳、演绎，以及计算。认知活动包括记忆、思维、注意、想象、语言、定向力等。

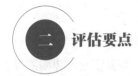 评估要点

（一）感知评估

①视觉（visual）：结合会谈与视力、视野测定进行综合评估。会谈的重点为近期视力有无变化及其程度，对生活、工作有何影响等。②听觉（auditory）：结合会谈与听力测定进行综合

评估。会谈的重点为是否使用助听器等。③味觉和嗅觉（taste and smell）：通过询问近期有无味觉、嗅觉变化并结合味觉、嗅觉检查进行综合评估。④肤觉（skin）：通过体格检查结合交谈进行综合判断。⑤痛觉（pain）：由于个体疼痛的主观体验及伴随的各种反应，常因周围环境、机体状态、心理活动的不同而有显著差异，而对心理与社会因素又很难进行定性定量分析，因此，评估时必须同时收集主观、客观资料，应用会谈、体格检查、疼痛可视化标尺技术等进行综合评价。通过会谈了解评估对象的疼痛部位、性质与程度，疼痛发生与持续的时间，诱发、加重、缓解疼痛的因素及相关病史。通过对疼痛的生理、行为测定，收集疼痛的客观资料，以便于同主观资料相比较，对疼痛做出客观、准确的评估。

（二）认知评估

①记忆：评估短时记忆时，可让评估对象重复刚刚说过的话或一组电话号码；评估长时记忆时可让评估对象叙述昨日的活动轨迹或回忆其儿童时代发生的事件等。②思维能力：思维能力评估的内容与方法见表7-4。③注意力评估：通过观察评估对象对周围环境的变化，如对所住病室来新的评估对象、对开关灯的反应等进行判断。评估有意注意能力，可通过指派一些任务让评估对象完成来进行，如请评估对象填写入院记录等，同时，观察其执行任务时的专注程度。对儿童或老年人，应着重观察其能否有意识地将注意力集中于某一具体事物。④语言能力评估：通过提问、复述、自发性语言、命名、阅读和书写等方法检测评估对象的语言表达和对文字符号的理解能力。语言能力评估方法见表7-5。经检查发现评估对象存在语言障碍，应根据表7-6的标准进一步明确语言障碍的类型。

表7-4 思维能力评估的内容与方法

评估内容	评估方法
分析能力	请评估对象分析一下当前自己的心理状态及其产生的原因
综合能力	在评估对象分析了自己心理的基础上，综合内心的想法、需要在护理活动过程中进行评估，如数次健康教育后，请评估对象分析自己的心理状态
概括能力	总结概括评估对象所患疾病的特征、所需的自我护理知识等，从中判断其对这些知识进行概念化的能力
理解力	请评估对象按指示做一些从简单到复杂的动作，如要求其关上门，坐在椅子上，将右手放在左手的手心里，然后按顺时针方向搓擦手心，观察评估对象能否理解和执行指令
判断力	评估时，可展示实物让评估对象说出其属性，也可通过评价评估对象对将来的打算的现实性与可行性进行，如询问评估对象"你出院后准备如何争取别人的帮助？""出院后经济上遇到困难你将怎么办？"等
推理能力	评估推理能力时，评估者必须根据评估对象的年龄特征提出问题，如对6～7岁的儿童可问他："一切木头做的东西丢在水中都会浮起来，现在这个东西丢在水里浮不起来，这个东西是什么做的？"如果儿童能回答："不是木头做的。"表明他的演绎推理能力已初步具备；如果儿童回答："是铁或石头。"表明他的思维尚不具备演绎推理能力

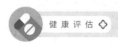

表7-5　语言能力评估方法

评估方法	评估内容
提问	评估者提出一些由简单到复杂，由具体到抽象的问题，观察评估对象能否理解及正确回答
复述	评估者说一简单的词句，让评估对象重复说出
自发性语言	请评估对象陈述病史，观察其陈述是否流利、用字遣词是否恰当
命名	评估者取出一些常用物品，要求评估对象说出其名称
阅读	请评估对象诵读单个或数个词、短句或一段文字，或默读一段短文或一个简单的故事，然后说出其大意。评价其读音和理解程度
书写	包括自发性书写、默写和抄写。自发性书写是要求评估对象随便写出一些简单的字、数码、自己的姓名、物品名称或短句。默写是请评估对象写出评估者口述的字句。抄写是让评估对象抄写一段文字

表7-6　语言障碍的类型及评价

类型	评价
运动性失语	由语言运动中枢病变所致。不能说话，或只能讲一两个简单的字，且用词不当，但对他人的言语和书面文字能理解
感受性失语	自述流利，但内容不正确，不能理解他人的语言，也不能理解自己所言，发音用词错误，严重时别人完全听不懂
命名性失语	称呼原来熟悉的人名、物品名的能力丧失，但他人告知名称时，能辨别对、错，能说出物品的使用方法
失写	能听懂他人语言及认识书面文字，但不能书写或写出的句子有错误，抄写能力尚存
失读	丧失对视觉符号的认识能力，因此不识词句、图画，常与失写同时存在
构音困难	由发音器官病变或结构异常所致，表现为发音不清，但用词准确

 三　相关护理诊断

（1）感知改变（altered sensory perception）：与感觉器官受损或神经功能受损有关。

（2）记忆力障碍（impaired memory）：与大脑记忆区损伤或功能退化有关。

（3）思维过程改变（altered thought processes）：与颅脑损伤、精神刺激或滥用精神药物等因素有关。

（4）急性意识障碍（acute confusion）：与颅脑损伤有关。

（5）急性疼痛：与疾病致痛觉神经受刺激有关。

（6）知识缺乏（特定的）[knowledge deficit（specify）]：与缺乏疾病的相关知识有关。

第七节 自我概念型态

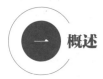
一 概述

（一）自我概念

自我概念是人们通过对自己的外在特征及他人对其反应的感知与体验而形成的对自我的认识与评价，是个体在与其心理社会环境相互作用过程中形成的动态的评价性的"自我肖像"。

（二）自我概念的组成

1.身体意象

身体意象（body image），又称体像，是指人们对自己身体外形及身体功能的认识与评价，包括身体外形、身体功能、性功能和健康状况，是自我概念的主要组成部分之一。体像又分客观体像和主观体像。前者是人们直接从照片或镜子里所看到的自我形象，后者则指人们通过分析和判断他人对自己的反应而感知到的自我形象。

2.社会认同

社会认同（social identity）是指个体对自己的社会人口特征，如年龄、性别、职业、政治学术团体会员资格，以及社会名誉、地位的认识与评价。

3.自我认同

自我认同（personal identity）是指个体对智慧、能力、性格、道德水平等的认识与判断，如我觉得我比别人能干、我感到我没有别人高尚、我有点内向等。

4.自尊

自尊（self-esteem）是指人们尊重自己、维护自己的尊严和人格，不容他人任意歧视、侮辱的一种心理意识和情感体验。

二 评估要点

应用会谈、观察、画人测验、量表测评等方法对个体体像、社会认同、自我认同，以及自尊等方面进行综合评估。

（一）会谈

通过询问了解评估对象对体像、社会自我、性格特征、心理素质、社会能力，以及自尊等

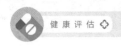

方面的看法。

（二）观察

通过观察评估对象的外形、非语言行为、语言行为、情绪外在表现等了解其自我概念。

（三）心理测量

对于有会谈障碍者，如儿童，可采取画自画像并解释的方式了解其内心的自我感知；也可采用量表测评，如罗森伯格（Rosenberg）自尊量表（表7-7），对自我概念进行评估。

表7-7 Rosenberg自尊量表

评估项目	回答方式			
1.总的来说，我对自己满意	SA	A	D*	SD*
2.有时，我觉得自己一点都不好	SA*	A	D	SD
3.我觉得我有不少优点	SA	A	D*	SD*
4.我和绝大多数人一样能干	SA	A	D*	SD*
5.我觉得我没什么值得骄傲的	SA*	A	D	SD
6.有时，我真觉得自己没用	SA*	A*	D	SD
7.我觉得我是个有价值的人	SA	A	D*	SD*
8.我能多一点自尊就好了	SA*	A*	D	SD
9.无论如何我都觉得自己是个失败者	SA*	A*	D	SD
10.我总以积极的态度看待自己	SA	A	D*	SD*

注：该量表含有10个有关测评自尊的项目，回答方式为非常同意（SA）、同意（A）、不同意（D）、很不同意（SD）。凡标有*号的答案表示自尊低下。

 ## 三 相关护理诊断

（1）体像障碍（body image disturbance）：与体像改变有关。

（2）自尊紊乱（self-esteem disturbance）：与外形改变、生活和工作能力下降有关。

第八节 角色－关系型态

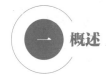 **概述**

（一）角色

角色的相关知识见第六章第二节的相关内容。

（二）社会交往

社会交往（social interaction）指人们为满足交流思想、表达情感和需求，以及获取他人支持的需要而进行的人与人之间的沟通。社会交往过程中建立的关系称为社会关系（social relationship），为社会环境中非常重要的一个方面。对住院评估对象而言，社会关系有同室病友、医生、护士等。人际关系（interpersonal relationship）是指个体与个体之间心理倾向上的关系和心理上的亲疏远近距离，它反映了个体间关系的性质和强弱。良好的人际关系表现为人们在相互交往的过程中，双方的物质需要和精神需要均能得到满足。个体的社会关系网越健全、人际关系越融洽，越容易得到所需的信息、情感及物质方面的支持。

（三）沟通

沟通（communication）指人类交往的必要手段，指一方发出信息，另一方接收并解释信息的过程。沟通的方式分为语言（verbal）和非语言（nonverbal）两种类型。一般情况下，非语言信息较语言信息更为真实。但非语言信息所包含的信息可因文化背景不同而有所差异。而物理环境，文化背景，交往者的生理、心理和认知状态，交往者的发展水平、教育水平等是影响沟通的主要因素。

（四）家庭

家庭的相关知识见第六章第二节的相关内容。

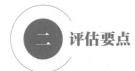 **评估要点**

主要采用会谈与观察方法进行评估。①会谈：重点询问个体所承担的角色、对角色的感知与满意情况、有无角色失调、角色紧张，并注意判断其角色失调的类型。②观察：重点观察有无角色紧张的表现，如疲乏、头痛和失眠等表现，或焦虑、愤怒和沮丧等表情，以及忽略自己和疾病、缺乏对治疗护理的依从性等。

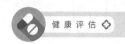
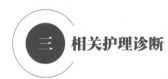 三 相关护理诊断

（1）社交活动障碍（impaired social interaction）：与角色适应不良、人际关系紧张等有关。

（2）角色紊乱（altered role performance）：与角色模糊有关。

（3）父母不称职（altered parenting）：与父母角色缺如有关。

（4）家庭作用改变（altered family process）：与家庭支持不良、人际关系紧张有关。

第九节　性－生殖型态

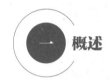 一 概述

（一）性

人类的性是涉及生理、心理、文化和社会多方面的复杂现象，个体的性别是与生俱来和先天赋予的，而性别认同是个体对其性别的感知，是一种"自己是男性或女性"的感觉。性别认同通常在 2 ～ 3 岁时开始形成，以后随生长发育和社会影响不断发展。一般情况下，性别认同与性别是一致的，但也有性别认同与性别不一致的情况。

（二）性别角色

性别角色（gender role）是社会对性个体的行为期望，其中包括两性的社会生活分工，如传统男性应表现为强壮、果敢、坚强、好胜，承担重体力劳动、养家糊口等责任；而传统女性应表现为温柔、娇弱、细心、敏感，承担照顾家人、抚育孩子等责任。不同的社会文化对性别角色的期望亦不同。

（三）性健康

性健康是一种与性相关联的身体、情感、精神和社会的安康，而不仅仅意味着摆脱疾病、功能障碍或虚弱。性健康需要以一种积极的和体面的方式去对待性和性关系，以及可能获得的愉悦和安全的性经历，没有胁迫、歧视和暴力。性健康者有以下特征。①行为方面：能控制自己的性行为，使之符合自己和社会的价值标准。②心理方面：对于正常的性关系和性反应，没有恐惧、羞耻和罪恶感。③生理方面：无影响正常性功能与生育功能的疾患或缺陷。

（四）生殖型态

生殖型态（reproductive pattern）是指生育能力、实际生育情况和表达性感的能力。这些方面的成功或失败可影响个体的生活方式、健康状况和自我概念。

 评估要点

对性与生殖型态的评估要建立在评估对象对评估者充分信任的基础上，同时注意环境的安静，保护评估对象的隐私。评估的基本方法包括交谈、体格检查、实验室和辅助检查。评估内容包括以下几个方面。

（一）性别认同与性别角色

询问个体有关性和性别角色的观念与感受，如对性的看法、自己的性别角色，以及是否有健康状况对性别角色的限制。必要时，可进一步了解个体与疾病、婚育、丧偶等有关的性别认同和性别角色的变化及感受。

（二）性与生殖的知识

询问个体对性与生殖知识的了解程度及存在的疑问。性与生殖知识缺乏者易发生性功能紊乱、性传播性疾病、非期望性怀孕或性生活焦虑。

（三）性行为及其满意度

询问个体性行为及其满意程度、有无不洁性行为、是否存在性功能障碍或其他影响性欲的因素。性功能障碍者多对自己的性行为不满意，并可有自卑表现。

（四）性隐私

询问个体儿童时期或成年后是否曾遭受过性虐待。由于性虐待是一个敏感的问题，一般受虐者常采取否认或回避的态度，应通过观察个体有无抑郁、退缩、抱怨身体不适、吸烟、酗酒、自杀倾向和强暴创伤综合征等受性虐待表现进行综合评估。若怀疑个体曾遭受性虐待，应请专家做进一步的检查。

（五）生育史与生育能力

询问个体子女人数、家庭生育计划和避孕措施。评估女性时，应询问其月经史、生育史、妇科手术史，以及有无阴道不规则流血；对绝经者，应询问停经年龄。评估男性时，应了解其有无生殖系统手术史，如输精管结扎术等。

（六）生殖系统检查史

对女性，询问其是否定期做妇科健康检查，包括阴道脱落细胞涂片、乳房X线检查和乳房

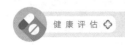

自检，了解两次检查的间隔时间及最后一次检查的时间与结果。对男性，询问其睾丸自检的情况，了解最后一次检查的时间与结果。

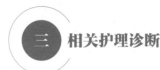 **相关护理诊断**

（1）性功能障碍（sexual dysfunction）：与内分泌功能紊乱、性激素分泌异常或心理因素有关。

（2）性生活型态改变（altered sexuality patterns）：与性器官发育异常或药物影响等有关。

第十节　压力-压力应对型态

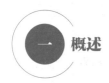 **概述**

（一）压力

压力是指内外环境中的各种刺激作用于机体时所产生的非特异性反应，如心率、呼吸、血压的变化等。压力的产生必须具备两个条件：压力源和压力反应。

1.压力源

压力源指能使机体产生压力反应的所有因素，如理化射线、环境污染、疾病、应激性生活事件等。常见的压力源分类见表7-8。

表7-8　常见压力源

压力源	因素
躯体性压力源	各种物理的、化学的、生物学的因素，如寒冷、炎热、噪声、射线、空气污染、饥饿、疾病、外伤、感染、衰老等
心理性压力源	各种心理冲突和心理挫折所导致的焦虑、恐惧、抑郁等
社会性压力源	自然灾害、社会环境改变、家庭及工作中的困扰和变动等
文化性压力源	由于迁移所致的生活方式、语言、饮食、风俗习惯等文化因素的改变，如迁居异地

知识链接 7-2

应激性生活事件

应激性生活事件（stressful life event）是指在生活中，需要做适应性改变的任何环境变故，如改变居住地点、入学或毕业、改换工作或失业，及家庭重要成员的离别、出生和亡故。这类事件可能是致病的必要条件之一，并可提示起病的时间。

2.压力反应

压力反应指由压力源导致的机体的非特异性反应，包括生理、认知、情绪和行为等方面的反应（表7-9）。

表7-9 压力反应与表现

压力反应	表　现
生理反应	心率、收缩压、尿量、肌张力等增加，头疼、食欲减退或多食、疲乏、睡眠障碍等，继而致身心疾病，甚至死亡
认知反应	中度以上压力可致感知能力下降、注意力不集中、记忆力下降、思维迟钝、解决问题能力下降等
情绪反应	紧张、焦虑、恐惧、抑郁、无助、自怜、愤怒及过度依赖等
行为反应	来回走动、坐立不安、抽烟、酗酒、活动频次改变、无意识动作等

（二）压力应对

压力应对（stress coping）是指个体解决压力和减轻压力对自身影响的过程。常用的压力应对方式有两种，即情感式应对和问题式应对：①情感式应对：指向压力反应，倾向于采用心理防御，如否认机制或过度进食、用药、饮酒、远离压力源等行为，回避和忽视压力源，用于处理压力所致的情感问题；②问题式应对：指向压力源，倾向于通过有计划地采取行动，寻求排除或改变压力源所致影响的方法，把握压力情境中的积极特征，用于处理导致压力的情境本身。

（三）有效应对

只要能提高机体对压力的适应水平和耐受力即为有效应对（effective coping）。所采用的应对方式不限。

1.有效应对的影响因素

有效应对的影响因素包括：①压力源的数量；②家庭、社会、经济资源；③压力源的强度与持续；④压力应对经验；⑤人格特征等因素影响，但也因人而异。

2.有效应对的评价标准

有效应对的评价标准包括：①压力反应维持在可控制的范围内；②希望和勇气被激发；

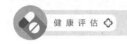

③自我价值感得以维持；④与他人的关系改善；⑤人际关系、社会经济处境改善；⑥身体康复得以促进。

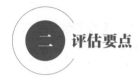

二 评估要点

（一）交谈

交谈重点在于了解评估对象面临的压力源、压力感知、压力应对方式，以及压力缓解情况。

（1）压力源：通过询问了解评估对象近期经历的重大生活事件、日常生活困扰，以及过去经历的重大事件；也可按压力来源逐条询问，以获得较全面的资料。询问时，除了解评估对象所面临的压力源和数量外，还应了解这些压力源对个体影响的主要顺序，以指导干预措施的制定。

（2）压力感知：通过询问评估对象对压力事件应对的态度及能否应对，了解评估对象对其所面临的压力源的认知和评价，如询问评估对象：你如何看待你所患的疾病？对你有什么影响？你认为自己能否战胜它？个体对压力源的认知和评价直接影响其压力反应和应对。如果压力源被个体认为是无关或良性刺激，则不会引起压力反应。如果压力源被视为一种挑战，自己有能力应对，比被视为威胁所引起的负性压力反应小，且个体多能采取更为积极有效的应对策略。

（3）应对方式：通过询问评估对象采取怎样的方式缓解紧张与压力，了解评估对象缓解压力的方式。个体的社会支持度可影响其压力应对方式和应对的有效性，因此应同时询问评估对象在遇到困难时，其家人、亲友和同事中谁能给予帮助，评估其社会支持系统情况。

（4）压力缓解情况：通过询问评估对象能否有效处理目前所面临的压力，了解其应对压力的有效性。

（二）观察

观察有无压力所致的一般性生理反应、认知反应、情绪反应和行为反应；还应注意评估对象所采取的压力应对方式。

（三）量表评定

以定量和定性的方法来衡量压力对个体健康影响的常用量表有社会再适应评定量表和住院评估对象压力评定量表（表 7-10）。社会再适应评定量表用于测评近一年不同类型的生活事件对个体的影响，预测个体出现健康问题的可能性。住院压力评定量表用于测评评估对象住院期间可能经历的压力。这两个量表主要用于压力源评估，累积分值越高，压力越大。用于评估应对方式的常用量表为 Jaloviee 应对方式量表。

表 7-10　住院评估对象压力评定量表

事　件	权　重	事　件	权　重
1. 和陌生人同居一室	13.9	26. 担心给医务人员增添麻烦	24.5
2. 不得不改变饮食习惯	15.4	27. 想到住院后收入会减少	25.9
3. 不得不睡在陌生床上	15.9	28. 对药物不能忍受	26.0
4. 不得不穿患者衣服	16.0	29. 听不懂医护人员的话	26.4
5. 四周有陌生机器	16.0	30. 想到将长期用药	26.4
6. 夜里被护士叫醒	16.9	31. 家人没来探视	26.5
7. 生活上不得不依赖他人帮助	17.0	32. 不得不手术	26.9
8. 不能在需要时读报、看电视、听收音机	17.7	33. 因住院而不得不离家	27.1
9. 同室病友探访者太多	18.1	34. 毫无预测而突然住院	27.2
10. 四周气味难闻	19.1	35. 按呼叫器无人应答	27.3
11. 不得不整天睡在床上	19.4	36. 不能支付医疗费用	27.4
12. 同室病友病情严重	21.2	37. 有问题得不到解答	27.6
13. 排便排尿需他人帮助	21.5	38. 思念家人	28.4
14. 同室患者不友好	21.6	39. 靠鼻饲进食	29.2
15. 没有亲友探视	21.7	40. 用止痛药无效	31.2
16. 病房色彩太鲜艳、太刺眼	21.7	41. 不清楚治疗目的和效果	31.9
17. 想到外貌会改变	22.7	42. 疼痛时未用止疼药	32.4
18. 节日或家庭纪念日	22.3	43. 对疾病缺乏认识	34.0
19. 想到手术或其他治疗可能带来的痛苦	22.4	44. 不清楚自己的诊断	34.1
20. 担心配偶疏远	22.7	45. 想到自己可能再也不能说话	34.5
21. 只能吃不对胃口的食物	23.1	46. 想到可能失去听力	34.5
22. 不能与家人、朋友联系	23.4	47. 想到自己患了严重疾病	34.6
23. 对医生护士不熟悉	23.4	48. 想到会失去肾脏或其他器官	39.2
24. 因事故住院	23.6	49. 想到自己可能得了癌症	39.2
25. 不知接受治疗护理的时间	24.2	50. 想到自己可能失去视力	40.6

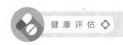

 **相关护理诊断**

（1）迁移压力综合征（relocation stress syndrome）：与迁居改变环境有关。

（2）强暴创伤综合征（rape-trauma syndrome）：与遭受强暴有关。

（3）创伤后反应（post-trauma response）：与生活中的应激性事件有关。

第十一节　价值–信念型态

价值–信念型态（value and belief pattern）是文化的核心要素，个体的价值和信念与自我概念、应对能力、压力的耐受性和角色关系行为等密切相关，在很大程度上影响着个体对健康的态度。评估个体的价值型态能为评估对象提供能满足身体、情感和精神需要的个体化整体护理。

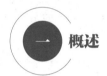 **概述**

（一）文化

关于文化及文化的核心内容价值观、信念与信仰、习俗基本知识，参见第六章第二节内容。

（二）精神

精神是高度组织起来的物质，即人脑的产物，是人们在改造世界的社会实践活动中通过人脑产生的观念、思想上的成果。涉及个体的内心世界、个体的最高社会准则，通过与他人的关系产生并能表现出爱、信仰、希望和信任等的行为与感情，从而使生活更富有价值。

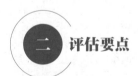 **评估要点**

评估价值与信念的目的是了解个体是否存在影响健康的文化、精神等因素，评估者应对评估对象及其所属的文化和宗教信仰持尊重的态度，并保护个人隐私。

（一）交谈

1. 文化

（1）家族背景：医护人员询问个体及其父母的出生地，有助于医护人员对其文化倾向的理解。了解个体的居住地则有助于医护人员发现是否存在影响健康的流行病、多发病及疫情接触史等危险因素。可通过以下问题评估：评估对象本人及其父母的家庭住址及户籍、出生地、有无到异地长期居住等疫情接触史。

（2）健康信念：详见第六章第二节。

（3）价值观：评估个体的价值观与其所接受的健康照料体系及健康促进行为是否冲突。可通过下列问题进行评估：你认为自己健康吗？如何看待自己所患的疾病？你对生命的希望是什么？你认为生活的意义是什么？你对生活是否满意？你的生活目标是什么？

2. 精神

（1）宗教信仰：评估重点是了解个体的宗教活动及其对宗教信仰的依赖程度。可通过下列问题获取信息：你有何宗教信仰？经常参加哪些宗教活动？你认为宗教信仰对你的健康有何影响？所信仰的宗教有必须禁止的行为和必须做的行为吗？哪些因素会改变你的健康信仰？

（2）精神支持：缺少足够的精神支持易使个体产生精神困扰，因此，评估个体的精神支持很重要。可以通过以下问题进行评估：你认为哪些行为（祈祷、用药等）对你的疾病恢复有益？家庭成员是否支持你的宗教信仰？家庭成员中谁和你有同样的宗教信仰？你通过什么渠道获取有关的精神支持信息？

（二）观察

通过观察评估对象的饮食习俗、非语言沟通、在医院期间的表现、外表服饰、有无宗教信仰活动等，来获取评估对象文化和精神方面的信息。

 相关护理诊断

（1）精神困扰（spiritual distress）：与对治疗的道德和伦理方面的含义有疑问或由于强烈的疼痛，其自信的价值系统面临挑战有关。

（2）语言沟通障碍（impaired verbal communication）：与医护人员和患者沟通时过多使用医学术语有关。

（3）社会交往障碍：与社交环境改变有关。

✿ **本章小结**

> 本章主要介绍了每种型态相关的概念、重要性及与每种型态相关的因素；各种型态的评估方法及护理诊断的表述。

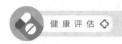

Summary

Functional health patterns assessment mainly explain the relevant concept, the importance and relevant factors of each pattern; assessment methods of various patterns and expressions of nursing diagnosis.

目标检测

A₁型题

1. 提出功能性健康型态护理诊断分类方法的是（　　）。

　　A. Barthel　　　　　　　　　　　　B. Marjory Gordon

　　C. Rosenberg　　　　　　　　　　　D. Silkstein

　　E. Kleinman

目标检测答案

2. 按功能性健康型态分类方法可把人类的功能分为（　　）。

　　A. 9种　　　　　　　B. 10种　　　　　　　C. 11种　　　　　　　D. 12种

　　E. 13种

3. 以下不属于健康促进特点的是（　　）。

　　A. 涉及整个人群的健康和人们生活的各个方面

　　B. 是直接作用于影响健康的病因或危险因素的活动或行为

　　C. 除卫生领域以外，还涉及社会其他领域，需多部门、多学科、多专业的广泛合作

　　D. 强调个体及组织者积极有效的参与

　　E. 是针对暴露某种危险因素的高危人群采取的干预措施

4. 以下不属于健康保护的是（　　）。

　　A. 免疫接种　　　　　B. 食盐加碘　　　　　C. 职业防护　　　　　D. 平衡膳食

　　E. 食盐加锌

案例思考

　　患者，52岁，因直肠癌需要手术，该患者平时1天需2盒烟，通过吸烟刺激咳痰，护士要求术前禁烟，床上训练咳痰，患者认为手术与禁烟无关，所以一直吸烟，手术日晚上患者因不会用胸腔咳痰而致刀口裂开。

　　思考：①该患者的健康管理型态存在哪些问题？②该患者的评估重点是什么？

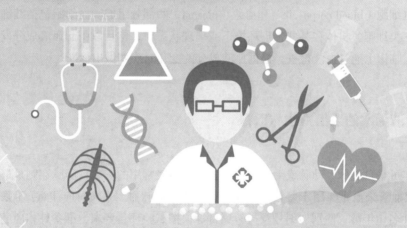

第八章

实验室检查

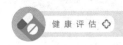
实验室检查是运用物理学、化学和生物学等实验室技术和方法，通过感官、试剂反应、仪器分析等手段，对人体的血液、体液、分泌物、排泄物、骨髓及组织细胞等标本进行检测，以获得反映机体功能状态、与疾病相关的病理变化或病因等客观资料，对协助诊断、观察病情的进展与疗效、制订相关护理措施及判断预后等有重要作用。

第一节 血液检查

血液由血细胞（blood corpuscle）和血浆（plasma）两部分组成。血细胞包括红细胞、白细胞和血小板三类细胞。机体在某些生理环境下或病理状态时，常可以引起血液成分发生数量和质量的变化。临床上通过血液检查，根据血液成分的变化对疾病做出诊断。

一 血液标本的采集方法与保存

血液标本可来自静脉、动脉或毛细血管。静脉血是最常用的标本，静脉穿刺是最常用的采血方法；毛细血管采血主要用于儿童，血气分析多使用动脉血。采血时应注意：①采血前要核对评估对象姓名、年龄、性别、编号及检验项目等，按试验项目要求，准备好相应的容器，如空白试管、抗凝管或促凝管等；②评估对象应取坐位或卧位，采血部位通常是前臂肘窝的正中静脉；③若用普通采血法，采血后应取下针头，将血液沿管壁缓慢注入试管内。真空管采血时，则按其要求进行。

知识链接 8-1

临床常用的真空采血管

（1）紫帽真空采血管是含乙二胺四乙酸二钠（EDTA）的抗凝管，适用于一般血液常规检查。

（2）黑帽真空采血管是含枸橼酸钠3.2%的血沉试验管，适用于血沉检查。

（3）蓝帽真空采血管是含枸橼酸钠的抗凝管，主要与血液中的钙结合，发挥抗凝作用，适用于凝血功能检查。

（4）绿帽真空采血管是含肝素的抗凝管，适用于肝功能、肾功能、电解质、淀粉酶、心肌酶等各种酶的检查。

（5）黄帽真空采血管是含惰性分离胶和促凝剂的促凝管，适用于肝炎病毒标志物、肿瘤标志物、各类自身免疫疾病抗体等的监测。

（6）红帽真空采血管是不含任何添加剂，适用于常规血清生化、血库、血清学相关检查。

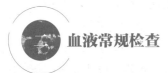 **血液常规检查**

（一）红细胞计数和血红蛋白测定

【标本采集】毛细血管采血或静脉血3 mL，注入抗凝试管内。

【参考值】红细胞计数和血红蛋白参考值见表8-1。

表8-1 红细胞计数和血红蛋白参考值

评估对象	红细胞计数（RBC）	血红蛋白（Hb）
成年男性	$(4.0 \sim 5.5) \times 10^{12}/L$	$120 \sim 160 \, g/L$
成年女性	$(3.5 \sim 5.0) \times 10^{12}/L$	$110 \sim 150 \, g/L$
新生儿	$(6.0 \sim 7.0) \times 10^{12}/L$	$170 \sim 200 \, g/L$

【临床意义】一般情况下，单位容积的血液中红细胞数量与血红蛋白量呈相对的平行关系，所以两者测定的临床意义大致相同。但在某些病理情况下，红细胞与血红蛋白降低的程度不平行，如低色素性贫血时，其血红蛋白降低较红细胞减少更明显，故同时测定红细胞数与血红蛋白量进行比较，对诊断就更有意义。另外，血液容量改变、血浆容量的改变和评估对象性别、年龄、居住环境的差异也可影响检验的结果。

1.红细胞计数和血红蛋白增多

红细胞计数（red blood cell count，RBC）和血红蛋白（hemoglobin，Hb）增多指单位容积血液中红细胞计数及血红蛋白量高于参考值高限，可分为以下几类。

（1）原发性增多。见于真性红细胞增多症（polycythemia vera）、良性家族性红细胞增多症等。真性红细胞增多症是由于干细胞受累所致的骨髓增生性疾病，RBC可达$(7 \sim 10) \times 10^{12}/L$，$Hb > 180 \, g/L$。同时，白细胞、血小板也高于正常值。

（2）继发性增多。由于组织缺氧刺激致EPO生成增多，红细胞代偿性生成增多，某些肾脏疾病及肿瘤也可引起继发性红细胞增多。见于：①生理性增多，如新生儿、高原居民或剧烈活

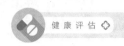

动等；②病理性增多，如阻塞性肺气肿、慢性肺源性心脏病等。

（3）相对性增多。常见于剧烈呕吐、腹泻、大面积烧伤、大量出汗、尿崩症、糖尿病酮症酸中毒等。主要由于血浆中水分丢失，血浆容量减少，血液浓缩所致。

2. 红细胞计数和血红蛋白减少

HBC和Hb减少指单位容积血液中红细胞计数及血红蛋白量低于参考值低限，临床称贫血。其中血红蛋白测定是判断有无贫血及其程度的可靠指标。根据血红蛋白测定值，可将贫血分为4度：①轻度贫血，Hb为 90 ~ 120 g/L；②中度贫血，Hb为 60 ~ 90 g/L；③重度贫血，Hb < 60 g/L；④极重度贫血，Hb < 30 g/L。

红细胞计数及血红蛋白减少可分为生理性减少和病理性减少两大类。

（1）生理性减少。见于妊娠中、后期的孕妇，由于血浆容量增加而引起血液稀释；生长发育期的婴幼儿及某些造血功能减退的老年人，均会出现红细胞计数及血红蛋白减少。

（2）病理性减少。见于各种原因引起的贫血。常见原因有：①造血原料不足，如缺铁性贫血；②骨髓造血功能障碍，如再生障碍性贫血；③红细胞丢失过多，如急、慢性失血；④红细胞破坏过多，如溶血性贫血等。

（二）白细胞计数及白细胞分类计数

循环血液中的白细胞包括中性粒细胞（neutrophil granulocyte，N）、嗜酸性粒细胞（eosinophil granulocyte，E）、嗜碱性粒细胞（basophil granulocyte，B）、淋巴细胞（lymphocyte，L）和单核细胞（monocyte，M）五类。白细胞计数（white blood cell count，WBC）是测定单位容积血液中各种白细胞的总数；白细胞分类计数（WBC differential count，DC）则是将血液制成涂片，经染色后在显微镜下分类，求得各类型白细胞的比值（百分数）；各种类型白细胞的绝对值=白细胞计数值×白细胞分类计数的百分数。

【标本采集】毛细血管采血或静脉采血 3 mL，注入抗凝试管内。

【参考值】①白细胞计数：成人为（4 ~ 10）×10^9/L；新生儿（15 ~ 20）×10^9/L；6 个月 ~ 2 岁为（11 ~ 12）×10^9/L。②白细胞分类计数及绝对值见表 8–2。

表 8–2　白细胞分类计数及绝对值

细胞分类		百分数（%）	绝对值（10^9/L）
中性粒细胞（N）	杆状核粒细胞（St）	< 5	0.04 ~ 0.05
	分叶核粒细胞（Sg）	50 ~ 70	2 ~ 7
嗜酸性粒细胞（E）		0.5 ~ 5.0	0.05 ~ 0.50
嗜碱性粒细胞（B）		< 1	< 0.1
淋巴细胞（L）		20 ~ 40	0.8 ~ 4.0
单核细胞（M）		3 ~ 8	0.12 ~ 0.8

【临床意义】通常，成人白细胞计数高于 $10×10^9$/L 称白细胞增多，低于 $4×10^9$/L 称白细

胞减少。由于外周血中白细胞的组成主要是以中性粒细胞为主，故白细胞增多或减少通常与中性粒细胞增多或减少具有相同意义。

1. 中性粒细胞异常

（1）中性粒细胞增多，可分为以下两类。

生理性增多：常见于以下4种。a.新生儿白细胞较高，一般在 $15 \times 10^9/L$ 左右；b.妊娠及分娩时白细胞常见增多，分娩后 2～5 d 内恢复正常；c.日间变化，早晨较低，下午较高；d.剧烈运动、饱餐、情绪激动、疼痛等，白细胞均可一过性增高。

病理性增多：常见于以下4种。a.急性感染，为引起中性粒细胞病理性增多最常见的原因，尤其是化脓性球菌（如金黄色葡萄球菌、肺炎链球菌等）引起的局部或全身性感染，但在某些极重度感染伴免疫力极低时，白细胞总数反而会降低；b.严重组织损伤或坏死，如手术、严重创伤、大面积烧伤及急性心肌梗死等；c.急性中毒，包括急性化学物质（如有机磷杀虫剂等）或化学药物中毒（如安眠药等）、代谢性中毒（如糖尿病酮症酸中毒）及尿毒症等；d.其他，包括急性大出血（如消化道大出血、内脏破裂等）、急性溶血、白血病及恶性肿瘤等。

（2）中性粒细胞减少。中性粒细胞绝对值低于 $1.5 \times 10^9/L$，称为粒细胞减少症；中性粒细胞绝对值低于 $0.5 \times 10^9/L$，称为粒细胞缺乏症。中性粒细胞减少常见于以下5种。①某些感染，特别是革兰阴性杆菌感染（如伤寒、副伤寒等）、某些病毒感染性疾病（如流感、病毒性肝炎、水痘、风疹等）、原虫感染（如疟疾）；②化学药物中毒，如氯霉素、磺胺类药、抗甲状腺药及抗肿瘤药等；③某些血液病，如典型的再生障碍性贫血、粒细胞缺乏症、部分急性白血病等；④放射性损伤，长期接触电离辐射，如X线、放射性核素等；⑤其他，如脾功能亢进、某些自身免疫性疾病（系统性红斑狼疮）等。

（3）中性粒细胞核象变化。中性粒细胞的核象是指粒细胞的细胞核在成熟过程中的分叶状况，它反映粒细胞的成熟程度。正常情况下，中性粒细胞以 2～3 叶核为主，不分叶或分叶过多者均较少。核象变化可反映某些疾病的病情和预后。病理情况下，中性粒细胞核象可发生变化，出现核左移或核右移现象。中性粒细胞核象变化如图 8-1 所示。

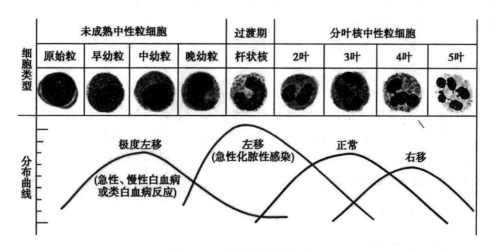

图 8-1　中性粒细胞核象变化

核左移（shift to left）：外周血中杆状核粒细胞及晚幼、中幼、早幼粒细胞的百分率＞5%，

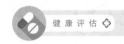

称为核左移。最常见于各种病原体所致的感染等，特别是急性化脓性细菌感染时。临床意义如下：a.轻度核左移伴白细胞计数及中性粒细胞百分率上升者，提示感染较轻，机体抵抗力强；b.明显核左移但白细胞计数及中性粒细胞百分率上升者，提示感染较重，机体尚有反应能力；c.显著核左移但白细胞计数不上升反而下降者，提示感染极为严重，机体反应能力差，病情危急。

核右移（shift to right）：外周血中中性粒细胞核出现5叶或更多叶，其百分率＞3%时称为核右移。此为骨髓造血功能减退或造血物质缺乏的表现，主要见于巨幼细胞性贫血和应用抗代谢药物后。在疾病的恢复期，一过性地出现核右移是正常现象，但疾病进行期突然出现核右移的变化，则表示预后不良。

2．嗜酸性粒细胞异常

（1）嗜酸性粒细胞增多。常见于：①变态反应性疾病，如支气管哮喘、药物过敏反应、荨麻疹、血管神经性水肿等；②寄生虫病，如血吸虫病、丝虫病、钩虫病、蛔虫病；③皮肤病，如银屑病、湿疹、剥脱性皮炎等；④部分血液病和恶性肿瘤，如慢性粒细胞白血病、恶性淋巴瘤、肿瘤转移或有坏死灶的恶性肿瘤；⑤传染病的恢复期、风湿性疾病等。

（2）嗜酸性粒细胞减少。见于伤寒、副伤寒、应激、长期应用糖皮质激素者。

3．嗜碱性粒细胞异常

（1）嗜碱性粒细胞增多。见于过敏性疾病、慢性粒细胞白血病、糖尿病等。

（2）嗜碱性粒细胞减少。常见于速发型变态反应（如荨麻疹、过敏性休克）、应激反应（如心肌梗死、严重感染、出血等）、甲状腺功能亢进症、库欣（Cushing）综合征等。

4．淋巴细胞异常

（1）淋巴细胞增多可分为以下2类。

生理性增多：见于出生时婴儿及7岁前的儿童。

病理性增多：见于以下4种。①病毒感染，如麻疹、风疹、病毒性肝炎、伤寒；②某些杆菌感染，如百日咳杆菌、结核杆菌、布氏杆菌、梅毒螺旋体及弓形虫等；③淋巴瘤及急性、慢性淋巴细胞白血病；④肾移植发生排斥反应时。

（2）淋巴细胞减少。见于长期接触放射线、长期应用糖皮质激素、免疫缺陷病者等。

5．单核细胞异常

（1）单核细胞增多，可分为以下两类。

生理性增多：见于婴幼儿及儿童单核细胞可增多。

病理性增多：见于以下2种。①某些感染，如疟疾、感染性心内膜炎、活动性肺结核、黑热病；②某些血液病，如单核细胞白血病、淋巴瘤、骨髓增生异常综合征等。

（2）单核细胞减少无临床意义。

（三）血小板计数

【标本采集】毛细血管采血。

【参考值】（100 ~ 300）×10^9/L。

【临床意义】

1. 血小板计数增多

血小板计数（platelet count，PC或Plt）超过400×10^9/L称为血小板增多。常见于：①骨髓增生性疾病，如慢性粒细胞性白血病、真性红细胞增多症、特发性血小板增多症；②反应性增多，如急性或慢性炎症、急性大失血或溶血等。

2. 血小板计数减少

Plt低于100×10^9/L称为血小板减少。生理性减少见于新生儿、女性月经期的第一日。病理性减少常见原因有：①血小板生成障碍，如再生障碍性贫血、急性白血病、放射线损伤、骨髓纤维化等；②血小板破坏或消耗过多，如特发性血小板减少性紫癜、脾功能亢进、弥散性血管内凝血（DIC）；③血小板分布异常，如肝硬化所致脾肿大、输入大量库存血或大量血浆引起血液稀释。

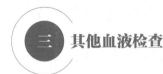

三 其他血液检查

（一）网织红细胞计数

网织红细胞计数是晚幼红细胞过渡到成熟红细胞阶段的过渡型细胞，是尚未成熟的红细胞，较成熟红细胞体积稍大。网织红细胞的增减可反映骨髓红系造血功能，也间接反映骨髓的造血功能。

【标本采集】毛细血管采血或静脉采血（含乙二胺四乙酸二钠的试管）。

【参考值】网织红细胞计数（reticulocyte count，RET）参考值见表8-3。

表8-3 网织红细胞计数参考值

评估对象	百分比（%）	绝对值（10^9/L）
成人	0.5 ~ 1.5	24 ~ 84
新生儿	2 ~ 6	96 ~ 288

【临床意义】

1. RET增多

RET增多提示骨髓红系增生旺盛，常见于溶血性贫血、急性失血性贫血。缺铁性贫血和巨幼细胞性贫血治疗有效时，早期网织红细胞即可迅速升高。

2. RET减少

RET减少提示骨髓造血功能低下，常见于再生障碍性贫血；急性白血病、骨髓瘤时红细胞增生受到抑制，网织红细胞也可减少。

（二）红细胞比容测定

红细胞压积（hematocrit，Hct或HCT）又称红细胞比容，是指红细胞在血液中所占容积的

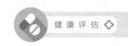

比值。HCT的多少主要与红细胞的数量、大小及血浆容量有关。

【标本采集】静脉采血2 mL，注入含双草酸盐抗凝剂的带盖试管内，充分摇匀。

【参考值】温氏法：男性0.40～0.50；女性0.37～0.47。

微量法：男性0.47±0.04；女性0.42±0.05。

【临床意义】①HCT增高：相对性增高常见于各种原因所致的血液浓缩，如脱水、腹泻、烧伤等；绝对性增高主要见于真性红细胞增多症。②HCT减低：常见于各种原因引起的贫血。

（三）红细胞平均值计算

红细胞平均值包括平均红细胞容积（mean corpuscular volume，MCV）、平均红细胞血红蛋白量（mean corpuscular hemoglobin，MCH）、平均红细胞血红蛋白浓度（mean corpuscular hemoglobin concentration，MCHC）。其中，MCV是指每个红细胞的平均体积，以fl为单位；MCH是指每个红细胞内所含血红蛋白的平均量，以pg为单位；MCHC是指每升血液中平均所含血红蛋白浓度，以g/L为单位。

【标本采集】①显微镜计数法，手指采血10 μL。②自动血细胞分析仪，静脉采血1～2 mL，EDTA-K2抗凝。

【参考值】MCV 80～100 fl；MCH 27～34 pg；MCHC 320～360 g/L。

【临床意义】分析MCV、MCH、MCHC三项红细胞平均值，可进行贫血的形态学分类，见表8-4。

表8-4　贫血的形态学分类

贫血类型	MCV（fl）	MCH（pg）	MCHC（g/L）	病　因
正细胞性贫血	80～100	27～34	320～360	再生障碍性贫血、急性溶血性贫血、急性失血性贫血、白血病
大细胞性贫血	＞100	＞34	320～360	恶性贫血、巨幼细胞性贫血
小细胞低色素性贫血	＜80	＜27	＜320	缺铁性贫血、铁粒幼细胞性贫血、珠蛋白生成障碍性贫血
单纯小细胞性贫血	＜80	＜27	320～360	慢性感染及中毒引起的贫血

（四）红细胞沉降率测定

红细胞沉降率（erythrocyte sedimentation rate，ESR）又称血沉，是指红细胞在一定条件下离体抗凝全血中自然沉降的速率。正常情况下，红细胞膜表面带负电荷，互相排斥，具有相对的悬浮稳定性，沉降缓慢。影响血沉的主要因素是血浆蛋白成分，如α球蛋白、β球蛋白、γ球蛋白及纤维蛋白原，免疫复合物带正电荷，增多时中和红细胞表面负电荷而使其易于凝集，血沉增快；清蛋白带负电荷有抑制红细胞凝集的作用，增多时血沉减慢。

【标本采集】静脉采血1.6 mL，注入含有3.8%枸橼酸钠溶液0.4 mL的试管内混匀，用橡皮塞塞好瓶口，立即送检。

【参考值】魏氏法：成年男性 0 ~ 15 mm/h；成年女性 0 ~ 20 mm/h。

【临床意义】

1. ESR增快

ESR增快可分为生理性和病理性两大类。

（1）生理性增快。见于 12 岁以下儿童、月经期、妊娠期、老年人等。

（2）病理性增快。常见于：①各种炎症性疾病。血沉增快不仅可以提示急性细菌性炎症，还可反映疾病的活动性，如风湿病和结核病病变活动时血沉增快，病变静止时血沉正常，故可以在临床上作为疾病活动性的参考指标。②组织损伤及坏死。大范围的组织损伤或大手术、缺血性组织坏死（急性心肌梗死、肺梗死等）时血沉增快。心绞痛时血沉正常，故血沉测定结果可作为与心肌梗死鉴别的参考依据。③恶性肿瘤。各种恶性肿瘤血沉增快，而良性肿瘤血沉则正常，因此血沉测定结果是鉴别良、恶性肿瘤的参考依据。④各种原因所致高球蛋白血症、高胆固醇血症、贫血等均可使血沉增快。

2. ESR减慢

一般临床意义较小，故不进行具体分析。

 四 止血与凝血功能检查

正常止血与凝血功能来源于血管壁完整的结构和正常的功能、有效的血小板质量和数量，以及正常的血浆凝血因子活性。正常情况下，人体内的止血系统、凝血系统、抗凝系统和纤维蛋白溶解系统相互制约、相互对抗，处于动态平衡状态，使血液系统既不会出血不止，也不会发生广泛血栓形成或栓塞。病理情况下无论哪一个系统发生异常，都可导致出血或血栓形成。

（一）毛细血管抵抗力试验

毛细血管抵抗力试验（capillary resistance test，CRT）又称毛细血管脆性试验或束臂试验，是通过给血管加压一定时间后检验血管通透性的改变，主要反映毛细血管壁的结构和功能是否正常，血小板及凝血因子对测定结果也有影响。

【操作方法】在上臂束好血压计袖带，于前臂屈侧肘弯下 4 cm 处用笔画一直径为 5 cm 的圆圈，仔细观察其内有无出血点，如有则以笔标记。袖带内充气使血压计的压力指数保持在收缩压与舒张压之间，一般不超过 100 mmHg，维持 8 min 后解除袖带压力，再等 5 min 后计算圆圈内新鲜出血点的数目。

【参考值】新鲜出血点：男性< 5 个；女性及儿童< 10 个。

【临床意义】新出血点的数目超过正常为阳性，提示毛细血管脆性增加，可见于：①毛细血管壁异常，如过敏性紫癜、遗传性出血性毛细血管扩张症、维生素C缺乏、血管性紫癜等；②血小板数量减少或功能异常，如特发性血小板减少性紫癜、再生障碍性贫血、血小板无力症等；③其他，如严重肝、肾疾病及服用大量抗血小板药物等。

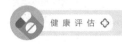

（二）出血时间

出血时间（bleeding time，BT）指将皮肤毛细血管人工刺破后，血液开始流出到自然停止所需的时间。出血时间的长短首先受血小板数量和功能的影响，其次是受毛细血管壁的通透性和脆性的影响。受血浆中固有的凝血因子的影响较小。

【标本采集】用采血针在指端刺出约 3 mm 小伤口，从血液自然流出时开始计时，每隔 30 s 用干燥滤纸或棉球吸去流出的血液直至流血自然停止。

【参考值】①Duke 法：1 ~ 3 min，> 4 min 为异常。②Ivy 法：2 ~ 6 min，> 7 min 为异常。③标准化出血时间测定器（TBT）法：（6.9 ± 2.1）min，> 9 min 为异常。

【临床意义】BT 延长可见于：①血小板减少，如原发性或继发性血小板减少性紫癜；②血小板功能异常，如血小板无力症和巨大血小板综合征；③严重缺乏血浆某些凝血因子，如弥散性血管内凝血；④血管异常，如毛细管血扩张症；⑤药物影响，服用抗凝药物过量等。BT 时间缩短主要见于血栓前状态或血栓性疾病，如心脑血管疾病、糖尿病伴周围血管病、DIC、妊娠高血压综合征等。

（三）凝血时间

凝血时间（coagulation time，CT）是指将静脉血注入玻璃管中，观察自血液离体后至血液凝固所需的时间。凝血时间长短主要与内源性凝血机制有关，反映了体内各种凝血因子的含量和功能。

【标本采集】抽取静脉血 3 mL，除去针头后将血沿试管壁缓慢注入 3 个试管，记录血液离开血管进入注射器的时间后送检。

【参考值】普通试管法：6 ~ 12 min。硅化试管法：15 ~ 32 min。

【临床意义】CT 延长常见于各型血友病。凝血酶原或纤维蛋白原缺乏，见于严重的肝脏损害、阻塞性黄疸、弥漫性血管内凝血等。抗凝物质过多，见于使用肝素过多或纤溶亢进。CT 缩短见于高凝状态。

（四）活化部分凝血活酶时间

活化部分凝血活酶时间（activated partial thromboplastin time，APTT）测定是在受检血浆中加入 APTT 试剂（接触因子激活剂和部分磷脂）和钙离子后，观察其凝血时间。此实验与普通的试管法 CT 敏感，是反映内源性凝血系统较灵敏和常用的筛选试验。

【标本采集】静脉采血，置于含有 0.109 mol/L 枸橼酸钠抗凝液的塑料管或硅化玻璃管中，轻轻颠倒混匀，3000 n/min 离心 15 min，收集上层液（血浆，黄色）。

【参考值】32 ~ 43 s，与正常值对照比较，延长 10 s 以上为异常。

【临床意义】同 CT 测定。

（五）凝血酶原时间

凝血酶原时间（prothrombin time，PT）是指在被检血浆中加入组织凝血活酶和钙离子，观察血浆凝固所需要的时间。此实验是主要检测外源性凝血系统较为灵敏和常用的筛选试验。

【标本采集】手工法和血液凝固仪法：静脉采血 1.8 mL，注入含 3.8% 枸橼酸钠液 0.2 mL 干燥抗凝试管内，混匀。

【参考值】①凝血酶原时间：11 ~ 13 s，超过正常值 3 s 以上有病理诊断价值。②凝血酶原时间比值（prothrombin time ratio，PTR）：指被检血浆的凝血酶原时间（s）/正常血浆的凝血酶原时间（s），参考值为 1.00 ± 0.05。

【临床意义】

1. PT延长

PT延长主要见于先天性凝血因子 Ⅰ、Ⅱ、Ⅴ、Ⅶ、Ⅹ 缺乏以及后天凝血因子缺乏，如严重肝脏疾病、维生素K缺乏、阻塞性黄疸、弥漫性血管内凝血晚期等。

2. PT缩短

PT缩短见于血液呈高凝状态时，如弥漫性血管内凝血早期、多发性骨髓瘤、脑血栓形成或心肌梗死等。

第二节 尿液检查

尿液是通过肾小球滤过、肾小管和集合管重吸收及排泄产生的终末代谢产物。尿液检查是临床常用的检验项目。主要用于：①泌尿系统疾病的诊断和疗效观察；②其他系统疾病的诊断与疗效观察；③临床安全用药的监护；④中毒及职业病的辅助诊断。

 尿液标本的采集与保存

（一）容器

一般尿常规检查常选用清洁、干燥、一次性使用的广口容器盛装。做细菌培养检查需用消毒容器。24 h 尿标本测定收集前应加入防腐剂，如甲醛、甲苯。

（二）标本采集

一般尿常规检查收集新鲜尿液 50 ~ 100 mL，清晨空腹中段尿最好，尿液标本应在留取后半小时内送检，最晚不要超过 2 h。对于不能立即送检的标本，可以置于 2 ~ 8 ℃冰箱保存。

（三）注意事项

尿液标本的采集和保存应注意：①肾脏疾患或做早期妊娠诊断试验时，以晨尿为好。②糖尿病患者应空腹留尿，否则应注明留尿时间。③细菌培养时，可用 0.1% 新洁尔灭消毒外阴和

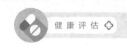
尿道口，留取中段尿或导尿于消毒容器中。④不可将粪便或其他分泌物、消毒液等混于尿标本中；成年女性留取尿标本时，应避免月经与白带混入尿内。⑤尿胆红素与尿胆原测定不使用防腐剂，需避光冷藏。

 二 尿液一般性状检查

（一）尿量

【参考值】正常成人尿量为 1 000 ～ 2 000 mL/24 h。

【临床意义】

1. 尿量增多

成人 24 h 尿量超过 2 500 mL，称为多尿（polyuria）。暂时性增多见于饮水过多、输液、使用利尿剂、精神紧张等所致。病理性多尿见于：①肾脏疾病，如慢性肾盂肾炎、慢性间质性肾炎、慢性肾衰竭早期等；②内分泌疾病，如糖尿病、抗利尿激素分泌减少或缺乏（尿崩症）等。

2. 尿量减少

成人 24 h 尿量低于 400 mL 或每小时尿量持续低于 17 mL 称为少尿（oliguria）。若 24 h 尿量小于 100 mL，或 12 h 内完全无尿，称无尿。常见于：①肾前性少尿，见于休克、心力衰竭、严重脱水、肾病综合征等致有效循环血容量减少；②肾性少尿，见于各种原因引起的肾实质损害，如急性重型肾小球肾炎、急性肾小管坏死、慢性肾衰竭终末期等；③肾后性少尿，见于各种原因所致的尿路梗阻（如结石、肿瘤）、良性前列腺肥大症等；④假性少尿，见于膀胱尿潴留，如前列腺肥大等。

（二）颜色

【参考值】正常新鲜尿液呈清亮、透明淡黄色至深黄色。正常尿液颜色常常受食物、药物和尿量的影响而发生改变。

【临床意义】

1. 血尿

尿液内含有一定量的红细胞时称为血尿（hematuria），但尿液内含血量超过 1 mL/L 即可呈淡红色，称为肉眼血尿。根据出血量的不同，尿液外观可呈现淡红色、洗肉水样或红色，可混有血凝块。主要见于泌尿系统炎症、肾和尿路结石、肾结核、泌尿系统肿瘤，也可见于出血性疾病，如特发性血小板减少性紫癜、各种血友病等。

2. 血红蛋白尿

血红蛋白尿因血管内溶血所致，尿液呈浓茶色、酱油色或红葡萄酒色，镜检无红细胞但隐血试验阳性。血红蛋白尿（hemoglobinuria）常见于血型不合的输血反应、阵发性睡眠性血红蛋白尿、溶血性贫血、蚕豆病等。

3.胆红素尿

胆红素尿（bilirubinuria）因尿中含有大量结合胆红素所致，外观呈深黄色，振荡后出现黄色泡沫且不易消失。常见于阻塞性黄疸和肝细胞性黄疸。服用呋喃唑酮、核黄素、牛黄类药物时尿液亦可呈黄色，但胆红素定性阴性。

胆红素代谢过程

4.脓尿和菌尿

尿液中含大量白细胞或细菌等炎性物质，可使其外观呈不同程度的黄白色混浊。脓尿（pyuria）放置后可有白色云絮状沉淀，而菌尿（bacteriuria）呈云雾状且静置后不下沉。此两种尿液加热或加酸后混浊均不消失。常见于泌尿系统感染，如肾盂肾炎、膀胱炎，也可见于前列腺炎、尿道炎等。

5.乳糜尿

乳糜尿（chyluria）因尿内含有大量淋巴液而呈乳白色，多见于丝虫病、肾周淋巴管阻塞等。

（三）气味

【参考值】正常新鲜尿液无明显特殊气味，久置后因尿素分解可出现氨臭味。进食较多葱、蒜、韭菜后，尿液亦可有特殊气味。

【临床意义】尿液气味检查临床意义如下：①新鲜尿液如出现氨味，见于慢性膀胱炎及尿潴留；②尿液呈烂苹果味，常见于糖尿病酮症酸中毒；③尿液呈蒜臭味常见于有机磷农药中毒。

（四）尿比重

尿比重（specific gravity）指在 4 ℃时尿液与同容积纯水的重量之比。

【参考值】正常成年人在 1.015 ~ 1.025，晨尿约 1.020。

【临床意义】尿比重检查临床意义如下：①尿少而比重增高，见于高热、脱水、周围循环衰竭等；②尿多而比重增高，见于糖尿病；③尿比重降低，见于慢性肾衰竭、尿崩症等。如尿比重低且固定在 1.010 ± 0.003，称为等张尿，提示肾浓缩稀释功能丧失。

三 尿液化学检查

（一）酸碱反应

【参考值】正常尿液尿酸碱反应（pH）约 6.5，波动在 4.5 ~ 8.0，呈弱酸性。

【临床意义】尿液酸碱度受膳食结构影响较大，以肉食为主者尿液偏酸性，以素食为主者尿液偏碱性。病理性改变常见于：①尿 pH 降低，见于酸中毒、发热、进食大量肉类、服用大量酸性食物、糖尿病、白血病等；②尿 pH 增高，见于碱中毒、呕吐、膀胱炎、应用利尿剂、食用大量蔬菜等。

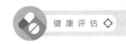

（二）尿蛋白检查

【参考值】尿蛋白定性为阴性。

【临床意义】正常人尿内蛋白质含量很少，当肾小球通透性增加，肾小球滤过膜电荷屏障改变，肾小管重吸收功能降低或异常蛋白排泄增多时，尿内蛋白质增多，尿蛋白定性试验呈阳性反应，尿蛋白定量试验超过 150 mg/24 h 尿，称为蛋白尿。蛋白尿分生理性蛋白尿和病理性蛋白尿，其中，生理性蛋白尿见于剧烈运动、劳累、精神紧张、寒冷等应激状态，为一过性蛋白尿，机体本身无器质性病变，尿蛋白一般较少，定性为弱阳性；病理性蛋白尿是指因器质性病变而导致的尿蛋白持续阳性，病理性蛋白尿分类见表 8-5。

表 8-5 病理性蛋白尿分类

蛋白尿类型	病理改变	尿中蛋白成分	临床常见病
肾小球性	肾小球滤过膜损伤	以清蛋白为主	肾病综合征、原发性肾小球肾炎
肾小管性	肾小管重吸收功能下降	以 β_2-微球蛋白为主	间质性肾炎、中毒性肾病
混合性	肾小球和肾小管均受损害	以清蛋白、β_2-微球蛋白增多为主	慢性肾炎间质性肾炎、狼疮性肾病、糖尿病肾病
溢出性	血中异常蛋白质增多	低分子蛋白质，如血红蛋白、肌红蛋白等	多发性骨髓瘤、溶血性贫血、急性肌肉损伤

（三）尿糖检查

正常人尿内葡萄糖含量甚微，含糖量 < 5 mmol/24 h，尿糖定性试验为阴性。当血糖浓度 > 8.88 mmol/L（160 mg/dL），尿糖定性试验为阳性，称糖尿（glucosuria）。临床上用阴性（−）与阳性（+）表示定性试验的结果，用 + ~ ++++ 表示尿糖阳性程度或大致的含量变化。

【操作方法】试纸法：用特定的葡萄糖氧化物试纸浸入尿液，根据试纸出现的颜色改变与标准比色板比较，确定尿糖定性及阳性程度，按结果判断见表 8-6。该法简单方便，是目前临床最常用的方法。

表 8-6 尿糖定性（试纸法）结果

表示符号	反应结果	估计尿糖含量（mmol/L）
（−）	杏黄色	< 2.2
（+）	淡灰色	5.5
（++）	灰色	11.1
（+++）	灰蓝色	22.2
（++++）	紫蓝色	56.0

【参考值】尿糖定性试验为阴性。

【临床意义】

1. 生理性尿糖

生理性尿糖常见于：①饮食性尿糖，由于食糖过多或输注葡糖糖溶液过快、过多所致的糖尿；②精神性尿糖，由于精神紧张、情绪激动，使交感神经兴奋、肾上腺素分泌过多所引起的一过性高血糖而致的糖尿；③妊娠糖尿，指正常孕妇在妊娠晚期，由于细胞外液容量增加，近曲小管的重吸收功能受到抑制，肾糖阈下降而出现的糖尿。

2. 病理性尿糖

病理性尿糖常见于：①血糖增高性糖尿，见于糖尿病、甲状腺功能亢进症、肢端肥大症、肝硬化、胰腺炎、嗜铬细胞瘤、库欣综合征等继发性高血糖症。②血糖正常性糖尿，血糖浓度正常，因肾小管对葡萄糖重吸收的功能减退，肾糖阈值降低产生的糖尿，又称肾性糖尿。常见于慢性肾小球肾炎、肾病综合征、间质性肾炎、家族性尿糖等。③暂时性糖尿，见于颅脑外伤、脑出血、急性心肌梗死时出现的暂时性血糖和尿糖增高等。④肝功能严重破坏所致果糖或半乳糖性糖尿。⑤妊娠期及哺乳期妇女产生的乳糖尿。⑥某些药物如阿司匹林、链霉素、水杨酸、异烟肼等可出现尿糖假阳性反应。

（四）尿酮体检查

酮体（ketone，KET）是乙酰乙酸、β-羟丁酸和丙酮的总称，是体内脂肪代谢的中间产物。当血液中的酮体浓度增高而随尿液排出时，称为酮尿。

【参考值】定性为阴性，定量试验为 0.34 ~ 0.85 mmol/24 h。

【临床意义】当糖代谢障碍、大量脂肪分解时，血中酮体浓度增高可产生酮血症，继而出现酮尿。尿酮体阳性见于：①糖尿病性酮尿，见于糖尿病酮症酸中毒；②非糖尿病性酮尿，可见于长期饥饿、高热、剧烈呕吐、严重腹泻、过量饮酒等。

（五）尿胆原及尿胆红素试验

【参考值】尿胆原定性为阴性或弱阳性，定量 ≤ 10 mg/L；尿胆红素定性为阴性，定量 ≤ 2 mg/L。

【临床意义】此实验临床意义如下：①尿胆红素增加，见于肝细胞性黄疸、阻塞性黄疸、门脉周围炎、先天性高胆红素血症。②尿胆原增加，见于肝细胞性黄疸、溶血性黄疸。尿胆原及尿胆红素定性主要用于黄疸类型的鉴别，鉴定结果见表8-7。

表8-7 3种类型黄疸的尿胆原及尿胆红素定性结果

黄疸类型	尿胆原定性	尿胆红素定性
溶血性黄疸	强阳性	阴性
阻塞性黄疸	阴性	强阳性
肝细胞性黄疸	阳性	阳性

四 尿液显微镜检查

尿液显微镜检查（microscopic examination of urine）主要是用显微镜尿液标本的沉渣进行检查，寻找有无各种类型的细胞、管型、结晶体，并计数 10 个高倍视野中的细胞数量，管型则要观察 20 个低倍视野。临床上各类细胞计数的检验结果可用 + ~ ++++ 表示，即 > 5 个为 +、> 10 个为 ++、> 15 个为 +++、> 20 个为 ++++。

（一）细胞

【参考值】红细胞：偶见或不见 /HP（高倍视野）。

白细胞：0 ~ 5 个 /HP。

上皮细胞：移行上皮细胞、鳞状上皮细胞，无肾小管上皮细胞。

【临床意义】

1. 红细胞

尿沉渣镜检红细胞 1 ~ 2 个 /HP 称血尿，如平均大于 3 个 /HP，尿外观正常者，称为镜下血尿（microscopic hematuria）。尿液中的红细胞的形态对疾病的诊断有如下鉴别意义：①肾小球源性血尿（多形性红细胞 > 80%），常见于急性肾炎、急进性肾炎、慢性肾炎、狼疮性肾炎等；②非肾小球源性血尿（多形性红细胞 < 50%），常见于肾盂肾炎、肾结石、肾结核、泌尿系统肿瘤、血友病等。

2. 白细胞和脓细胞

白细胞和脓细胞异常，常见于泌尿系统感染，如肾盂肾炎、膀胱炎、尿道炎、肾结核等。

3. 上皮细胞

尿中出现肾小管上皮细胞，提示肾小管损害，见于急性肾炎、肾小管坏死、肾病综合征等；移行上皮细胞大量出现，提示移行上皮细胞癌；复层鳞状上皮细胞大量出现，常提示尿道炎。

（二）管型

管型（tube）是蛋白质、细胞或碎片在肾小管远曲小管、集合管中凝固而形成的圆柱形蛋白体，比白细胞、红细胞大几倍。

【参考值】正常人尿液中无管型或可见透明管型 0 ~ 1 个 /HP。

【临床意义】

1. 透明管型

透明管型（hyaline cast）增多见于肾小球肾炎、肾病综合征、肾盂肾炎等肾实质病变，运动、重体力劳动、发热可出现一过性增多。

2. 颗粒管型

颗粒管型（granular cast）分为细颗粒管型和粗颗粒管型。细颗粒管型多为上皮细胞碎片，见于慢性肾炎或急性肾小球肾炎后期。粗颗粒管型多为白细胞碎片，见于肾实质性病变，如慢性肾炎、慢性肾盂肾炎或急性肾炎后期，提示病情较重。

3. 细胞管型

常见的细胞管型（cell cast）：①红细胞管型，常提示泌尿系统出血，常见于急进性肾炎、慢性肾炎急性发作、肾梗死等；②白细胞管型，提示肾实质有感染，常见于急性肾盂肾炎、间质性肾炎；③上皮细胞管型，见于急性肾小管坏死、急性肾炎、肾病综合征等。

4. 蜡样管型

如出现蜡样管型（waxy cast）提示肾小管病变严重，预后差。见于慢性肾小球肾炎晚期、肾衰竭等。

5. 脂肪管型

脂肪管型（fatty cast）见于肾病综合征、中毒性肾病等。

6. 肾衰竭管型

肾衰竭管型（renal failure cast）常见于慢性肾衰竭少尿期，提示预后不良。

（三）结晶体

尿沉渣在显微镜下正常可见的结晶体（crystal）有尿酸、草酸钙、磷酸盐类，一般无临床意义。但若经常于新鲜尿液中出现结晶体并伴有较多红细胞，应怀疑评估对象有尿路结石的可能。

（四）病原体

清洁中段尿经培养后，找到大肠杆菌，可见于泌尿系统化脓性感染；找到结核杆菌，可见于泌尿系统结石；找到淋球菌，可见于淋病。

📎 知识链接 8-2

磺胺类药物对肾的损害

服用磺胺类药物易在酸性尿中形成磺胺结晶，从而诱发泌尿系统结石及肾损伤，因此用药时应嘱评估对象多饮水并采取碱化尿液的措施。当新鲜尿液内出现大量磺胺结晶体且伴有红细胞时，可能发生泌尿道结石或引起尿闭，应立即停药予以积极处理。

五　尿液其他检查

（一）尿蛋白定量

尿蛋白定量（urinary protein quantity）一般是指对 24 h 尿液中蛋白含量的测定。

【参考值】正常一般为 30 ～ 80 mg/24 h。

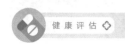
【临床意义】尿蛋白质＞100 mg/L，或尿蛋白含量达150 mg/24 h，称蛋白尿。临床意义与尿蛋白定性检查一致。

（二）尿糖定量

尿糖定量（urinary glucose quantitative，UGQ）指对24 h尿液中含糖量的测定。

【参考值】0.5 ~ 65.0 mmol/24 h（0.1 ~ 0.9 g/24 h）

【临床意义】临床意义与尿糖定性检查一致。

（三）尿 β_2- 微球蛋白、尿 α_1- 微球蛋白检查

【参考值】尿 β_2-微球蛋白＜0.2 mg/L；尿 α_1-微球蛋白 0 ~ 15 mg/L。

【临床意义】①肾小管病变，如肾盂肾炎、肾小管中毒（由氨基糖苷类抗生素、重金属摄入过多所致）等。②恶性肿瘤，因癌细胞或肉瘤细胞可产生大量 β_2-微球蛋白，故尿液中 β_2-微球蛋白增高。

（四）凝溶蛋白检查（本周蛋白）

【参考值】定性为阴性。

【临床意义】阳性常见于多发性骨髓瘤、巨球蛋白血症等。

（五）尿淀粉酶检查

【参考值】苏氏法：尿淀粉酶＜1000 U/L。

【临床意义】尿淀粉酶增高常见于急性胰腺炎，胰管阻塞（胰腺癌、胰腺损伤）等。

知识链接 8-3

尿液自动分析仪

尿液自动分析仪是目前临床上较常用的检测尿化学成分的电脑化半自动分析仪，具有操作简单、快速、检出灵敏度高、重复性好等优点，其检测结果可提供体内糖代谢、肝功能、酸碱平衡和菌尿等情况。尿液自动分析仪检测项目及参考值见表8-8。

表8-8　尿液自动分析仪检测项目及参考值

检测项目	英文缩写	参考值
白细胞	LEU	阴性（＜15 个白细胞/μL）
亚硝酸盐	NIT	阴性
酸碱度	pH	5 ~ 7
蛋白质	PRO	阴性（＜0.1 g/L）
葡萄糖	GLU	阴性（＜2 mmol/L）
酮体	KET	阴性

续表

检测项目	英文缩写	参考值
尿胆原	UBG	阴性或弱阳性
胆红素	BIL	阴性（＜1 mg/L）
隐血	BLD	阴性（＜10个红细胞/μL）
比重	SG	1.015～1.025

第三节 粪 便 检 查

正常粪便主要由食物残渣、消化道分泌物、细菌和水分等组成。粪便检查主要用于了解消化系统的功能状况，同时对消化系统疾病进行诊断和鉴别。

一 粪便标本的采集

（一）容器

一般检查选用清洁、干燥的一次性容器。如需做粪便细菌学检查，应选用消毒容器。

（二）标本采集

一般检查留取少量粪便，如蚕豆样大小（5 g）即可；如作寄生虫卵检查，应留取鸡蛋大小（不少于30 g）。选择粪便时应选取含脓、血、黏液成分的粪便；外观无异常的，应在粪便的多个部位各取一点后混合，以提高检出率。

（三）送检时间

粪便送检务必新鲜，一般1 h内送检。寒冷季节检查阿米巴滋养体标本送检及检查时均需保温。检查蛲虫卵时需用透明薄膜拭子于清晨排便前自肛门周围的皱襞处拭取标本并立即送检。

（四）注意事项

无粪便而又必须检查时，可用肛门指诊采集粪便，使用油类泻药和灌肠后的粪便不适合做标本。

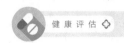
 三 粪便一般性状检查

【参考值】正常人每天排便 1 ~ 2 次，排便 100 ~ 300 g，为黄褐色圆柱形软便，婴幼儿粪便呈金黄色糊状。

【临床意义】

1. 颜色与性状

（1）糊状或水样便：由各种原因所致的肠蠕动亢进或肠黏膜分泌过多引起，常见于急性肠炎。①小儿肠炎时粪便呈绿色稀糊状；②出血坏死性肠炎时粪便呈红豆汤样；③艾滋病伴肠道隐孢子虫感染时可见大量稀水便；④伪膜性肠炎可排出大量含有膜状物的黄绿色稀汁样便；⑤副溶血性弧菌食物中毒可见洗肉水样便。

（2）黏液便：黏液的形成多由炎症所致，呈无色黏稠状。①小肠炎症时黏液与粪便混合均匀；②大肠病变时黏液不与粪便混合；③脓性及脓血便常提示肠道下段病变，常见于细菌性痢疾、溃疡性结肠炎、结肠或直肠癌。

（3）米泔水样便：粪便呈白色淘米水样，可含有黏液片块，便量大，如霍乱、副霍乱。

（4）柏油样便：呈暗褐色或黑色，富有光泽，如柏油样，见于各种原因所致上消化道出血，如消化性溃疡、肝硬化门脉高压形成。服用铁剂、铋剂、活性炭时粪便也可呈黑色，应注意鉴别。

（5）白陶土样便：因粪便中粪胆素减少或缺如所致。常见于各种原因引起的胆汁淤积性黄疸。钡餐造影术后粪便可呈黄白色。

（6）脓性及脓血便：提示肠道下段病变。常见于痢疾、溃疡性结肠炎、局限性肠炎、结肠直肠癌等。①阿米巴痢疾以血为主，血中带脓，粪便呈暗红色果酱样；②细菌性痢疾则以黏液和脓为主，脓中带血。

（7）鲜血便：呈现红色，血多附着在粪便的表面或是便后滴血，见于各种原因所致的下消化道出血，如痔疮、肛裂、结肠直肠癌。

（8）硬结便：粪便呈圆球状或羊粪状，干硬秘结，多见于便秘者，可同时伴有肛裂出血。

（9）胶冻状便：见于过敏性肠炎、肠易激综合征、慢性细菌性痢疾。

（10）细条状便：粪便常呈细条状或扁条状，提示直肠狭窄，多见于直肠癌。

2. 气味

正常粪便含吲哚和粪臭素而有臭味，食素者味轻，食肉者味重。慢性肠炎、直肠癌继发感染时可有恶臭；患阿米巴痢疾时有鱼腥味；脂肪和糖消化不良时有酸臭味。

3. 寄生虫体

病理情况下，肉眼可见的寄生虫虫体有蛔虫、蛲虫及绦虫节片等，钩虫虫体需将粪便冲洗过筛方可见到。

三 粪便化学检查

（一）隐血试验

隐血试验（occult blood test，OBT）是指肉眼和显微镜都不能证实的消化道少量出血。当消化道少量出血时，红细胞被消化、破坏，粪便颜色无变化，肉眼及显微镜检验均不能发现出血，但隐血试验可呈阳性。

【标本采集】为避免出现假阳性，实验3 d前开始禁食铁剂、动物血、肝类、瘦肉及大量绿叶蔬菜，勿咽下口腔的血液。留取新鲜大便送检。

【参考值】呈阴性反应。

【临床意义】阳性见于各种原因所致的上消化道出血。①胃癌粪便隐血试验可持续阳性；②消化性溃疡患者粪便隐血试验为间断阳性，活动期常呈阳性，静止期则呈阴性；③钩虫病、肠息肉等患者粪便隐血试验呈阳性。

（二）胆色素试验

【参考值】粪胆红素定性试验为阴性；粪胆原、粪胆素定性试验为阳性。

【临床意义】正常粪便中无胆红素而有粪胆原、粪胆素。①肠蠕动加速，胆道中的胆红素排入十二指肠后来不及转化为粪胆原、粪胆素即排出体外，粪便呈深黄色，胆红素检查常为强阳性；②胆道梗阻时，胆红素不能排入肠道，粪胆原、粪胆素缺如，两者的定性试验皆可呈阴性，粪便外观呈陶土色，部分梗阻时则可能呈弱阳性；③溶血性黄疸时，胆红素排入肠道数量增多，粪胆原、粪胆素的含量也会增加，粪色加深，定性试验呈强阳性。

四 粪便显微镜检查

（一）细胞

正常人粪便中无红细胞，偶见白细胞。①下消化道出血、溃疡性结肠炎、结肠和直肠癌时可出现红细胞；②肠道下段炎症时可见白细胞增多；③细菌性痢疾和直肠炎症时可见大吞噬细胞；④过敏性肠炎、肠道寄生虫病可出现较多的嗜酸性粒细胞；⑤乙状结肠癌和直肠癌的血性粪便中可见癌细胞。

（二）寄生虫

虫卵和原虫通过查找各种寄生虫虫卵、阿米巴滋养体及其包囊，诊断肠道寄生虫病和原虫感染。

（三）食物残渣

正常粪便中的食物残渣为已充分消化后的无定形的细小颗粒。如食物残渣大量出现，提示消化不良、胰腺功能不全、小儿腹泻等。

第四节　肝功能检查

肝功能检查标本采集方法为抽取空腹静脉血5 mL，注入不抗凝干燥试管内，标本切勿溶血，采血前避免剧烈运动和饮酒等。临床肝功能多项检查标本往往一次采血完成，如需单项检查，可采集标本2 mL注入干燥试管送检。

蛋白质代谢功能

（一）血清总蛋白、清蛋白与球蛋白比值测定

血清总蛋白（total protein，TP）是血清清蛋白（albumin，A）和血清球蛋白（globulin，G）的总称。清蛋白是由肝细胞合成的，肝细胞被破坏后减少。球蛋白的主要成分是免疫球蛋白，免疫球蛋白由肝脏和肝脏以外的单核-吞噬细胞系统产生，肝脏受损，尤其是肝脏慢性炎症刺激单核-吞噬细胞系统，导致球蛋白增加。

【参考值】血清总蛋白60 ~ 80 g/L；血清清蛋白42 ~ 55 g/L（男），37 ~ 50 g/L（女）；血清球蛋白20 ~ 30 g/L；清蛋白/球蛋白（A/G）（1.5 ~ 2.5）：1。

【临床意义】

1. 血清清蛋白

（1）数量增加。常见于各种原因引起的血液浓缩。

（2）数量降低。常见于：①清蛋白合成减少，肝细胞严重受损如亚急性重症肝炎、慢性肝炎、肝硬化、肝癌等；②清蛋白合成原料不足，长期营养不良，如蛋白质摄入不足、消化吸收不良等；③清蛋白丢失过多，如肾病综合征、严重烧伤等；④消耗增加，慢性消耗性疾病，如重症结核、甲状腺功能亢进症及恶性肿瘤等；⑤稀释性减少，如水钠潴留或静脉补充过多的晶体溶液。

2. 血清球蛋白

（1）数量增高。常见于：①慢性肝脏病，如慢性活动性肝炎、肝硬化、慢性酒精性肝病等；②M球蛋白血症，如多发性骨髓瘤、原发性巨球蛋白血症等；③自身免疫性疾病，如系统性红斑狼疮、风湿热等；④其他慢性感染，如结核病、疟疾、黑热病等。

（2）数量降低。常见于：①生理性减少，多发于3岁以下的婴幼儿；②免疫功能抑制，如长期应用肾上腺皮质激素或免疫抑制剂；③先天性低γ球蛋白血症。

3．A/G 倒置

清蛋白降低和（或）球蛋白增高均可引起A/G倒置。常见于严重肝功能损害及M球蛋白血症，如肝硬化、原发性肝癌、多发性骨髓瘤、原发性巨球蛋白血症等。血清清蛋白和A/G的动态观察常可提示病情的发展和预后。①清蛋白持续下降，A/G比值减低，提示肝细胞坏死进行性加重，预后不良；②病情好转则清蛋白上升，A/G也逐渐接近正常。

4．血清总蛋白

TP > 80 g/L称为高蛋白血症或高球蛋白血症；TP < 60 g/L称为低蛋白血症。TP的增高及降低与清蛋白、球蛋白的量密切相关。

（二）血清蛋白电泳

血清蛋白质在碱性环境（pH=8.6）均带负电荷，在电场中会向阳极泳动。因血清中各种蛋白质的大小、等电点及所带负电荷多少不同，在电场中的泳动速度也不同。分子量小、带负电荷多者，泳动最快；分子量大、带负电荷少者，泳动最慢，据此可将血清蛋白分离。

【参考值】血清蛋白电泳采用醋酸纤维素膜法检测，参考值如下：

清蛋白　0.62 ~ 0.71（62% ~ 71%）；α_1球蛋白 0.03 ~ 0.04（3% ~ 4%）；

α_2球蛋白 0.06 ~ 0.10（6% ~ 10%）；β球蛋白 0.07 ~ 0.11（7% ~ 11%）；

γ球蛋白 0.09 ~ 0.18（9% ~ 18%）。

【临床意义】此项检测临床意义如下：①急性及轻症肝炎时电泳结果多无异常；②慢性肝炎、肝硬化等慢性肝病时清蛋白减少，γ球蛋白增高；③α_1球蛋白增高见于发热、恶性肿瘤等；④清蛋白及γ球蛋白降低见于肾病综合征、糖尿病、肾病等；⑤γ球蛋白增高常见于慢性肝炎、肝硬化、原发性肝癌、骨髓瘤、结缔组织病等。

 二　胆红素代谢功能

血清胆红素测定主要是测定血清中总胆红素（serum total bilirubin，STB）、结合胆红素（conjugated bilirubin，CB）和非结合胆红素（unconjugated bilirubin，UCB）的含量。

【参考值】STB 3.4 ~ 17.1 μmol/L；CB < 6.8 μmol/L；UCB 1.7 ~ 10.2 μmol/L。

【临床意义】

1．判断有无黄疸及黄疸的程度

血清胆红素浓度增高超过正常水平称为黄疸。STB > 17.1 μmol/L，STB 17.1 ~ 34.2 μmol/L为隐性黄疸，STB 34.2 ~ 170.0 μmol/L为轻度黄疸，STB 171 ~ 342 μmol/L为中度黄疸，STB > 342 μmol/L为重度黄疸。

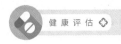

2. 根据黄疸的程度推断病因

正常人血清中以UCB为主，CB/UCB的比值为0.2～0.5。不同类型的黄疸血清胆红素检查结果不同，见表8-9。

表8-9　三种类型黄疸血清胆红素检查结果

	血清胆红素（μmol/L）				尿内胆色素	
	STB	CB	UCB	CB/UCB	尿胆红素	尿胆原（μmol/L）
正常人	3.4 ～ 17.1	< 6.8	1.7 ～ 10.2	0.2 ～ 0.4	–	0.84 ～ 4.2
溶血性黄疸	轻度增高，< 85.5	+	+++	< 0.2	–	+++
肝细胞性黄疸	中度增高，17.1 ～ 171	++	++	0.2 ～ 0.5	++	+
阻塞性黄疸	明显增高，> 342	+++	+	> 0.5	+++	减少或缺如

三　血清酶学测定

（一）血清氨基转移酶测定

氨基转移酶是肝脏氨基酸代谢的关键酶之一。血清中的氨基转移酶有20多种，用于肝功能检查的氨基转移酶主要有血清丙氨酸氨基转移酶（alanine aminotransferase，ALT）和天门冬氨酸氨基转移酶（aspartate aminotransferase，AST）。ALT主要分布在肝脏，其次是骨骼肌、肾脏、心肌等组织中；AST在心肌中含量最高，其次是肝脏、骨骼肌和肾脏。当肝细胞受损时，细胞膜通透性增加，胞浆内的ALT与AST释放入血液，血清中ALT与AST活性升高；中度肝细胞受损时，ALT反应肝细胞受损的灵敏度较AST高；严重肝细胞受损时，血清中AST/ALT比值升高。

【参考值】血清氨基酸转移酶测定参考值见表8-10。

表8-10　血清氨基酸转移酶测定参考值

测定项目	终点法（Karmen法）	速率法（37℃）
ALT	5 ～ 25 卡门单位	10 ～ 40 U/L
AST	8 ～ 28 卡门单位	10 ～ 40 U/L
ALT/AST	≤ 1	

【临床意义】

1. 急性病毒性肝炎

ALT与AST均显著升高，可达正常上限的20 ～ 50倍，甚至更高，但ALT升高更明显，

ALT/AST＞1，为病毒性肝炎最敏感的重要检测指标。在肝炎病毒感染后1～2周，氨基转移酶达高峰，第3～5周逐渐下降，AST与ALT的比值也趋于正常。急性重症肝炎病情恶化时，黄疸进行性加深，酶活性反而降低，即出现"胆酶分离"现象，提示肝细胞严重坏死，预后不良。急性肝炎恢复期，如氨基转移酶活性不能降至正常或再上升，则提示急性病毒性肝炎转为慢性。

2．慢性病毒性肝炎

氨基转移酶轻度上升或正常，ALT/AST＞1，若AST升高较ALT显著，即ALT/AST＜1，则提示慢性肝炎转入活动期。

3．肝硬化

氨基转移酶活性取决于肝细胞进行性坏死程度，终末期肝硬化氨基转移酶活性可能正常或降低。

4．非病毒性肝病

酒精性肝病、药物性肝炎、脂肪肝、肝癌等，氨基转移酶轻度增高或正常，且ALT/AST＜1。

5．急性心肌梗死

急性心肌梗死后6～8 h，AST开始升高，18～24 h达高峰，4～5 d后降至正常。如AST下降后又再次升高，提示梗死范围扩大或出现新的梗死。

（二）血清碱性磷酸酶测定

血清碱性磷酸酶（alkaline phosphatase，ALP）主要分布在肝脏、骨骼、肾脏、肠道及胎盘中，大部分来自肝脏和毛细胆管、骨骼，小部分来自肾脏。ALP经胆管排入小肠，当肝脏病变时，ALP产生过多或因胆道排出受阻均可使血清ALP升高。

【参考值】速率法（30 ℃）：成人40～110 U/L；儿童＜250 U/L。

【临床意义】ALP增高常见于：①阻塞性黄疸，如各种肝内、外胆管阻塞性疾病，ALP明显增高，其增高程度与梗阻程度和持续时间成正比，且先于黄疸出现；②原发性或转移性肝癌，ALP轻度或显著增高；③骨骼疾病，如佝偻病、纤维性骨炎、骨软化症、成骨细胞瘤等，ALP增高。

（三）血清 γ－谷氨酰转移酶测定

血清 γ-谷氨酰转移酶（γ-glutamyl transferase，GGT，γ-GT）在肾脏、肝脏和胰腺含量丰富，但血清中 γ-GT主要来自肝胆系统。γ-GT在肝脏中广泛分布于肝细胞的毛细血管一侧和整个胆管系统，因此当肝细胞合成亢进或胆汁排出受阻，血清中 γ-GT可升高。

【参考值】硝基苯酚速率法（37 ℃）：8～58 U/L（男），8～20 U/L（女）。

【临床意义】γ-GT升高常见于：①胆道阻塞性疾病，γ-GT明显升高，其升高幅度与梗阻性黄疸的程度相平行。②原发性或转移性肝癌，由于肝内阻塞，诱使肝细胞产生大量γ-GT，癌细胞也合成γ-GT，均可使γ-GT明显升高，阳性率高达90％以上。③病毒性肝炎、肝硬化：急性肝炎γ-GT中度升高；慢性肝炎、肝硬化γ-GT活性正常，若γ-GT持续升高，提示病变活动或病情恶化。④其他，酒精性肝炎、药物性肝炎γ-GT明显或中度以上升高；脂肪肝、胰腺疾病等γ-GT可轻度升高。

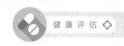

（四）单胺氧化酶测定

单胺氧化酶（monoamine oxidase，MAO）主要分布在肝、肾、胰、心等器官中，其活性与体内结缔组织增生呈正相关，因此临床上常用MAO活性测定来观察肝纤维化程度。

【参考值】12 000 ~ 40 000 U/L。

【临床意义】MAO异常常见于：①肝脏病变，主要见于重症肝硬化、伴有肝硬化的肝癌、慢性肝炎（提示有肝细胞坏死和纤维化形成）；②肝外疾病，主要见于慢性充血性心力衰竭、糖尿病、甲状腺功能亢进症、系统性硬化症等。

第五节　肾功能检查

肾功能检查主要分为肾小球功能检查和肾小管功能检查两大类，肾小球的主要功能是滤过，反映其滤过功能的指标是肾小球滤过率（glomerular filtration rate，GFR），是指单位时间内经肾小球滤出的血浆液体量。临床上内生肌酐清除率测定（endogenous creatinine clearance rate，Ccr）是检验肾小球滤过率的最常用指标。血尿素氮（blood urea nitrogen，BUN）和血清肌酐（serum creatinine，Scr）测定也可判断肾脏滤过功能。肾小管具有强大的重吸收功能、分泌和排泄功能、浓缩和稀释功能，检测肾小管功能的试验主要为浓缩稀释试验。

 **一 肾小球功能**

（一）内生肌酐清除率测定

肌酐是肌酸的代谢产物，最终由肾排出体外。肌酐的来源有内、外源性两种。如在严格控制饮食条件和肌肉活动相对稳定的情况下，血肌酐的生成量和尿的排出量较恒定，所以其主要为内生肌酐生成。而肌酐分子大部分通过肾小球滤过，不被肾小管重吸收，所以肾单位时间内把体内的内生肌酐全部清除出去，称为内生肌酐清除率（Ccr）。

【标本采集】

1. 实验前3 d低蛋白饮食并禁食肉类，避免剧烈活动。

2. 第4天早晨8时将尿液排干净，然后开始收集24 h尿液，至第5天8时尿液一并留下，将尿液放入标本瓶内，加入甲苯5 mL防腐。

3. 实验日早晨抽取静脉血2 mL注入抗凝管，与尿标本同时送检，并注明患者的身高、体重。

【参考值】以1.73 cm^{2}体表面积计，成人80 ~ 120 mL/min。

【临床意义】

1. 早期判断有无肾小球损害

当肾小球滤过率降低到正常值的 50%，Ccr 可降低至 50 mL/min，而 BUN 和 Scr 仍可在正常范围，故 Ccr 是较早反映肾小球滤过率变化的敏感指标。Ccr 降低主要见于急性肾小球肾炎、慢性肾小球肾炎、急慢性肾衰竭。

2. 评估肾功能损害程度

Ccr 在 70 ~ 51 mL/min 时为轻度损害；在 50 ~ 31 mL/min 时为中度损害；< 30 mL/min 为重度损害（肾衰竭）。根据 Ccr 可将肾功能损害分为 4 期，见表 8-11。

表 8-11 肾功能损害分期标准

	肾功能代偿期	氮质血症期（失代偿期）	肾衰竭期	尿毒症
Ccr（mL/min）	80 ~ 50	50 ~ 25	25 ~ 10	< 10
Scr（μmol/L）	106 ~ 178	178 ~ 445	445 ~ 707	> 707

3. 指导治疗和护理

慢性肾衰竭者，Ccr 为 30 ~ 40 mL/min 时，应开始限制蛋白质摄入；Ccr < 30 mL/min，噻嗪类利尿剂治疗常无效，不宜应用；Ccr < 10 mL/min 应结合临床进行透析治疗。

（二）血尿素氮、血清肌酐测定

BUN 和 Scr 主要经肾小球的滤过随尿排出。当肾实质功能受损、滤过率降低时，血中尿素氮和肌酐增高。

【标本采集】BUN 和 Scr 的标本采集主要抽取空腹静脉血 3 mL，注入干燥试管内，送检。

【参考值】BUN：成人为 3.2 ~ 7.1 mmol/L；儿童为 1.8 ~ 6.5 mmol/L。

Scr：男性为 53 ~ 106 μmol/L；女性为 44 ~ 97 μmol/L。

【临床意义】

1. BUN 和 Scr 同时增高

BUN 和 Scr 同时增高提示肾功能已严重受损，见于各种原因所致的肾衰竭。①急性肾衰竭：Scr 明显进行性升高为肾器质性损害的指标，可伴有少尿；②慢性肾衰竭：Scr 升高的程度与病变严重性一致。

2. 仅有 BUN 增高而 Scr 正常或升高不明显

肾外因素如上消化道大出血、大面积烧伤、严重创伤、大手术后、尿路梗阻等，BUN 升高而 Scr 正常；心力衰竭、休克、脱水等致肾前性少尿时，BUN 升高而 Scr 升高不明显。

二 肾小管功能

浓缩-稀释实验（concentration-dilution test，CDT）是通过测定排出的尿量及尿比重来反映

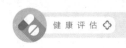

肾小管对水平衡的调节作用。

【标本采集】昼夜尿比重试验，具体操作如下。

（1）试验日评估对象照常进食，每餐食物中的含水量不宜超过 500 ~ 600 mL，且除正常进食外不再进任何液体。

（2）试验日早晨 8 时排尿弃去，收集上午 10 时、中午 12 时和下午 2 时、4 时、6 时以及晚 8 时至次晨 8 时的全量尿液（共 7 次）分别准确测量尿量及比重。

（3）要注意排尿间隔时间必须准确，尿须排净。

【参考值】①成人 24 h 尿量为 1000 ~ 2000 mL；② 12 h 夜尿量不应超过 750 mL；③日尿量与夜尿量之比为（3 ~ 4）∶1；④最高一次尿液比重应在 1.020 以上；⑤最高尿比重与最低尿比重之差不应小于 0.009。

【临床意义】此试验临床意义如下：①少尿伴高比重尿主要见于血容量不足引起的肾前性少尿；②夜尿增多但尿比重正常，为肾小管浓缩功能受损的早期改变，见于慢性肾炎、慢性间质性肾炎、慢性肾盂肾炎、痛风性肾损害等；③伴有尿比重低而固定（固定在 1.010 左右），表明肾小管稀释–浓缩功能严重损害，见于肾衰竭；④明显多尿伴低比重尿，见于尿崩症。

第六节　浆膜腔检查

浆膜腔（serous membrane）主要指人体的胸腔、腹腔、心包腔及关节腔。生理状况下，浆膜腔内有少许液体，起润滑作用。病理状态下，腔内有大量液体潴留，称为浆膜腔积液。通过积液检查，鉴别积液的种类和性质对于疾病的诊断和治疗具有重要意义。

根据浆膜腔积液形成原因和性质的不同，积液可分为漏出液（transudate）和渗出液（exudate）两大类。漏出液为非炎症积液，主要由于血浆胶体渗透压下降、毛细血管内流体静脉压增高、淋巴管阻塞等原因产生；渗出液多为炎症积液，主要因细菌感染、恶性肿瘤以及外伤、血液、胆汁、胃液等刺激产生。

 浆膜腔积液的一般性状检查

【标本采集】标本采集一般由医生在常规无菌操作下行浆膜腔穿刺抽取术，准备及配合与脑脊液采集方法类似，但不同部位浆膜腔的穿刺要点，如物品准备、体位、穿刺部位等略有不同。采集的标本分置于 3 ~ 4 个无菌试管中，每管 1 ~ 2 mL，1 h 内送检。做细胞计数检验时，为避免标本凝固，可在试管中加入少量草酸钾抗凝剂，混匀后送检；比重测定时，标本量应在 60 mL 以上，结核杆菌培养标本量以 10 mL 为宜。

【临床意义】

1. 颜色

漏出液常为透明、淡黄色，一般不发生凝固。渗出液多混浊，可形成凝块，并因病因不同而呈现不同的颜色：①红色为血性积液，见于恶性肿瘤、结核性胸膜炎或腹膜炎、出血性疾病及内脏损伤等；②绿色见于铜绿假单胞菌感染；③黄色脓样见于化脓性细菌感染；④乳白色多为乳糜液，可见于胸导管、淋巴管阻塞或大量脂肪变性。

2. 透明度

漏出液清晰透明。渗出液常混浊，化脓性感染时液体最为混浊，可有凝块和絮状物产生；结核菌感染时液体呈微混、云雾状。乳糜液因含脂肪也呈现混浊外观。

3. 凝固性

漏出液含纤维蛋白原较少，不易凝固。渗出液含较多的纤维蛋白原、细菌和组织裂解产物，可自行凝固或形成凝块。

4. 比密

漏出液蛋白质含量、细胞成分少，比密常低于 1.018。渗出液含有蛋白质、细胞成分较多，比密常在 1.018 以上。

 二　浆膜腔积液的化学检查

【标本采集】同浆膜腔积液的一般性状检查。

【临床意义】

1. 黏蛋白定性试验

在炎症反应刺激下，浆膜上皮细胞分泌的黏蛋白增加，黏蛋白是一种酸性糖蛋白，pH值为 3 ~ 5，在稀乙酸中呈现白色沉淀。漏出液中黏蛋白含量极少，试验多为阴性；渗出液中含大量黏蛋白，试验多呈阳性。

2. 蛋白质定量

一般情况下漏出液蛋白质含量低于 25 g/L，渗出液蛋白质含量高于 30 g/L。

3. 葡萄糖定量

漏出液中的葡萄糖含量与血糖相似；渗出液中的葡萄糖被细菌或细胞酶分解导致含量降低，其中化脓性细菌感染时最低，结核性次之。

 三　浆膜腔积液的显微镜检查

【标本采集】同浆膜腔积液的一般性状检查。

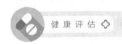

【临床意义】

1．细胞计数

漏出液细胞数常低于 $100 \times 10^6/L$，渗出液细胞数常高于 $500 \times 10^6/L$，化脓性积液细胞数可达 $1\,000 \times 10^6/L$ 以上。

2．细胞分类

漏出液细胞较少，主要以淋巴细胞和间皮细胞为主。渗出液细胞较多，化脓性积液或结核性积液早期以中性粒细胞增多为主，结核、梅毒或癌性积液以淋巴细胞增多为主，变态反应或寄生虫感染引起的积液以嗜酸性粒细胞增多为主，红细胞增加可见于恶性肿瘤、创伤等，间皮细胞增多常发生在浆膜刺激或受损时。

3．寄生虫检查

阿米巴病的积液中可发现阿米巴滋养体，乳糜样积液中可见微丝蚴。

4．脱落细胞学检查

将浆膜腔积液离心沉淀，检查有无肿瘤细胞，是诊断胸腹腔原发性或继发性肿瘤的重要手段。

 四 漏出液与渗出液的鉴别

鉴别积液性质对某些疾病的诊断和治疗有重要意义，漏出液和渗出液的鉴别要点见表8-12。

表8-12　漏出液和渗出液的鉴别要点

指　标	漏出液	渗出液
原因	非炎症所致	炎症、肿瘤、理化刺激
外观	淡黄、浆液性	黄色、血性、脓性或乳糜性
透明度	透明或微混	多混浊
凝固性	不易凝固	易凝固
比密	< 1.018	> 1.018
黏蛋白定性	阴性	阳性
蛋白质定量（g/L）	< 25	> 30
葡萄糖定量（mmol/L）	与血糖相近	低于血糖
乳酸脱氢酶（LD，U/L）	< 200	> 200
积液/血清LD比值	< 0.6	> 0.6
细胞计数（$\times 10^6/L$）	< 100	> 500

续表

指　标	漏出液	渗出液
细胞分类	以淋巴细胞和间皮细胞为主	炎症以中性粒细胞为主；结核和肿瘤以淋巴细胞为主
肿瘤细胞	无	可有
病原体	无	可找到病原菌

第七节　常用临床生化检查

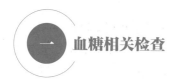 血糖相关检查

（一）血糖测定

血糖（blood glucose）主要是指血液中的葡萄糖。正常人食物中的碳水化合物经消化后，以葡萄糖的形式在小肠吸收入血液，形成血糖，血糖经氧化为组织提供能量，多余的葡萄糖经过门静脉入肝，转变为肝糖原和脂肪储存。临床上常采用空腹血糖（fasting plasma glucose，FPG）检测结果判断葡萄糖在体内代谢的情况及其他与葡萄糖代谢异常有关的疾病的诊断。

【标本采集】抽取空腹静脉血 2 ~ 3 mL，注入抗凝试管内。一般在晨起未进食前采血，空腹时间在 8 h 以上。

【参考值】3.9 ~ 6.1 mmol/L。

【临床意义】

1. 血糖增高

血糖增高可分为生理性和病理性两大类。

（1）生理性增高。见于高糖饮食、剧烈运动、情绪紧张等。

（2）病理性增高。①糖尿病：如 1 型糖尿病、2 型糖尿病、特殊类型糖尿病、妊娠期糖尿病等，空腹血糖增高是临床诊断糖尿病的基本依据；②内分泌疾病：如甲状腺功能亢进症、皮质醇增多症、嗜铬细胞瘤等；③胰腺疾病：如出血坏死性胰腺炎、胰腺癌等；④应激性高血糖：如脑血管意外、心肌梗死、大面积烧伤、感染性休克等；⑤药物影响：如噻嗪类利尿剂、口服避孕药、泼尼松、氯丙嗪等。

2. 血糖降低

血糖降低也可分为生理性和病理性两大类。

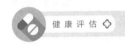

（1）生理性降低：见于饥饿时、妊娠期。

（2）病理性降低：主要见于胰岛素用量过多、口服降糖药过量、胰岛B细胞瘤、胰腺腺瘤、肝硬化、严重营养不良等。

（二）口服葡萄糖耐量试验

正常人口服一定量葡萄糖后，在短时间内血糖升高，随后逐渐降至空腹水平，此现象称为耐糖现象。当糖代谢紊乱时，口服葡萄糖短时间内升高，但不能逐渐降至空腹水平，或单位时间内不能降至正常水平，称为糖耐量异常或减低。口服葡萄糖耐量试验（oral glucose tolerance test，OGTT）是利用葡萄糖在体内的代谢水平检查人体血糖调节功能的葡萄糖负荷试验。临床上主要用于诊断糖耐量异常的疾病。

【标本采集】将无水葡萄糖 75 g（儿童按 1.75 g/kg 体重，总量不超过 75 g）溶于 250～300 mL 水中，让评估对象于空腹状态下在 5 min 内服完，分别在服用葡萄糖后 30 min、1 h、2 h、3 h 取血测定血浆葡萄糖浓度，同时留取尿标本做尿糖定性。试验过程中不喝任何含糖饮料，不吸烟，不做剧烈运动。试验前正常饮食，停用影响血糖浓度的药物。

【参考值】空腹血糖 < 6.1 mmol/L；服糖后 30 min～1 h 血糖浓度达高峰，一般为 7.78～8.89 mmol/L，峰值 < 11.1 mmol/L；2 h 测得血糖 ≤ 7.8 mmol/L；3 h 血糖恢复至空腹水平。尿糖均为阴性。

【临床意义】

1. 诊断糖尿病

若 FPG ≥ 7.0 mmol/L，峰值 ≥ 11.1 mmol/L 或 2 h 血糖仍 ≥ 11.1 mmol/L，并出现尿糖阳性，可诊断为糖尿病。

2. 判断糖耐量异常

（1）糖耐量减低：指空腹血糖 < 7.0 mmol/L，2 h 血糖浓度在 7.8～11.1 mmol/L。多见于 2 型糖尿病、肥胖症、甲状腺功能亢进症及皮质醇增多症等。

（2）糖耐量增高：指空腹血糖降低，服糖后血糖上升较慢，2 h 后仍处于低水平。常见于胰岛B细胞瘤、腺垂体功能减退症、肾上腺皮质功能减退症等。

 血清电解质

【标本采集】抽取空腹静脉血 3 mL，注入干燥试管内，勿使其溶血。

【参考值】血钾 3.5～5.5 mmol/L；血钠 135～145 mmol/L；血氯 98～105 mmol/L；血钙 2.25～2.75 mmol/L；血磷 0.97～1.61 mmol/L。

【临床意义】

1. 血钾异常

钾是细胞内的主要阳离子，参与调节水、电解质、渗透压和酸碱平衡，维持神经、肌肉和心肌的兴奋性。

（1）高钾血症。血钾浓度 > 5.5 mmol/L，见于：①摄入过多，如补钾过多过快、输入大量库存血液；②排泄困难，如肾衰竭少尿期或无尿期、大量使用螺内酯等保钾利尿剂、长期低钠饮食；③细胞内钾大量被释放出来，如严重溶血、缺氧、酸中毒等。

（2）低钾血症。血钾浓度 < 3.5 mmol/L，见于：①摄入不足，如营养不足、胃肠道吸收障碍等。②丢失过多，如严重呕吐或腹泻、大量使用排钾利尿剂（如呋塞米等）、醛固酮合成增多。

2. 血钠异常

钠是细胞外液的主要阳离子，多以氯化钠的形式存在，主要功能在于保持细胞外液容量、维持血管内外渗透压与酸碱平衡，维持神经、肌肉的兴奋性。

（1）高钠血症。血钠浓度 > 145 mmol/L，见于高热、甲亢等导致体内大量失水、摄入食盐过多或输入盐水过多、肾上腺皮质功能亢进症、醛固酮增多症、渗透性利尿。

（2）低钠血症。血钠浓度 < 135 mmol/L，见于严重呕吐、腹泻、肾上腺皮质功能减退症、慢性肾衰竭等。

3. 血钙异常

人体内 99% 以上的钙以磷酸钙的形式存在于骨骼中，血液中的钙仅占人体钙含量的 1%。血清钙离子主要功能是调节神经、肌肉的兴奋性，激活酯酶和三磷酸腺苷（ATP），并参与凝血过程。

（1）高钙血症。血钙浓度 > 2.75 mmol/L，见于服用维生素 D 过多、甲状旁腺功能亢进症、多发性骨髓瘤、肺癌等。

（2）低钙血症。血钙浓度 < 2.25 mmol/L，见于慢性腹泻、妊娠及哺乳期妇女、维生素 D 缺乏、甲状旁腺功能减退症、慢性肾衰竭、坏死性胰腺炎等。

4. 血氯异常

氯是血浆内的主要阴离子，主要功能是保持细胞外液容量、维持血管内外渗透压与酸碱平衡，参与胃酸形成。

（1）高氯血症。血氯浓度 > 105 mmol/L，临床意义同高钠血症的临床意义。

（2）低氯血症。血氯浓度 < 98 mmol/L，临床意义同低钠血症的临床意义。

5. 血磷异常

（1）高磷血症。血磷浓度 > 1.61 mmol/L，见于甲状旁腺功能减退症、维生素 D 摄入过多、肢端肥大症、多发性骨髓瘤。

（2）低磷血症。血磷浓度 < 0.97 mmol/L，见于大量呕吐、腹泻、血液透析、酒精中毒、碱中毒、糖尿病酮症酸中毒、甲状旁腺功能亢进症等。

 **三 心肌酶与心肌蛋白**

（一）血清肌酸激酶及其同工酶测定

血清肌酸激酶（creatine kinase，CK）主要存在于骨骼肌、心肌中，正常血清中含量较低，

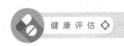

当骨骼肌、心肌受损时其含量可增高。血清肌酸激酶的同工酶有CK-MM、CK-BB和CK-MB三种。

【标本采集】抽取空腹静脉血2 mL，注入干燥不抗凝试管内，勿使标本溶血。

【参考值】CK（酶偶联法，37 ℃）：男性为37 ~ 174 U/L，女性为26 ~ 140 U/L。

【临床意义】

1. 诊断急性心肌梗死

血清肌酸激酶及其同工酶增高是急性心肌梗死早期诊断的标志。肌酸激酶在急性心肌梗死发病3 ~ 8 h即明显增高，峰值出现在10 ~ 36 h，3 ~ 4 d恢复正常，是早期诊断急性心肌梗死的灵敏指标之一。CK-MB对急性心肌梗死的早期诊断明显早于CK，高峰出现在4 ~ 8 h，1 ~ 2 d恢复正常。若CK-MB恢复正常以后再次升高，提示原梗死部位扩大或有新的梗死出现。

2. 辅助诊断其他心肌损伤和肌肉疾病

如病毒性心肌炎可致血清肌酸激酶明显升高；多发性肌炎、进行性肌营养不良时CK-MB可明显升高；肿瘤、心脏手术、结缔组织病、休克时CK-BB可增高。

（二）血清乳酸脱氢酶及同工酶测定

血清乳酸脱氢酶（lactate dehydrogenase，LDH）主要存在于心肌、骨骼肌、肾脏，其次为肝、脾、胰、肺及红细胞。根据其电泳的速度，可将乳酸脱氢酶的同工酶分为三类：①以LDH 1为主，主要分布于心肌；②以LDH 5为主，主要分布于骨骼肌、肝脏、血小板；③以LDH 3为主，主要存在于脾、肺、脑、淋巴、分泌腺等组织中。

【标本采集】抽取空腹静脉血2 mL，注入干燥不抗凝试管内，勿使标本溶血。

【参考值】LDH及其同工酶参考值见表8-13。

表8-13　LDH及其同工酶参考值

检测项目	检测方法	参考值（U/L）
LDH	连续监测法/速率法	104 ~ 245/95 ~ 200
LDH_1	圆盘电泳法	32.70 ± 4.60
LDH_2		45.10 ± 3.53
LDH_3		18.50 ± 2.96
LDH_4		2.90 ± 0.89
LDH_5		0.85 ± 0.55

【临床意义】

1. LDH升高

LDH升高常见于：①心肌梗死。乳酸脱氢酶在心肌梗死后8 ~ 10 h升高，2 ~ 3 d达高峰，持续6 ~ 10 d恢复正常；若乳酸脱氢酶再次持续升高，提示梗死范围扩大或再次梗死。②肝脏疾病。急性肝炎或慢性活动性肝炎，尤其是转移性肝癌，乳酸脱氢酶显著升高。③其他，如白血病、淋巴瘤、贫血、肌营养不良等也可使乳酸脱氢酶升高。

2．LDH同工酶升高

LDH同工酶升高主要用于急性心肌梗死和肝脏病的诊断。①急性心肌梗死、心肌炎、恶性贫血等，以LDH_1升高为主；②急、慢性肝脏疾病以LDH_5升高为主；③阻塞性黄疸则以LDH_4升高为主；④消化道肿瘤时LDH_4和LDH_5均增高。

（三）心肌肌钙蛋白测定

心肌肌钙蛋白（cardiac troponin，cTn）主要存在于心肌细胞中，肌红蛋白主要存在于骨骼肌和心肌中，当心肌和骨骼肌受损时可被释放进入血液中，使血液中的浓度升高，对心肌和骨骼肌疾病的诊断有一定价值。

【标本采集】抽取空腹静脉血2 mL，注入干燥试管内，勿使其溶血。

【参考值】cTn参考值见表8-13。

表8-13　血清心肌蛋白参考值

测定项目	参考值（μg/L）	临界值（μg/L）
心肌肌钙蛋白T（cTnT）	0.02～0.13	＞0.2
心肌肌钙蛋白I（cTnI）	＜0.2	＞1.5
肌红蛋白（Mb）	定性：阴性	
定量：ELISA法50～85；RIA法6～85	＞75	

【临床意义】

1．急性心肌梗死

cTnT于急性心肌梗死发病后3～6 h即升高，10～24 h达到高峰，10～15 d恢复正常；cTnI升高和出现峰值的时间与cTnT基本相同，5～7 d恢复正常；肌红蛋白在急性心肌梗死后30 min～2 h即可升高，5～12 h达高峰，18～30 h恢复正常，是急性心肌梗死早期诊断标志物，比CK-MB和LDH优。

2．其他原因

不稳定性心绞痛、急性肌肉损伤、心力衰竭、肌病等肌红蛋白升高等。

（四）血清脂质与脂蛋白测定

血清脂质主要包括总胆固醇（total cholesterol，TC）、甘油三酯（triglycerides，TG）、磷脂（phosphate ester）和游离脂肪酸（free fatty acids，FFA）。除游离脂肪酸外，其余都包含在脂蛋白中，脂蛋白是血脂在血液中存在、转运及代谢的形式。根据脂蛋白密度不同将脂蛋白分为乳糜微粒（chylomicrons）、极低密度脂蛋白（very low density lipoprotein，VLDL）、低密度脂蛋白（low-density lipoprotein，LDL）、高密度脂蛋白（high-density lipoprotein，HDL）、脂蛋白（lipoprotein）五类。目前临床上检测项目主要是TC、TG、LDL和HDL。

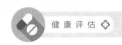

【标本采集】评估对象禁食 12 h，低脂饮食 3 d，24 h 内不饮酒，抽取静脉血 2 mL，注入肝素管内。

【参考值】血清脂质与脂蛋白正常值：①TC 为 2.80～5.20 mmol/L；②TG 为 0.56～1.70 mmol/L；③LDL 为 2.10～3.12 mmol/L；④HDL 为 1.03～2.07 mmol/L。

【临床意义】

1．TC 异常

胆固醇是脂质的组成成分之一，其主要功能是合成胆汁、肾上腺皮质激素、性激素及维生素 D，还参与细胞膜的构成。①TC 增高：见于原发性高脂血症、冠状动脉粥样硬化型心脏病、糖尿病昏迷评估对象、肾病综合征、甲状腺功能减退症等。②TC 降低：可见于甲状腺功能亢进症、肝硬化、再生障碍性贫血、营养不良等。

2．TG 异常

TG 主要存在于前 β- 脂蛋白和乳糜微粒中，参与胆固醇的合成，其临床意义与 TC 临床意义相同。

3．LDL 增高

LDL 为动脉粥样硬化因子，其直接向组织和细胞内运送胆固醇，直接促使动脉粥样硬化，因而其含量与冠心病的发病率呈正相关，LDL 在脂蛋白中所占比例越高，发生动脉粥样硬化和冠心病的危险性就越大。

4．HDL 降低

HDL 是抗动脉硬化脂蛋白，其将胆固醇直接送至肝脏进行分解代谢，降低组织和细胞内的胆固醇浓度，减少动脉粥样硬化的产生，因而其含量与冠心病的发病率呈负相关关系，HDL 在脂蛋白中所占比例越高，冠心病发病率越低。HDL 降低也可见于动脉粥样硬化、脑血管病和肝硬化等。

（五）血清淀粉酶测定

【标本采集】抽取空腹静脉血 2 mL，注入干燥试管内，勿使标本溶血。

【参考值】Somogyi 法为 800～1 800 U/L。

【临床意义】

1．血清淀粉酶增高

血清淀粉酶增高常见于：①急性胰腺炎发病，主要用于急性胰腺炎的早期诊断。急性胰腺炎发病后 6～12 h 血清淀粉酶开始升高，3～5 d 恢复正常。血清淀粉酶的高低与病变的程度不呈平行关系，因而要结合尿淀粉酶及临床其他资料进行分析。②慢性胰腺炎急性发作、胰腺囊肿、胰腺癌。③其他原因，如腮腺炎、消化性溃疡穿孔、胆管梗阻、急性胆囊炎、乙醇中毒、肾功能不全等。

2．血清淀粉酶降低

血清淀粉酶降低可见于慢性胰腺炎、胰腺癌晚期。

第八节　临床常用免疫学检查

免疫学检查常用于对自身免疫性疾病、变态反应性疾病、感染性疾病等诊断和疗效检测。主要的检查项目有血清免疫球蛋白、血清补体等。

一　血清免疫球蛋白

免疫球蛋白（Ig）是一组由浆细胞合成和分泌的具有抗体活性的球蛋白，广泛分布于血液、体液、外分泌液及部分细胞表面。Ig可分为IgG、IgA、IgM、IgD和IgE五种类型。

IgG是人体含量最多的Ig，占血清总Ig的70%～80%，主要由脾脏和淋巴结中的浆细胞产生，是机体重要的抗菌、抗病毒和抗毒素抗体，也是唯一能够通过胎盘的Ig；IgA主要由肠系膜淋巴细胞中的浆细胞合成，占血清总Ig的10%～15%，分为血清型IgA与分泌型IgA（SIgA）两种，SIgA在呼吸道、消化道、泌尿生殖道的感染中起重要作用；IgM是分子量最大的Ig，占血清总Ig的5%～10%，具有很强的凝集抗原的能力，在防止菌血症发生方面意义重大；IgD在血清中含量很低，常以单体的形式存在，目前对其结构和功能了解不多；IgE主要由鼻咽部、扁桃体等黏膜固有层的浆细胞分泌产生，在血清中含量很低，仅占血清总Ig的0.002%，能与肥大细胞、嗜碱性粒细胞膜结合，介导Ⅰ型变态反应。

【标本采集】血清，黄色或红色管帽真空采血管采血。

【参考值】IgG：5.65～17.65 g/L。IgA：0.4～3.5 g/L。IgM：0.5～3.0 g/L。IgD：0.001～0.004 g/L。IgE：0.1～0.9 mg/L（不同方法参考值不同）。

【临床意义】

1. IgG

IgG升高常见于各种感染性疾病和自身免疫性疾病，如慢性感染、结核病、系统性红斑狼疮等；IgG降低见于各种先天性和获得性体液免疫缺陷病、肾病综合征、化脓性感染等。

2. IgA

IgA升高见于黏膜炎症和皮肤病变等；IgA降低见于反复呼吸道感染、自身免疫性疾病和代谢性疾病等。

3. IgM

IgM升高见于毒血症或感染性疾病早期；IgM降低见于各种先天性和获得性体液免疫缺陷病、革兰阴性菌败血症等。

4. IgE

IgE升高见于过敏性支气管炎、荨麻疹、IgE型骨髓瘤、类风湿关节炎、嗜酸性粒细胞增多症等疾病；IgE降低见于先天性或获得性免疫缺陷综合征、恶性肿瘤、长期用免疫抑制剂等。

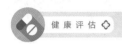

二 血清补体

补体（C）是指存在于新鲜血清中的具有潜在酶活力且不耐热的三组球蛋白。第一组是具有酶原活性的糖蛋白，由C1～C9九种补体成分组成；第二组由旁路途径的三种成分及其衍生物B、D、P、H、I等因子组成；第三组为补体调节蛋白，如C1抑制物、C4结合蛋白等。补体参与机体的抗感染及免疫调节，补体系统功能降低和成分减少对某些疾病的诊断与疗效观察有重要意义。

血清补体测定的内容包括总补体溶血活性（complement hemolysis，CH）、补体C3（complement 3，C3）和补体C4（complement 4，C4）。CH反映9种补体成分的综合水平，一般以50%溶血（CH50）为检测终点。C3是一种由吞噬细胞和肝脏合成的急性时相反应蛋白。C4同样由吞噬细胞和肝脏合成，在补体活化、促进吞噬、防止免疫复合物沉着及中和病毒等方面发挥着重要作用。

【标本采集】血清，黄色或红色管帽真空采血管采血。标本须新鲜，一般不超过2h，防止标本溶血。

【参考值】CH50：50 000～100 000 U/L。C3：0.85～1.70 g/L。C4：0.22～0.34 g/L（不同方法参考值不同）。

【临床意义】

1. CH50

CH50活性增高见于各种急性期反应，如急性炎症、组织损伤和某些恶性肿瘤；CH50活性减低见于先天补体基因缺损或后天消耗过多、合成减少的疾病，如肾小球肾炎、系统性红斑狼疮、强直性脊柱炎、感染性心内膜炎、病毒性肝炎、重症营养不良等。

2. C3

C3增高见于一些急性时相反应，如急性炎症或传染病早期、肿瘤、排异反应、急性组织损伤等。C3减低见于：①补体合成能力下降，如慢性活动性肝炎、肝硬化、肝坏死等；②先天性补体缺乏，如遗传性C3缺乏症；③补体消耗或丢失过多，如系统性红斑狼疮和类风湿性关节炎活动期、急性肾小球肾炎、严重风湿性关节炎等；④补体合成原料不足，如儿童营养不良性疾病。

3. C4

与C3相似，C4减低还可见于IgA肾病、多发性骨髓瘤、遗传性C4缺乏等。

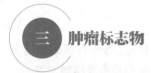

三 肿瘤标志物

肿瘤标志物（tumor marker）是指在肿瘤发生和增殖过程中，由肿瘤细胞直接产生或由非肿瘤细胞经肿瘤细胞诱导后合成的物质，可存在于细胞质、细胞核或者细胞表面，也可见于血液、体液或组织中，是诊断肿瘤发生、发展和预后的重要依据。

（一）血清甲胎蛋白测定

血清甲胎蛋白（alpha-fetoprotein，AFP）是胎儿发育早期的一种血清糖蛋白，由肝脏和卵黄囊合成，胎儿出生后不久AFP逐渐消失。当肝细胞或生殖腺胚胎组织逐渐发生恶变时，相关基因重新被激活，原来已丧失合成AFP能力的细胞恢复合成能力，导致血液中AFP含量显著增高。

【标本采集】血清，黄色或红色管帽真空采血管采血。

【参考值】< 25 μg/L（不同方法参考值不同）。

【临床意义】APF增高见于：①原发性肝细胞癌，AFP > 300 μg/L具有诊断意义；②病毒性肝炎、肝硬化；③生殖腺胚胎癌，如睾丸癌、畸胎瘤、卵巢癌等；④妊娠3个月后AFP开始增高，分娩后3周即恢复正常。

（二）血清癌胚抗原测定

血清癌胚抗原（carcinoembryonic antigen，CEA）是一种非器官特异性肿瘤相关抗原，主要存在于胎儿的胃肠管、胰腺和肝脏内。妊娠前6个月内CEA含量较高，出生后血清中含量很低。当细胞发生恶变时，CEA合成异常，血清CEA浓度增加。

【标本采集】血清，黄色或红色管帽真空采血管采血。严重溶血的标本影响检测结果。

【参考值】< 15 μg/L（不同方法参考值不同）。

【临床意义】CEA增高见于：①消化道系统肿瘤，如结肠癌、直肠癌、胃癌等；②其他空腔脏器恶性肿瘤，如支气管癌、肺癌、乳腺癌、胰腺癌、卵巢癌、子宫癌等；③恶性肿瘤病情恶化时；④其他疾病，如直肠息肉、结肠炎、肝硬化等。

（三）血清糖类抗原125测定

血清糖类抗原125（carbohydrate antigen 125，CA 125）是一种卵巢癌相关抗原，主要存在于上皮性卵巢癌组织和评估对象的血清中。

【标本采集】血清，黄色或红色管帽真空采血管采血。

【参考值】< 35 000 U/L（不同方法参考值不同）。

【临床意义】CA 125增高见于：①卵巢癌，可用于卵巢癌的辅助诊断，也可作为卵巢癌术后和化疗后疗效观察的指标之一；②子宫内膜癌、乳腺癌、胃肠癌、胰腺癌、肺癌等恶性肿瘤；③其他疾病，如子宫内膜异位症、盆腔炎、胰腺炎、卵巢囊肿、肝炎和肝硬化等。

 四　自身免疫性疾病

自身免疫性疾病（AID）是指某些原因造成的免疫系统对自身组织或成分产生免疫应答，

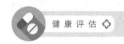

致使自身抗体和（或）致敏淋巴细胞损伤自身组织器官而引起的疾病。诊断自身免疫病的重要方法是做自身抗体的检测，常见的自身免疫抗体有类风湿因子（rheumatoid factor，RF）、抗核抗体（antinuclear antibody，ANA）等。RF主要存在于类风湿关节炎的血清和关节腔液中；ANA是一类以细胞核成分为靶抗原的自身抗体，包括抗dsDNA抗体、抗Sm（Smith）抗体、抗SS-A（干燥综合征A抗原）和抗SS-B（干燥综合征B抗原）抗体等。

【标本采集】血清，黄色或红色管帽真空采血管采血。

【参考值】RF：阴性。ANA：阴性。

【临床意义】

1. RF阳性

RF阳性见于：①类风湿性关节炎，约90％的类风湿性关节炎RF阳性，动态监测血清RF的变化有助于了解病变活动性以及评估药物疗效；②其他疾病，如冷球蛋白血症、系统性红斑狼疮、肝病及慢性感染等。

2. ANA检测

（1）抗dsDNA抗体：阳性是SLE诊断标准之一，特异性较高，常见于活动期SLE。

（2）抗Sm抗体：阳性对SLE的诊断具有高度特异性，是SLE血清标志性抗体之一，与抗dsDNA抗体同时检测，可提高SLE的诊断率。

（3）抗SS-A抗体和抗SS-B抗体：阳性主要见于干燥综合征，也可见于其他自身免疫性疾病，如SLE。

 五 病毒性肝炎标志物

引起病毒性肝炎的病原体为肝炎病毒。目前临床上常见的肝炎病毒主要有五型，即甲型肝炎病毒（hepatitis A virus，HAV）、乙型肝炎病毒（hepatitis B virus，HBV）、丙型肝炎病毒（hepatitis C virus，HCV）、丁型肝炎病毒（hepatitis D virus，HDV）、戊型肝炎病毒（hepatitis E virus，HEV）。血清中各类病毒性肝炎标志物主要包括肝炎病毒本身、肝炎病毒的核酸及其刺激机体产生的抗体。临床上通过检测肝炎病毒血清中的标志物可以确定肝炎的类型，同时可以判断疾病的发展及转归。标本采集方法为抽取空腹静脉血2 mL，注入干燥试管内送检。采血前不要剧烈运动，标本采集后切勿溶血。

（一）甲型肝炎病毒标志物检查

【参考值】正常人检测血清抗HAV-IgM阴性，抗HAV-IgG阴性或阳性。

【临床意义】HAV标志物检查临床意义如下：①血清抗HAV-IgM阳性是早期诊断甲型病毒性肝炎特异性较高的指标，说明机体正在感染HAV；②抗HAV-IgG阳性提示既往HAV感染或曾接种过甲肝疫苗获得免疫力，可作为流行病学调查的指标。

（二）乙型肝炎病毒标志物检查

乙型肝炎病毒标志物检查共有3对，即乙型肝炎病毒表面抗原（HBsAg）与乙型肝炎病毒表面抗体（抗-HBs）、乙型肝炎病毒e抗原（HBeAg）与乙型肝炎病毒e抗体（抗-HBe）、乙型肝炎病毒核心抗原（HBcAg）与乙型肝炎病毒核心抗体（抗-HBc）。HBcAg位于HBV的细胞核中，一般难以从血中检出游离的HBcAg。除HBcAg以外，临床上只检查乙型肝炎病毒标志物的其他五项，合称为"乙肝两对半"。

【参考值】正常人检测均为阴性，抗-HBs可为阳性，见于接种过乙肝疫苗的人。

【临床意义】

1. HBsAg阳性

HBsAg阳性是HBV感染的标志，最早见于急性乙型肝炎潜伏期，也可见于急性乙型肝炎、慢性乙型肝炎、肝硬化。乙肝病毒携带者也为阳性。HBsAg阳性提示该患者或病毒携带者具有传染性。

2. 抗-HBs阳性

抗-HBs是保护性抗体，阳性提示机体对乙肝病毒产生了免疫力，见于曾感染过乙肝病毒、乙型肝炎恢复期、注射过乙肝疫苗或抗-HBs免疫球蛋白。

3. HBeAg阳性

HBeAg阳性表明乙型肝炎处于活动期，提示乙肝病毒正在体内复制，传染性较强，持续阳性易转为慢性肝炎和肝硬化。孕妇HBeAg阳性可垂直传播给胎儿。

4. 抗-HBe阳性

抗-HBe阳性表示乙肝病毒在体内大部分被清除，复制减少，传染性降低。可见于急性肝炎恢复期、慢性肝炎、肝癌。

5. 抗-HBc阳性

抗-HBc可分为IgM、IgG、IgA三型。抗-HBcIgM阳性提示近期感染，病毒在体内复制，具有传染性；抗-HBcIgG阳性高滴度提示患有乙型肝炎，是正在感染的标志；抗-HBcIgG阳性低滴度是既往感染的标志，能伴随终身。

乙型肝炎病毒血清五项标志物检查结果及临床意义见表8-15。

表8-15 乙型肝炎病毒血清五项标志物检查结果及临床意义

HBsAg	抗-HBs	HBeAg	抗-HBe	抗-HBc	临床意义
−	−	−	−	−	目前未感染HBV
−	+	−	−	−	曾经感染过乙肝；乙型肝炎恢复期；注射乙肝疫苗或抗-HBs免疫球蛋白后
+	−	−	−	−	急性乙型肝炎潜伏后期；急、慢性HBV感染；HBV携带者
−	−	−	−	+	急性乙型肝炎急性期；既往感染HBV

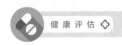

HBsAg	抗-HBs	HBeAg	抗-HBe	抗-HBc	临床意义
+	−	+	−	−	急性乙型肝炎中期，病毒复制，传染性强
+	−	−	−	+	急性或慢性乙型肝炎，再次感染后的乙肝携带者
−	+	−	+	+	乙型肝炎恢复期，开始产生免疫力
−	+	−	−	+	曾经感染过乙肝或乙型肝炎恢复期，已经产生免疫力
−	−	−	+	+	急性乙型肝炎恢复期
+	−	−	−	+	急性或慢性乙型肝炎，病毒复制，传染性强
+	−	−	+	+	急性乙型肝炎趋向恢复，慢性携带者，传染性低
+	−	+	+	+	急性或慢性乙型肝炎，传染性中度，趋向好转

（三）丙型肝炎病毒标志物检查

【参考值】正常人检测血清抗HCV–IgM、抗HCV–IgG和HCV–RNA均阴性。

【临床意义】抗HCV–IgM阳性是诊断丙型肝炎的早期指标。抗HCV–IgG阳性表明体内已有HCV感染，多见于输血后出现肝炎。HCV–RNA阳性提示HCV复制活跃，传染性强，转阴提示HCV复制受抑，预后较好。

（四）丁型肝炎病毒标志物检查

【参考值】正常人检测血清HDAg、抗HDV–IgG、抗HDV–IgM和HDV–RNA均阴性。

【临床意义】血清中HDAg阳性表示HDV感染的早期，常见于急、慢性丁型肝炎。抗HDV–IgM阳性表示急性或近期感染，也是早期诊断的标志。抗HDV–IgG阳性表示慢性HDV感染。HDV–RNA阳性是丁型肝炎确诊的最直接指标。

（五）戊型肝炎病毒标志物检查

【参考值】正常人抗HEV–IgM和抗HEV–IgG均阴性。

【临床意义】抗HEV–IgM阳性是HEV急性期感染的指标，抗HEV–IgG在HEV感染后出现较早，持续时间长，特异性差。

✿ 本章小结

（1）血液检查包括红细胞、白细胞、血小板，网织红细胞的标本的采集、参考值及临床意义，止血与凝血功能的测定等。重点要求学生掌握血液检查标本的采集及血液一般检查的临床意义。

（2）尿液检查包括一般性状检查、化学检查（尿pH值、尿蛋白、尿酮体、尿胆原和尿胆红素测定）、显微镜检查（细胞、管型、结晶和沉渣定量检测）。重点要求学生掌握尿液检查标本的采集及尿液一般性状检查的临床意义。

（3）粪便检查包括一般性状检查、化学检查及显微镜检查。重点要求学生掌握标本采集方法及异常粪便的临床意义。

（4）肝功能检查包括肝脏蛋白质代谢功能测定、胆红素代谢功能测定及肝细胞酶学测定。重点要求学生掌握肝脏蛋白质代谢功能测定，能够理解血清中蛋白质变化的临床意义。

（5）肾功能检查包括肾小球功能检查和肾小管功能检查。肾小球功能检查主要包括内生肌酐清除率测定（Ccr）、血清尿素氮（BUN）和血清肌酐（Scr）测定。肾小管功能的检查主要为浓缩－稀释试验。重点要求学生掌握内生肌酐清除率的测定及临床意义。

（6）浆膜腔积液检查包括一般性状检查、化学检查及显微镜检查。重点要求学生掌握漏出液与渗出液的鉴别。

（7）血液中各类生化检查内容包括血糖、血脂、血清电解质、血清淀粉酶等。重点要求学生掌握各类生化检查的正常值范围。

（8）临床常用的免疫学检查有免疫球蛋白、血清补体、自身抗体、肿瘤的标志物、病毒性肝炎标志物等。重点让学生了解临床常见的免疫学检查的项目内容。

Summary

（1）The blood examination includes: specimen collection, reference values and clinical significance of RBC, WBC, Plt and RET, hemostasis and coagulation functions. This section requires students to master the blood samples collection and clinical significance of blood general inspection.

（2）The uronoscopy includes: the general characteristics examination, chemical tests（urine pH, protein, ketone, UBG and BIL）, urine microscopic examination（cell, tube, crystals and the quantitative detection of sediment）. This section requires students to master urine specimens collection and clinical significance of the general traits of urine.

（3）The fecal examination includes: general characteristics, chemical examination and microscopic examination of fecal. This section requires students to master specimen collection methods and the clinical significance of abnormal fecal.

（4）The liver function test includes: liver protein metabolism function, bilirubin metabolism function, serum enzyme. This section requires students to master protein metabolism and the clinical significance of serum proteins change.

（5）The renal function test includes: the glomerular and tubular function. The glomerular function includes Ccr, BUN and Scr. The tubular function tests center on concentration dilution. This section requires students to master the clinical significance of endogenous creatinine clearance.

（6）The serous membrane test includes: general characteristics, chemical examination and microscopic examination of serous membrane fluid. This section requires students to master the identification between transudate and exudate.

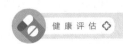
（7）The common clinical biochemical examination includes: blood glucose, blood lipids, serum electrolytes, serum amylase. This section requires students to master all kinds of biochemical examination in the normal range.

（8）The common clinical immunological examination includes: serum immunoglobulin, serum complement, tumor marker, RF, ANA and viral hepatitis markers. This section requires students to understand the items content of all kinds of common biochemical examinations.

目标检测

A₁型题

1. 成年男性的血红蛋白参考值为（　　）。

    A. 100～140 g/L   B. 110～150 g/L

    C. 120～150 g/L   D. 120～160 g/L

    E. 140～160 g/L

目标检测答案

2. 最能反映贫血的实验室检查指标是（　　）。

    A. 红细胞计数   B. 红细胞沉降率

    C. 网织红细胞计数   D. 血清蛋白总量

    E. 血红蛋白定量

3. 做尿液一般检查时，尿标本采集最好留取（　　）。

    A. 任何时间尿液100 mL   B. 晨尿200 mL

    C. 夜尿100 mL   D. 晨尿50 mL

    E. 晨尿、中段尿、空腹100 mL

4. 少尿是指24 h尿量少于（　　）。

    A. 100 mL   B. 200 mL   C. 300 mL   D. 400 mL

    E. 500 mL

5. 胆管梗阻全身黄染，尿中有胆红素，其尿液颜色为（　　）。

    A. 淡黄色   B. 红色   C. 乳白色   D. 酱油色

    E. 黄褐色

6. 粪便伴黏液脓血常见于（　　）。

    A. 消化不良   B. 细菌性痢疾   C. 便秘   D. 痔疮

    E. 结肠炎

7. 霍乱的大便性状为（　　）。

    A. 黏液便   B. 脓血便   C. 鲜血便   D. 米泔样便

    E. 柏油样便

8. 在大便潜血试验前3 d嘱禁食的食物是（　　）。

    A. 大白菜   B. 土豆   C. 菠菜   D. 菜花

    E. 豆腐

9. 空腹血糖正常参考值为（   ）。

    A. 3.5～6.5 mmol/L   B. 3.5～6.9 mmol/L

    C. 3.9～6.1 mmol/L   D. 4.0～6.4 mmol/L

    E. 3.9～7.0 mmol/L

10. 符合渗出液特点的是（   ）。

    A. 黏蛋白阴性   B. 以淋巴细胞胞增多为主

    C. 外观透明   D. 细胞计数$>500\times10^6$/L

    E. 相对密度$<$1.018

A_2 型题

11. 女，35 岁，月经过多，面色苍白，反复出现皮肤散在出血点。查红细胞 2×10^{12}/L，血红蛋白 50 g/L，应判断为（   ）。

    A. 正常   B. 轻度贫血   C. 中度贫血   D. 重度贫血

    E. 极重度贫血

12. 女，29 岁，尿频、尿急、尿痛 2 d。查右侧肾区明显叩击痛，尿液呈脓性，镜检红细胞 5 个/HP，白细胞和脓细胞满视野，正确的诊断是（   ）。

    A. 急性肾炎   B. 慢性肾炎   C. 急性肾盂肾炎   D. 肾结石

    E. 肾结核

13. 男，29 岁，近来感觉上腹部不适，厌油，软弱无力。查乙肝五项指标结果 HBsAg、HBeAg、抗-HBc 均为阳性，下列诊断哪项正确？（   ）

    A. 急性乙肝趋向恢复或慢性乙肝，弱传染性

    B. 急性乙肝康复期，开始产生免疫力

    C. 急性 HBV 感染早期，或慢性 HBsAg 携带者

    D. 急性或慢性乙肝，提示 HBV 复制，强传染性

    E. 乙肝疫苗接种后，或 HBV 感染后康复

14. 男，30 岁，患糖尿病 2 年，近来出现极度疲乏，烦渴多尿。查空腹血糖 22 mmol/L，尿糖（++++），尿酮体（++），下列哪项判断正确？（   ）

    A. 急性感染   B. 心肌梗死   C. 颅内压增高   D. 糖尿病酮症酸中毒

    E. 甲状腺功能亢进症

A_3 型题

15、16 题共用题干

女，16 岁，眼睑浮肿、尿少 1 周。尿常规检查结果尿呈洗肉水样，尿比重 1.030，尿蛋白定性（+++），镜检白细胞少许，红细胞满视野。

15. 该评估对象最可能患的疾病是（   ）。

    A. 急性肾小球肾炎   B. 慢性肾小球肾炎

    C. 急性肾盂肾炎   D. 肾结石

    E. 肾结核

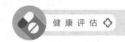

16. 评估对象尿中还可能出现（　　）。

    A. 血红蛋白尿   B. 胆红素尿   C. 白细胞管型   D. 红细胞管型

    E. 脂肪管型

案例思考

    患者，女，20岁，近来以"头晕、乏力"为主诉就诊。化验：Hb 为 70 g/L，WBC 为 6×10^9/L，Plt 为 130×10^9/L。思考：该患者哪项指标不正常？

第九章

心电图检查

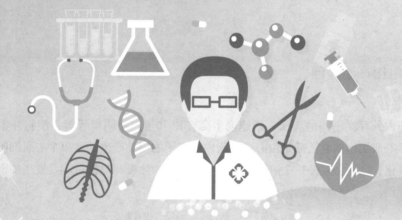

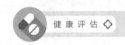

1. 掌握正常心电图的波形特点和正常值，左右心房、心室肥大的心电图形特点，心肌梗死各分期的心电图形特点，常见心律失常的心电图形特点，心电图的测量方法。

2. 熟悉心电图导联的构成，心轴的测量方法，钟向转位的分析方法。

3. 了解心电图产生的原理和临床应用。

◎ 能力目标

通过本章的学习，能够进行心电图的测量，并识别常见异常心电图。

心脏在机械收缩之前，心肌细胞首先发生电激动，产生的微小电流通过心脏周围的导电组织和体液传至体表，并在身体不同部位的体表产生电位差。将探查电极放置在体表一定部位，通过导联线连接至心电图机，即可记录每一心动周期所产生电活动变化的曲线图，该图即为心电图（electrocardiogram，ECG）。心电图对于心血管系统疾病的诊断具有重要意义，具有无创性、可靠性、重复性等特点，是临床健康体检和疾病诊断的重要手段。

第一节 心电图基本知识

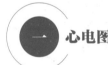

一 心电图产生原理

心肌细胞内外存在不同的离子，细胞内主要有 K^+ 和蛋白质阴离子等，细胞外主要有 Na^+、Ca^{2+}、Cl^- 等。心肌细胞的电活动是由心肌细胞内外离子的流动产生的。单个心肌细胞的电激动过程可分为极化、除极和复极三个阶段，单个心肌细胞的除极和复极过程及发生的电偶变化如图 9-1 所示。

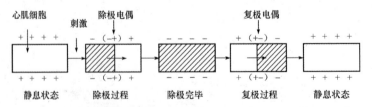

图 9-1 单个心肌细胞的除极和复极过程及发生的电偶变化

（一）极化

心肌细胞在静息状态下，细胞膜外带正电荷，细胞膜内带有同等数量的负电荷，这种分布状态称为极化（polarization）状态如图9-2所示。此阶段细胞膜内外离子保持相对恒定，不产生电位变化，细胞表面无电流形成。将检测电极放至细胞膜外则描记出一条水平的等电位线。

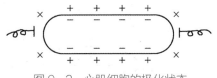

图9-2 心肌细胞的极化状态

（二）除极

当心肌细胞某个部位受到一定强度的刺激时，细胞膜对离子的通透性发生改变，发生快速的离子跨膜运动，细胞膜内外的正、负离子分布发生逆转，即细胞膜内负电荷、细胞膜外正电荷的状态转为细胞膜内正电荷、细胞膜外负电荷的状态，这一过程称为除极（depolarization）。除极由某个部位迅速扩展至整个细胞，已除极部位膜外带负电荷，邻近未除极部位膜外仍带正电荷，两者之间产生电位差，细胞表面形成电流。通常将已除极的部位称为电穴（负电荷），而未除极部位称为电源（正电荷）。沿着除极方向总是电源（正电荷）在前，电穴（负电荷）在后，电流方向和除极的方向是一致的。放在细胞膜外的检测电极，如果面对除极方向（面对电源），则描记出向上的波形；如果背对除极方向（面对电穴），则描记出向下的波形；如果在细胞中部，则描记出先正后负的双向波形。由于除极的过程比较快，所以描记出的除极波起伏陡峭、波形高尖。除极结束后，细胞膜外均带负电荷，无电位差，电流曲线又回至等电位线状态。

（三）复极

心肌细胞除极之后，细胞膜内外的正、负离子分布逐渐恢复到极化状态，即细胞膜内正电荷、细胞膜外负电荷状态转为细胞膜内负电荷、细胞膜外正电荷的状态，这一过程称为复极（repolarization）。一般先除极的部位先复极，除极方向和复极的方向是一致的，而复极过程中沿着复极方向总是电穴（负电荷）在前，电源（正电荷）在后，故描记的复极波方向与除极波相反。由于复极过程缓慢，所以复极波起伏缓慢，波形低、宽而圆钝。复极结束后，细胞膜外均带正电荷，无电位差，电流曲线又回至等电位线状态，单个心肌细胞检测电极与除极、复极波形特点如图9-3所示。

以上描述的是单个心肌细胞的除极和复极过程，这个过程所产生的电偶既有一定大小又有一定方向，因此称为心电向量。实际上心脏电激动的每个瞬间都有很多心肌细胞同时发生除极或复极，产生许多个大小、方向各不相同的心电向量。体表测得的心电变化是所有心肌细胞瞬间所产生的电位变化的综合结果，即瞬间综合心电向量。一般可按下列原则合成：若两个向量方向相同，则幅度相加，方向不变；若两个向量方向相反，则幅度相减，方向与较大的向量一致；若两个向量的方向构成一定角度，则以平行四边形法求得其综合向量，心电向量综合法示意图如图9-4所示。

而对心室肌来说，先从心内膜开始除极，然后向心外膜扩展，而复极则是从心外膜开始向心内膜扩展。因此，体表心电图记录到的心室除极波与复极波的方向是一致的。

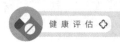

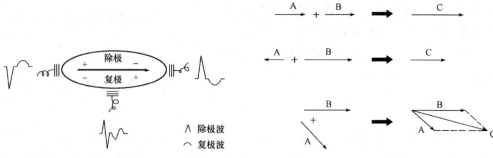

图9-3 单个心肌细胞检测电极与除极、复极波形特点

图9-4 心电向量综合法示意图

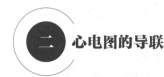 **心电图的导联**

将电极安置于人体体表相隔一定距离的任意两点，并通过导线与心电图机电流计的正负极相连形成电路，即可描记出一系列的心电波形。这种电路连接方法称为导联（lead）。电极放置的位置以及连接方法不同，可组成不同的导联。目前临床上应用最普遍的是由Einthoven创设的国际通用导联体系，即常规12导联体系。常规12导联包括肢体导联（limb leads）和胸导联（chest leads），前者包括标准导联（Ⅰ、Ⅱ、Ⅲ）和加压单极肢体导联（aVR、aVL、aVF），后者的导联为V_1、V_2、V_3、V_4、V_5、V_6。

（一）肢体导联

1. 标准导联

标准导联（standard leads）又称双极肢体导联，反映两肢体之间的电位差变化。将心电图机电流计正负极分别置于人体体表具有一定距离的两个位置，具体连接方法如图9-5所示和见表9-1。

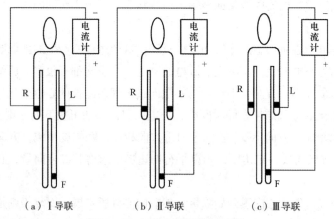

（a）Ⅰ导联　　　　（b）Ⅱ导联　　　　（c）Ⅲ导联

图9-5 标准导联的连接方法

2. 加压单极肢体导联

加压单极肢体导联（pressure unipolar limb lead）属单极肢体导联。基本上反映正极（探查

电极）所置部位的电位变化。将心电图机电流计正极置于人体体表的某一位置，负极连接无干电极（中心电端）。无干电极连接方法是在右上肢（R）、左上肢（L）和左下肢（F）的3个电极的3条导线上各串5000Ω的电阻，并连接到一点。此点电位接近零。为了将探查电极所置部位的电压升高50%，波幅增大而便于观测，当描记某一肢体的心电图时，将该肢体与无干电极的连线断开。肢体导联的电极主要放置于右上肢（R）、左上肢（L）和左下肢（F），连接此3点所形成的等边三角形即Einthoven三角，其中心点相当于中心电端。具体连接方法见表9-1和如图9-6所示。

表9-1 肢体导联的连接方法

	导联名称	正极（探查电极）	负极
双极肢体导联	I	左上肢	右上肢
	II	左下肢	右上肢
	III	左下肢	左上肢
加压单极肢体导联	aVR	右上肢	左上肢和左下肢
	aVL	左上肢	右上肢和左下肢
	aVF	左下肢	右上肢和左上肢

注：表中a代表加压50%，V代表电压，R、L、F分别代表右上肢、左上肢和左下肢。

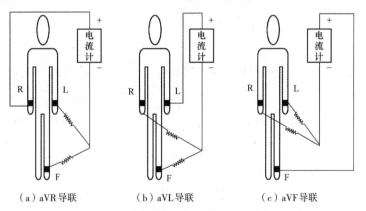

（a）aVR导联　　　　（b）aVL导联　　　　（c）aVF导联

图9-6 加压单级肢体导联的连接方法

3. 导联轴

在每一个导联正负极间均可画出一假想的直线，称为导联轴（lead axis）。6个肢体导联有6个导联轴，I、II、III导联轴分别为Einthoven三角的3条边，aVR、aVL、aVF导联轴则分别为自Einthoven三角的中心点（中心电端）指向3个顶点的3条线。为了表明6个导联轴之间的方向关系，将I、II、III导联轴分别平行移动，使其与aVR、aVL、aVF导联轴一并通过Einthoven的中心点，即构成了额面六轴系统。额面六轴系统主要用于判断肢体导联的心电图波形以及测定额面心电轴如图9-7所示。此坐标系统采用±180°的角度来标记，以左侧为0°，顺钟向的角度为正，逆钟向的角度为负。每个导联轴从中心点被分为正负两半，每个相邻导联

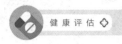

间的夹角为30°。

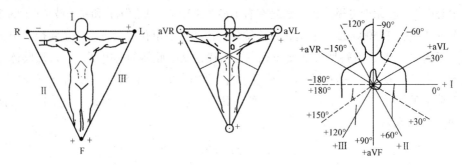

| （a）标准导联的导联轴 | （b）加压单极肢体导联的导联轴 | （c）肢体导联额面六轴系统 |

图9-7　肢体导联额面六轴系统示意图

（二）胸导联

胸导联属单极导联，包括V_1 ~ V_6导联。将一个测量电极固定为零电位（中心电端法），把中心电端和心电图机电流计的负极相连，成为无干电极，该处电位接近零且较为稳定，故设为导联的负极，胸导联的连接方法如图9-8所示。另一个电极和心电图机电流计正极相连，作为探查电极，可放在胸壁的不同部位。胸导联的连接方法见表9-2。

表9-2　胸导联的连接方法

导联名称	电极安放位置	主要作用
V_1	胸骨右缘第4肋间	反映右心室壁改变
V_2	胸骨左缘第4肋间	反映右心室壁改变
V_3	V_2和V_4连线的中点	反映左、右心室移行改变
V_4	左锁骨中线第5肋间	反映左、右心室移行改变
V_5	左腋前线平V_4水平	反映左心室壁改变
V_6	左腋中线平V_4水平	反映左心室壁改变

心前区导联的导联轴均自中心电端指向探查电极，6个心前区导联轴在人体水平面的投影即构成了心前区导联的导联轴系统，主要用于判断心前区导联的心电图波形以及心电轴的钟向转位如图9-9所示。

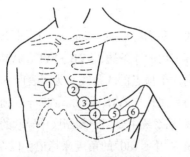

图9-8　胸导联的连接方法

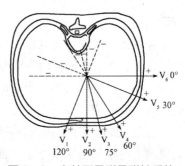

图9-9　心前区导联导联轴系统

第二节 正常心电图

一 心电图各波段的组成与命名

心脏的起搏传导系统由心脏的特殊心肌细胞构成，即窦房结、结间束（分为前、中、后结间束）、房间束、房室结、希氏束、束支（分为左、右束支，左束支又分为前分支和后分支）以及浦肯野纤维如图9-10所示。

正常心脏的电活动起源于窦房结，窦房结位于右心房上部上腔静脉开口处，发出冲动后，右心房首先发生除极，而后沿传导束兴奋左心房。在兴奋心房的同时经结间束传至房室结，后经希氏束、左右束支及浦肯野纤维传导，最后兴奋左右心室。这种先后有序的电激动引起一系列电位变化，形成了心电图上的相应波段、心脏除极、复极与各波段关系如图9-11所示。各波段的形成及意义如下。

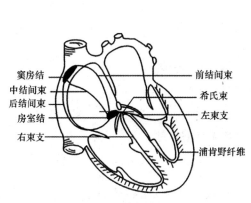

图9-10 心脏起搏传导系统示意图

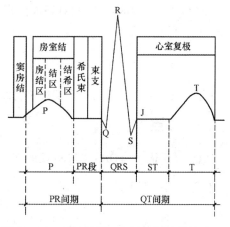

图9-11 心脏除极、复极与各波段关系

（一）P波

P波（P wave）反映心房除极过程的电位与时间变化。

（二）PR段

PR段（PR segment）指自P波终点至QRS波群起点间的线段，反映心房复极过程及房室结、希氏束、束支的电位与时间变化。

（三）P-R间期

P-R间期（P-R interval）指自P波起点至QRS波群起点间的线段，反映自心房开始除极至心室开始除极的时间。

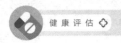
（四）QRS 波群

QRS波群（QRS wave）反映心室除极过程的电位与时间变化。心电图中QRS波群变化复杂，其命名原则是：①在等电位线上第一个出现的正向波称为R波；②R波之前的负向波称为Q波；③在R波之后的第一个负向波称为S波；④S波之后第2个正向波称为R′波；⑤R波之后的第2个负向波称为S′波；⑥至于采用Q或者q、R或者r、S或者s表示，根据其幅度大小而定。若波幅≥0.5mV，则用Q、R、S表示；若波幅＜0.5mV，则用q、r、s表示。图9-12为QRS波群命名示意图。

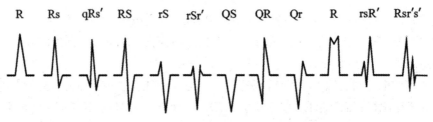

图9-12　QRS波群命名示意图

（五）ST 段

ST段（ST segment）指自QRS波群终点至T波起点间的线段，反映心室早期缓慢复极过程的电位与时间变化。

（六）T 波

T波（T wave）反映心室晚期快速复极过程的电位与时间变化。

（七）J 点

J点（J point）指QRS波与ST段的交点，用于ST段偏移的测量。

（八）Q-T 间期

Q-T间期（Q-T interval）指自QRS波群起点至T波终点的水平距离，反映心室除极与复极过程的总时间。

（九）U 波

U波（U wave）产生机制尚不清楚，一般反映心室肌激动的激后电位。

二　心电图的测量

（一）心电图记录纸

心电图一般描记在心电图记录纸（electrocardiogram recording paper）上。心电图记录纸由纵线和横线交织而成的 1 mm² 正方形小格组成如图 9–13 所示。纵向距离代表电压，用以计算各波振幅的高度或深度。当输入定准电压 1 mV 使曲线移位 10 mm 时，每 1 个小格的高度代表 0.1 mV。横向距离代表时间，用以计算各波和各间期的时间。当走纸速度为 25 mm/s，每 1 个小格的宽度代表 0.04 s。若改变走纸速度或标准电压，则每小格代表的时间或电压值亦改变。

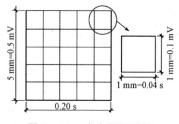

图 9–13　心电图记录纸

（二）心电图各波段振幅和时间的测量

1. 振幅的测量

正向波振幅的测量应自等电位线的上缘垂直测量到该波的顶点；负向波振幅的测量应自等电位线的下缘垂直测量到该波的底端；若为双向波，其振幅则为上下波振幅绝对值的和。测量 P 波振幅应以 P 波起始前的水平线为准；测量 QRS 波群、ST 段、T 波和 U 波振幅统一采用 QRS 起始部水平线为参考等电位线，心电图各波段振幅测量方法图 9–14 所示。如果 QRS 起始部为一斜段，例如受心房处长极波影响、预激综合征等情况，应以 QRS 波起点作为测量参点。

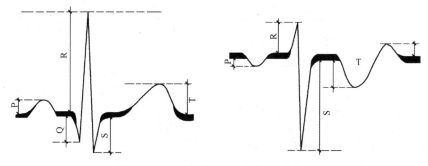

图 9–14　心电图各波段振幅测量方法

测量 ST 段移位时，应选择 J 点后 60 ms 或 80 ms 处作为测量点；当 ST 段抬高时，应测出该点 ST 段上缘距参考等电位线上缘的垂直距离；当 ST 段压低时，应测量该点 ST 段下缘距参考等电位线下缘的垂直距离。ST 段常见的移位形态有水平型、下斜型和上斜型等，如图 9–15 所示。记录 ST 段测量结果时，除了描述 ST 段移位的幅度和形态，还应采用 ST_{60} 或 ST_{80} 表明测量点。

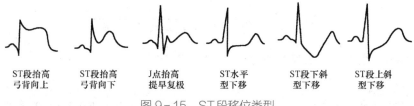

ST 段抬高　　ST 段抬高　　J 点抬高　　ST 水平　　ST 段下斜　　ST 段上斜
弓背向上　　弓背向下　　提早复极　　型下移　　型下移　　型下移

图 9–15　ST 段移位类型

2. 时间的测量

测量心电图各波段时间应自波形起点的内缘（凸面起点）测至波形终点的内缘（凸面起点）如图 9–16 所示。正向波的时间从基线下缘测量，负向波的时间应从基线上缘测量。测量时应选择波幅最大、波形清晰的导联。R峰时间（R peak time）过去称为室壁激动时间，是从QRS波群起点到R波顶点垂直直线之间的水平距离，R峰时间的测量如图9-17所示。

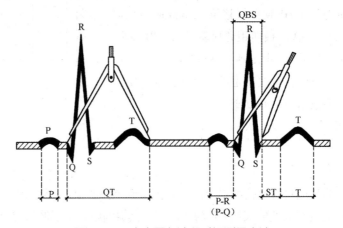

图9-16　心电图各波段时间测量方法

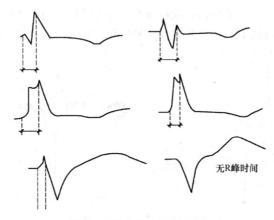

图9-17　R峰时间的测量

（三）心率的计算

1. 心率整齐

只需测量一个R-R（或P-P）间期的秒数，然后用60去除即可求出。

$$心率（次/min）= \frac{60（s）}{P-P（或R-R）间期（s）}$$

例如，R-R间距为0.8 s，则心率为60/0.8 = 75次/min。

2. 心律不齐

可使用以下两种方法进行计算：①测量5个心动周期的R-R（或P-P）间期秒数，用60除以其平均值，即得每分钟心室率或心房率。②以任何一个P波或R波作起点，连续测量6 s或10 s的距离，计算在此距离内包含几个P波或R波（作为起点的P波或R波不计算在内），将得数乘以10或6，可分别得出心房率或心室率。

3. 估算心率

根据R-R（或P-P）间距的大格数（每大格为0.2 s），可大约估算心率值。心率=300/大格数。

（四）心电轴的测量

1. 概念

心电轴（cardiac electric axis）一般指平均QRS电轴，是心室除极过程中全部瞬间综合向量的综合，代表心室在除极过程内的平均电动势方向和强度。心电图中提到的心电轴是指QRS电轴在额面上的投影。一般采用心电轴与Ⅰ导联正侧端所成的角度表示心电轴的偏移程度，并规定Ⅰ导联正侧端为0°，负侧端为±180°，顺钟向角度为正，逆钟向角度为负，如图9-18所示。正常心电轴范围为-30°~ +90°，+90°~ +180°范围为心电轴右偏，-30°~ -90°范围为心电轴左偏，-90°~ -180°范围为不确定电轴。

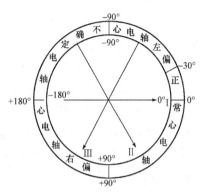

图9-18 正常心电轴及其偏移

2. 测定方法

（1）目测法：最简单的方法是根据Ⅰ、Ⅲ导联QRS波群的主波方向快速估测心电轴是否偏移如图9-19所示。

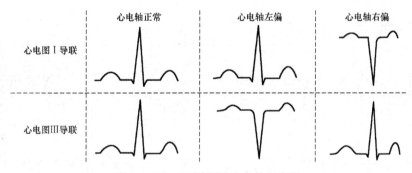

图9-19 目测法测量心电轴示意图

（2）计算法：分别测算Ⅰ、Ⅲ导联的QRS波群振幅的代数和，然后分别在Ⅰ、Ⅲ导联轴上的代数和的位置引一条垂直线，求得两条垂直线的交叉点，连接电偶中心0点与两条垂线的交叉点即为心电轴。该轴与Ⅰ导联轴正侧的夹角即为心电轴的角度（图9-20）。根据该心电轴的位置即可判断心电轴偏移的方向及程度。

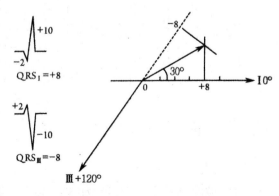

图9-20 振幅计算法测量心电轴

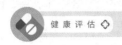
（五）钟向转位

钟向转位是指心脏沿其长轴（从心尖部向心底部观察）发生顺时针或逆时针方向的转动。正常时，过渡区波形出现于 V_3、V_4 导联；如果过渡区波形出现于 V_5、V_6 导联，提示发生顺时针转动（顺钟向转位），常见于右心室肥大；如果过渡区波形出现于 V_1、V_2 导联，提示发生逆时针转动（逆钟向转位），常见于左心室肥大，如图 9-21 所示。但需要注意的是心电图上的这种转位并非都是心脏在解剖上转位的结果，正常人的心电图也可见到这种转位图形。

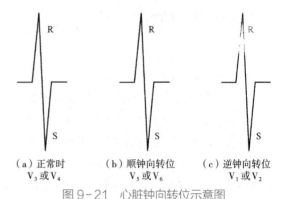

（a）正常时　　　（b）顺钟向转位　　（c）逆钟向转位
　V_3 或 V_4　　　　　V_5 或 V_6　　　　　　V_1 或 V_2

图 9-21　心脏钟向转位示意图

 正常心电图的波形特点及正常值

正常心电图的波形特点如图 9-22 所示。

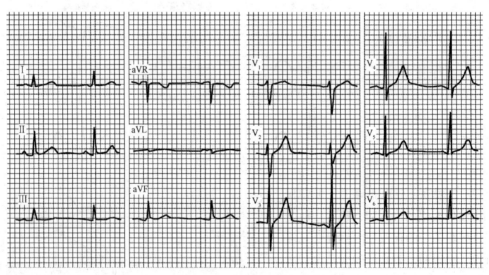

图 9-22　正常心电图常规十二导联的波形特点

（一）P 波

1. 形态与方向

正常 P 波圆钝平滑，可有轻微切迹。在 I、II、aVF、V_4 ~ V_6 导联直立，aVR 导联倒置。在 III、aVL、V_1 ~ V_3 导联可直立、倒置或双向。

2. 时间

P波时间不超过 0.12 s。

3. 电压

P波电压在胸导联不超过 0.20 mV，在肢体导联不超过 0.25 mV。

（二）P-R 间期

心率在正常范围时，成年人的P-R间期为 0.12 ～ 0.20 s。P-R间期长短与心率快慢成反比，即心率越快，P-R间期越短；心率越慢，P-R间期越长。幼儿及心动过速者，P-R间期可相应缩短。老年人及心动过缓者，P-R间期可略延长，但不超过 0.22 s。

（三）QRS 波群

1. 形态与方向

（1）肢体导联：一般 Ⅰ、Ⅱ、aVF 导联的QRS波群主波向上，而 Ⅲ、aVL 导联变化较多。aVR 导联的QRS波群主波向下，可呈 Qr、rS、rSr′ 或 QS 型。

（2）胸导联：自 V_1 ～ V_6 导联有R波逐渐增高、S波逐渐变小的规律。①V_1、V_2 导联主波向下，R/S＜1，多呈rS型；②V_5、V_6 导联主波向上，多呈 qR、qRs、Rs 或 R 型，R/S＞1；③V_3、V_4 导联属于过渡区导联，R/S ≈ 1。

2. 时间

正常成人QRS波群时间一般为 0.06 ～ 0.10 s，最多不超过 0.11 s。R峰时间即QRS起点至R波顶点垂直线的间距，正常R峰时间在 V_1、V_2 导联一般不超过 0.04 s，在 V_5、V_6 导联一般不超过 0.05 s。

3. 电压

（1）肢体导联：受额面向量环的影响，肢体导联的QRS波群形态有较大的变异。R_{aVL}＜12 mV，R_{aVF}＜2.0 mV，R_{aVR}＜0.5 mV。R_I 导联不超过 1.5 mV。

（2）胸导联：V_1 导联R波不超过 1.0 mV，V_5、V_6 导联R波不超过 2.5 mV，$R_{V5}+S_{V1}$＜4.0 mV（男性），$R_{V5}+S_{V1}$＜3.5 mV（女性）。

4. Q 波

除aVR导联外，其他导联Q波的振幅不超过同导联R波的 1/4，时间＜0.04 s，而且无切迹。正常 V_1、V_2 导联不应有 q 波，但可呈 QS 型。

（四）ST 段

正常的ST段多为一等电位线，有时亦可有轻微的偏移，但在任一导联，ST段下移不应超过 0.05 mV。ST段抬高在 V_1 ～ V_2 导联不超过 0.3 mV，V_3 不超过 0.5 mV，V_4 ～ V_6 导联与肢体导联不超过 0.1 mV。

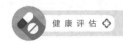

（五）T波

1. 形态与方向

T波形态圆钝，双支不对称，升支缓慢而降支较快。正常情况下，T波的方向大多和QRS主波的方向一致。T波在Ⅰ、Ⅱ、$V_4 \sim V_6$导联向上，aVR导联倒置，在Ⅲ、aVL、aVF、$V_1 \sim V_3$导联可以向上、倒置或双向。若V_1的T波向上，则$V_2 \sim V_6$导联的T波就不应向下。

2. 电压

以R波为主的导联中，T波的振幅一般不应低于同导联R波的1/10。T波在胸导联有时可达1.2 ~ 1.5 mV，尚属正常。

（六）Q-T间期

心率在60 ~ 100次/min时，Q-T间期的正常范围应为0.32 ~ 0.44 s。Q-T间期长短与心率的快慢密切相关，心率越快，Q-T间期越短，反之则越长。为了纠正心率对Q-T间期的影响，常用校正的Q-T间期即Q-Tc，$Q\text{-}Tc = Q\text{-}T / \sqrt{R\text{-}R}$。Q-Tc的正常上限值为0.44 s。

（七）U波

U波在T波后0.02 ~ 0.04 s出现，其方向多与T波一致，振幅很小，在胸导联尤其是V_3导联较清楚，可达0.2 ~ 0.3 mV。

📎 知识链接 9-1

表9-3 心电图各波段常见改变的临床意义

各 波 段	常见改变	临床意义
P波	逆行型P波[1]	房室交界性心律（异位心律）
	振幅超过正常值范围	右心房肥大
	时间超过正常值范围	左心房肥大
P-R间期	间期延长	房室传导阻滞
	间期缩短	预激综合征
QRS波群	R峰时间延长	心室肥大、心室内异位心律或心室内传导阻滞等
	QRS波群低电压[2]	肺气肿、心包积液、黏液水肿、心肌损害等
	病理性Q波（加深加宽）	心肌梗死等
S-T段	S-T段下移＞0.05 mV	心肌缺血或劳损
	S-T段上移超过正常范围	急性心肌梗死

续表

各 波 段	常见改变	临床意义
T波	T波高尖	急性心肌梗死的早期、高钾血症
	T波低平或倒置	心肌损伤、心肌缺血、低钾血症等
	冠状T波[3]	心肌梗死的早期、慢性冠状动脉供血不足等
Q-T间期	间期延长	心肌缺血损害、低钙血症、低血钾、奎尼丁中毒等
	间期缩短	高钙血症、洋地黄效应等
U波	U波增高	低钾血症、服用奎尼丁等
	U波倒置	高钾血症、冠心病或运动试验

注：①逆行型P波：指P波在Ⅰ、Ⅱ、aVF导联倒置，aVR导联直立。
②QPS波群低电压：指6个肢导联每个QRS波群电压（正向波、负向波振幅的绝对值相加）均＜0.5 mV或每个胸前导联QRS电压（正向波、负向波振幅的绝对值相加）均＜0.8 mV。
③冠状T波：T波倒置明显加深，且前后两肢对称，顶部尖、底部宽的特点，为冠状动脉供血不足的表现。

第三节　异常心电图

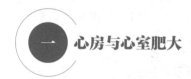

一　心房与心室肥大

（一）心房肥大

心房肥大（atrial enlargement）多表现为心房腔的扩大，而较少出现心房肌的肥厚。心房肥大时，心房除极时间延长、除极向量增大，心电图上表现为P波电压增高、时间延长。由于右心房先发生激动，故P波的前中部分代表右心房的除极；左心房激动在后，故P波的中后部分代表左心房的除极。

1. 左心房肥大

当左心房肥大（left atrial enlargement）时，除极的时间也会延长。由于左心房后激动，所以P波的时间增宽，常呈双峰型。

（1）心电图特征：①P波时间≥0.12 s，多呈双峰型，峰间距离≥0.04 s，以Ⅰ、Ⅱ、aVL导联及胸导联明显如图9-23所示；②V_1导联P波常呈正负双向，其P波终末电势（PtfV$_1$）绝对值＞0.04 mm·s，如图9-24所示。

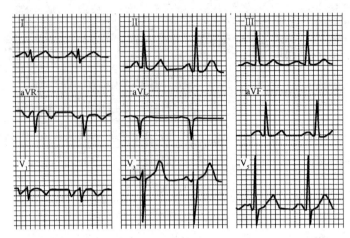

图9-23　左心房肥大心电图

（2）临床意义：最多见于风湿性心脏病（尤其是二尖瓣狭窄），故又称"二尖瓣型P波"。也可见于高血压、慢性心力衰竭、扩张型心肌病等引起的左心房扩大等。

2.右心房肥大

右心房肥大（right atrial enlargement）时，虽然除极的时间延长，但由于右心房除极在先，可与左心房除极重叠，故P波的时间并不增宽。心电图主要表现为P波振幅的增高。

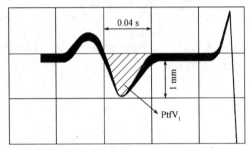

图9-24　P波终末电势（PtfV）

（1）心电图特征：①Ⅱ、Ⅲ、aVF导联，P波高尖，振幅≥0.25 mV，时间正常；②V_1导联P波直立，电压≥0.15 mV，如P波呈双向时，其振幅的算术和≥0.20 mV如图9-25所示。

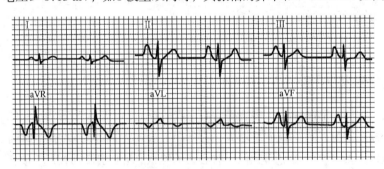

图9-25　右心房肥大心电图

（2）临床意义：常见于慢性肺源性心脏病，故称为"肺型P波"。"肺型P波"并非仅见于肺心病，也可见于肺动脉高压、房间隔缺损等。

需要指出：上述所谓"肺型P波"和"二尖瓣型P波"，并非慢性肺心病及二尖瓣疾病特有，所以不能称为具有特异性的病因学诊断意义的心电图改变。

3.双心房肥大

（1）心电图特征：双心房肥大（bi-atrial enlargement）的心电图特征兼有左、右心房肥大的特点，即P波高大、增宽，呈双峰型，时间≥0.12 s，电压≥0.25 mV。

（2）临床意义：多见于较严重的先天性心脏病，早期的左向右分流发展成肺动脉高压，致使双心房肥大。

（二）心室肥大

心室肥大（ventricular hypertrophy）可表现为心室腔的扩大和心室肌的肥厚，当肥厚到一定程度时，可导致心电图上QRS波群的改变。①心室肌的肥厚以及心室腔的扩大可导致激动传导时间的延长，表现为QRS波群时间增宽；②心肌纤维的增粗、横截面面积增大可导致心肌除极时电压增高，表现为QRS波群的振幅增高。

由于左右心室壁厚度比为3:1，因此左室占优势。当左心室肥大时，心电图改变比较明显；当右心室轻度肥大时，左心室仍然占优势，心电图改变不明显，只有右心室肥大比较严重时，心电图改变才明显。

1. 左心室肥大

左心室优势更为突出，面向左室的 Ⅰ、aVL、V₅、V₆导联的R波振幅增加；面向右心室的V₁、V₂导联的S波振幅增加，即出现较深的S波。

（1）心电图特征：①QRS波群电压增高（左心室高电压）。肢体导联R$_{I}$ > 1.5 mV，RaVL > 1.2 mV，RaVF > 2.0 mV，R$_{I}$+S$_{III}$ > 2.5 mV；胸导联中RV5、RV6 > 2.5 mV或RV5+SV1 > 4.0 mV（男性）或 > 3.5 mV（女性）。②QRS波群时间延长，可达0.10～0.11 s，但一般小于0.12 s；V5、V6的室壁激动时间（VATV5、VATV6） > 0.05 s。③额面心电向量电轴左偏。④ST-T改变。在以R波为主的导联（V5、V6、aVL、aVF）ST段可呈下斜型压低大于0.05 mV，可伴T波低平、双向、倒置；以S波为主的导联，反而可见直立的T波，左心室肥大心电图如图9-26所示。当左心室高电压同时伴有ST-T改变时，称为左心室肥大伴劳损。

（2）临床意义：见于高血压性心脏病、冠状动脉粥样硬化性心脏病、二尖瓣关闭不全、主动脉瓣狭窄或关闭不全等。

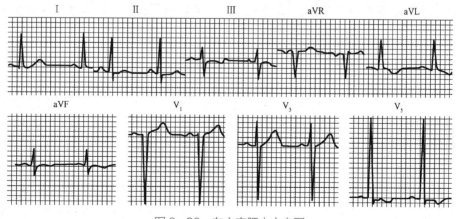

图9-26　左心室肥大心电图

2. 右心室肥大

只有当右心室肥厚到严重程度时，才会使综合向量由左心室优势转为右心室优势。导致面

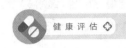
向右心室的导联 V_1、aVR的R波增高，而面向左心室导联的 I、aVL、V_5 的S波加深。

（1）心电图特征：①右心室电压增高。RV1 > 1.0 mV或RV1+SV5 > 1.05 mV（重症 > 1.2 mV）；RaVR ≥ 0.5 mV。②胸导联图形变化。V1导联上可呈Rs或R型，R/S ≥ 1；V5导联上可呈rS型，R/S < 1，为诊断右室肥厚的可靠指标。③V1导联上的室壁激动时间VATV1 > 0.03 s。④心电轴右偏，显著肥大者可达+110°，对诊断右室肥厚有较大意义。⑤继发ST-T改变。V1 ~ V3的ST压低，伴T波双向或倒置。以上心电图改变的同时伴有ST-T改变，称为右心室肥大伴劳损。右心室肥大伴心肌劳损心电图如图9-27所示。

（2）临床意义：多见于慢性肺源性心脏病、二尖瓣狭窄、房间隔缺损等。

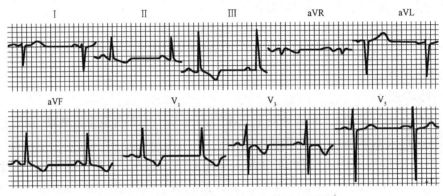

图 9-27　右心室肥大伴心肌劳损心电图

3. 双侧心室肥大

双侧心室肥大（bilateral ventricular hypertrophy）的心电图可有以下改变。

（1）表现为大致正常心电图：是由于双侧心室电压同时增高，互相抵消所致。

（2）表现为单侧心室肥大心电图：只表现出一侧心室肥大，而另一侧心室肥大的图形被掩盖。一般多为左心室肥大图形，右心室肥大图形往往被掩盖。

（3）同时表现为双侧心室肥大心电图：既表现右心室肥大的心电图特征（如 V_1 导联R波为主，电轴右偏等），又存在左心室肥大的某些征象（如 V_5 导联R/S > 1，R波振幅增高等）。

二　心肌缺血

心肌供血不足，主要在冠状动脉粥样硬化基础上发生。当某一部分心肌发生缺血时，引起心肌复极延迟，从而导致ST-T向量也会发生异常改变。心肌缺血（myocardial ischemia）的心电图改变类型取决于缺血的严重程度、持续时间和缺血发生部位。

（一）心肌缺血的心电图类型

正常情况下，心室的复极过程是从心外膜开始向心内膜方向进行的。当发生心肌缺血时，复极过程延迟，心电图出现T波改变，此为缺血型心电图改变；当心肌缺血持续时，可出现ST段的改变，此为损伤型心电图改变。缺血的部位不同，T波的类型也不同；损伤的部位不同，

ST段移位的方向也不相同。

1．T波改变

（1）T波高大直立：心内膜心肌缺血时，缺血部位心肌复极时间较正常更加延迟，以至于原来存在的与心外膜复极向量相抗衡的心内膜复极向量减小或消失，产生了与QRS主波方向一致的高大直立的T波如图9-28（a）所示。

（2）T波倒置：当心外膜心肌缺血（包括透壁性心肌缺血）时，引起心肌复极顺序发生逆转，即心内膜复极在先，心外膜复极在后，形成了与正常方向相反的T波向量，心电图上即表现为与QRS主波方向相反的T波如图9-28（b）所示。面向缺血区导联可出现倒置T波，甚至呈双支对称且倒置深尖的T波，称为"冠状T"。

（3）T波低平或双向：心脏双侧对应部位心内膜下心肌均缺血或心内膜、心外膜下心肌缺血同时存在时，上述两种心肌的心电向量的改变可部分抵消，心电图上可以表现为T波低平或双向。

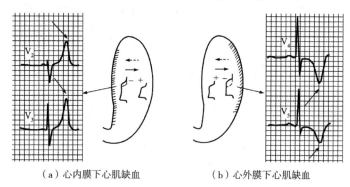

（a）心内膜下心肌缺血　　　　（b）心外膜下心肌缺血

图9-28　心肌缺血与T波改变关系

2．ST段改变

（1）ST段压低：心内膜心肌损伤时，ST向量从正常心肌指向损伤心肌即ST向量背离心外膜面指向心内膜，使位于心外膜面的导联出现ST段压低如图9-29（a）所示。

（2）ST段抬高：心外膜心肌损伤时（包括透壁性心肌缺血），ST向量指向心外膜面导联，引起ST段抬高如图9-29（b）所示。

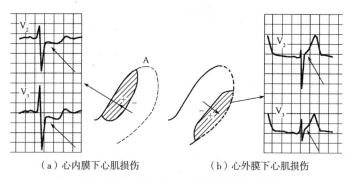

（a）心内膜下心肌损伤　　　　（b）心外膜下心肌损伤

图9-29　心肌损伤与ST段偏移的关系

（二）临床意义

心肌缺血的心电图可只表现为ST段改变或者T波改变，也可同时出现ST-T改变。临床上

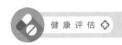
发现大部分冠心病患者在心绞痛未发作时，心电图是正常的，只是在心绞痛发作时才可以记录到ST-T改变。约10％的冠心病患者在心绞痛发作时心电图可以正常或仅有轻度ST-T变化。

心肌缺血的类型不同，心电图ST-T改变也不同。①典型心绞痛发作时（急性冠状动脉供血不足），缺血部位的导联常显示缺血型ST段压低水平型或下斜型下移≥0.1 mV和（或）T波倒置；②变异型心绞痛（以冠状动脉痉挛为主要因素）发作时，暂时性的ST段抬高，并常伴有高耸T波和对应导联的ST段下移，这是急性严重心肌缺血表现，如果持续ST段抬高，将可能发生心肌梗死；③慢性冠状动脉供血不足时，可以引发持续和较恒定的缺血型ST改变水平型或下斜型下移≥0.05 mV和（或）T波低平、正负双向和倒置；④心电图上出现倒置深尖、双肢对称的T波被称为冠状T波，反映心外膜心肌缺血或有透壁性心肌缺血。

鉴别诊断需要注意，仅靠心电图上ST-T改变不能做出心肌缺血或"冠状动脉供血不足"的心电图诊断，必须结合临床资料进行鉴别诊断。除冠心病外，心肌病、心肌炎、瓣膜病、心包炎等各种器质性心脏病和电解质紊乱（低钾血症、高钾血症）、药物（洋地黄、奎尼丁等）影响以及自主神经调节障碍也可引起ST-T改变。此外，心室肥大、束支传导阻滞、预激综合征等可引起继发性ST-T改变。

三　心肌梗死

（一）心肌梗死心电图特点

在冠状动脉急性闭塞后，依靠该支冠状动脉供血的心肌由于得不到血液供应而发生一系列变化，在心电图上可先后出现缺血、损伤和坏死三种类型的图形如图9-30所示。

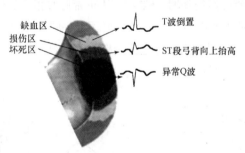

图9-30　心肌梗死病变分布及特征性心电图改变

1.　"缺血型"改变

因心肌缺血而在心电图上出现T波改变，可表现为：①心内膜下心肌缺血时，T波多呈直立、高耸巨大、前后两肢对称；②心外膜下心肌缺血（包括透壁性心肌缺血）时，T波对称性倒置，呈冠状T，这种改变是急性心肌梗死最早期的表现。

2.　"损伤型"改变

如果缺血比较严重或持续时间较长，则可造成心肌损伤，心电图上会出现损伤型ST段改变。主要表现为面向损伤心肌的导联ST段弓背向上抬高。此种改变在心肌供血改善后可恢复，其产生机制不清。

3."坏死型"改变

长时间的严重缺血可导致心肌坏死,坏死的心肌细胞丧失了电活动,产生一个方向与坏死区域相反的心电综合向量。所以"坏死型"图形改变主要表现为面向坏死区的导联出现异常Q波(时间≥0.04 s,电压≥同导联R波1/4)或呈QS波。

临床上描记心肌梗死的心电图所记录到的是三种改变的混合图形,即异常Q波、ST段抬高及T波倒置。其中,缺血型T波改变对诊断心肌梗死的特异性较差,ST段弓背向上抬高、异常Q波是急性心肌梗死的特征性表现,尤其是ST段弓背向上抬高是急性心肌梗死最具诊断价值的心电图改变。若上述三种改变同时存在,则心肌梗死的诊断基本确立。

(二)心肌梗死的图形演变及分期

急性心肌梗死发生后,其图形随着心肌缺血、损伤和坏死的发展和恢复呈现一定演变规律。临床上根据疾病时间和心电图特征将心肌梗死分为超急性期(早期)、急性期(充分发展期)、亚急性期(近期或演变期)和慢性稳定期(陈旧期)如图9-31所示。

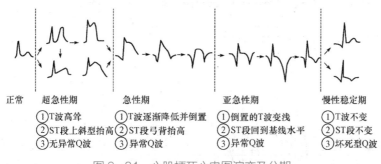

| 正常 | 超急性期 | 急性期 | 亚急性期 | 慢性稳定期 |

①T波高耸　①T波逐渐降低并倒置　①倒置的T波变浅　①T波不变
②ST段上斜型抬高　②ST段弓背抬高　②ST段回到基线水平　②ST段不变
③无异常Q波　③异常Q波　③异常Q波　③坏死型Q波

图9-31　心肌梗死心电图演变及分期

(1)超急性期:心肌梗死发生后数分钟或数小时内心肌急性供血不足,但尚未发生坏死性。心电图表现:①T波高耸直立,两肢对称(心肌梗死最早的改变);②ST段上斜型抬高;③无异常Q波。此期为再灌注治疗最佳时期,有可能避免发展为AMI或使梗死范围缩小。

(2)急性期:梗死后数小时至数天内,少数可持续数周,是一个发展变化的过程。心电图表现:①T波逐渐降低并倒置;②ST段呈弓背向上抬高,可与T波融合形成单向曲线;③异常Q波出现。此期坏死型Q波、损伤型ST段抬高和缺血型T波倒置可同时并存。

(3)亚急性期:梗死后数周至数月,心电图表现:①倒置的T波逐渐变浅;②ST段基本回到基线水平;③异常Q波持续存在。

(4)慢性稳定期:梗死3~6个月之后,心电图表现:ST段和T波不再变化,仅留有坏死型Q波,此期异常Q波或QS波是陈旧性心肌梗死的唯一证据。

(三)心肌梗死的定位诊断

心电图上心肌梗死部位的诊断一般是根据坏死图形(异常Q波或QS波)出现在哪些导联而做出定位的判断。发生心肌梗死的部位多与冠状动脉分支的供血区域相关,故心电图的定位基本上与病理一致。常见心肌梗死的定位诊断见表9-4。

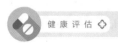

表9-4 常见心肌梗死的定位诊断

导 联	心肌梗死的部位
$V_1 \sim V_3$	前间壁如图9-32所示
$V_3 \sim V_4$	前壁
$V_5 \sim V_6$	前侧壁
I、aVL	高侧壁
$V_1 \sim V_6$	广泛前壁如图9-33所示
II、III、aVF	下壁如图9-34所示
$V_7 \sim V_9$	后壁

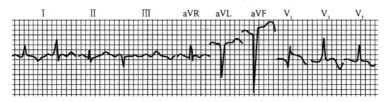

图9-32 前间壁心肌梗死心电图

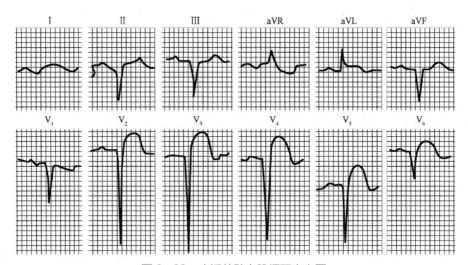

图9-33 广泛前壁心肌梗死心电图

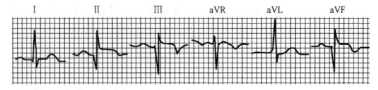

图9-34 下壁心肌梗死心电图

四 心律失常

正常心脏激动起源于窦房结，并沿传导系统下传，有顺序地兴奋心房和心室，让心脏协调地进行收缩和舒张，完成心脏泵血功能。由于各种原因使心脏激动的起源和（或）传导出现异常，称为心律失常（cardiac arrhythmia）。心律失常的发生与心肌细胞的自律性、传导性、兴奋性改变有关，按发生机制可分为激动起源异常、激动传导异常以及激动起源和传导双重异常三类如图 9-35 所示。

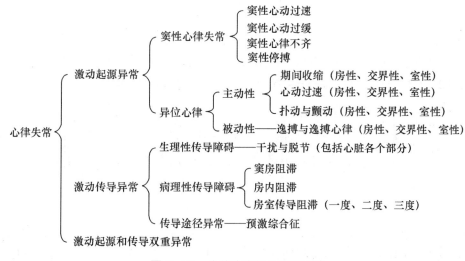

图 9-35 心律失常的分类示意图

（一）窦性心律与窦性心律失常

1. 窦性心律

正常人心脏激动的起源为窦房结，凡起源于窦房结的心律称为窦性心律（sinus rhythm）。窦性心律的心电图特征为：①P 波规律出现，频率为 60 ~ 100 次/min；②P 波圆钝，在 I、II、aVF、V4 ~ V6 导联直立，aVR 导联倒置；③P-R 间期 0.12 ~ 0.20 s；④P-P 间距固定，同一导联上最长与最短 P-P 间距相差 ≤ 0.12 s，如图 9-36 所示。

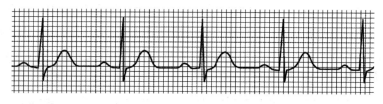

图 9-36 正常窦性心律心电图

2. 窦性心律失常

各种窦性心律失常（sinus arrhythmia）首先均具有窦性心律的特点，即有 P 波规律出现，且形态、时间、振幅正常。可因频率、P-P间距的异常而表现为以下几种窦性心律失常。

（1）**窦性心动过速**（sinus tachycardia）：成人窦性心律的频率＞100次/min。见于剧烈运动、情绪激动、高热、贫血、有效循环血量不足、休克、心力衰竭、甲状腺功能亢进症、药物作用（如阿托品、麻黄素、异丙肾上腺素等）。心电图特征：①具有窦性心律特点；②心率＞100次/min；③P-P或R-R间期＜0.60 s，如图9-37所示。

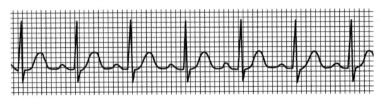

图9-37　窦性心动过速心电图

（2）**窦性心动过缓**（sinus bradycardia）：成人窦性心律的频率＜60次/min。见于老年人、运动员、甲状腺功能减退、颅内压增高、药物作用（如洋地黄、利血平、β-受体阻滞剂等）。心电图特征：①具有窦性心律特点；②心率＜60次/min；③R-R或P-P间期＞1.0 s，如图9-38所示。

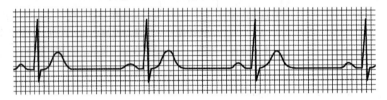

图9-38　窦性心动过缓心电图

（3）**窦性心律不齐**（sinus arrhythmia）：窦性心律不齐常与窦性心动过缓同时存在。多见于儿童及青少年，生理情况下与呼吸周期有关，吸气时心率加快，呼气时心率减慢。另有一些比较少见的窦性心律不齐与呼吸无关，见于器质性心脏病及洋地黄中毒等病理情况。心电图特征：①具有窦性心律的特点；②同一导联两个P-P间期差异＞0.12 s，如图9-39所示。

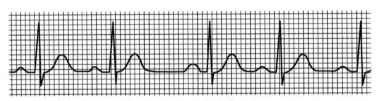

图9-39　窦性心律不齐心电图

（4）**窦性停搏**（sinus arrest）：也称窦性静止。见于迷走神经张力增高、急性心肌梗死、心肌炎、心肌病等器质性心脏病，以及洋地黄等药物使用过量。心电图特征：①具有窦性心律的特点；②规则的P-P间距中突然出现P波脱落，形成长P-P间距，且长P-P间距与正常P-P间距不成倍数关系，如图9-40所示。

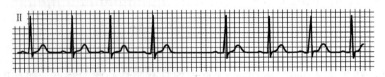

图9-40　窦性停搏心电图

（5）病态窦房结综合征（sick sinus syndrome，SSS）：常见原因为器质性心脏病，尤其是冠心病；其次还可见于白喉、系统性红斑狼疮、恶性肿瘤、全身栓塞、外伤手术损害以及累及窦房结的硬化–退行性病变等。心电图特征：①持续的窦性心动过缓，心率＜50次/min，且不易用阿托品等药物纠正；②在显著的窦性心动过缓基础上，常出现室上性快速心律失常（房速、房扑、房颤等），又称为慢–快综合征；③窦性停搏或窦房传导阻滞；④如病变同时累及房室交界区，则发生窦性停搏时，可长时间不出现交界性逸搏，或伴有房室传导障碍，称为双结病变。

（二）异位心律

异位心律（ectopic rhythm）包括主动性异位心律和被动性异位心律。主动性异位心律是指窦房结以外的异位起搏点主动发出冲动，主要包括期前收缩、心动过速、扑动和颤动。被动性异位心律是指高位起搏点发生停搏或节律减慢，或激动传导障碍时，低位起搏点被动发出冲动，主要包括逸搏和逸搏心律。下面主要阐述主动性异位心律。

1. 期前收缩

期前收缩（premature contraction）是指起源于窦房结以外的异位起搏点提前发出的激动，又称过早搏动或早搏，是临床上最常见的心律失常。期前收缩与期前正常搏动的间距称为联律间期（coupling interval），期前收缩之后的长间期称为代偿间歇（compensatory pause）。房性期前收缩的联律间期加代偿间歇小于正常心动周期的2倍，称为代偿间歇不完全。室性期前收缩的联律间期加代偿间歇恰等于正常心动周期的2倍，称为代偿间歇完全。交界性期前收缩的代偿间歇多完全。

（1）分类：①根据异位起搏点的位置可以分为房性、交界性和室性，其中以室性期前收缩最为常见。②根据出现的频度可以分为偶发（期前收缩≤5个/min）和频发（期前收缩＞5个/min）。③根据期前收缩的来源和形态分为多源性期前收缩和多形性期前收缩。前者指同一导联上出现两种或两种以上形态以及联律间期互不相同的期前收缩，后者指仅形态不同、联律间期固定的期前收缩。④根据频发性期前收缩的规律分为二联律（bigeminy）和三联律（trigeminy）。一个正常的窦性搏动之后出现一个期前收缩称为二联律，两个正常的窦性搏动之后出现一个期前收缩称为三联律。

（2）心电图表现。

房性期前收缩（premature atrial contraction）：①提前出现的房性P′波，其形态与窦性P波不同；②P′–R间期≥0.12 s，其后QRS波群形态一般正常；③代偿间歇一般不完全，即房性期前收缩前后两个窦性P波的间距小于正常P–P间距的两倍，如图9–41所示。

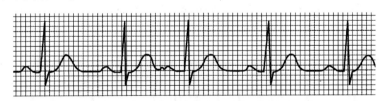

图9–41　房性期前收缩心电图

交界性期前收缩（premature junctional contraction）：①提前出现的QRS波群形态多正常；②逆行P′波，可在QRS波群之前、之后或埋在QRS波群之中；③代偿间歇多完全，即房性期前前收缩前后两个窦性P波的间距等于正常P-P间距的两倍，如图9-42所示。

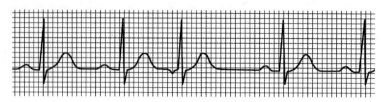

图9-42 交界性期前收缩心电图

室性期前收缩（premature ventricular contraction）：①提前出现宽大畸形的QRS波群，时间＞0.12 s，其前无P波或无相关的P波；②T波方向多与主波方向相反；③代偿间歇完全，如图9-43所示。

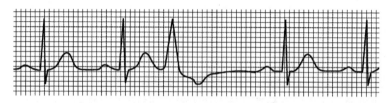

图9-43 室性期前收缩心电图

（3）临床意义：期前收缩可见于情绪激动、过度劳累、烟酒过量、饱食等。但多见于各种器质性心脏疾病（如风湿性心脏病、急性心肌梗死、心肌炎等），也可见于急性感染、心脏手术、麻醉、低温、体外循环、低血钾、洋地黄过量等。临床上以室性期前收缩最为多见。频发、二联律、三联律、成对、多形性、多源性、R on T现象（室性期前收缩的QRS波群落在前一个心动周期的T波上）的室性期前收缩等多为病理性，且多为更严重心律失常的先兆。

2. 阵发性心动过速

阵发性心动过速（paroxysmal tachycardia）是因心脏的异位起搏点自律性增高或折返激动引起的快速性异位心律。实质上是连续出现3个或3个以上的期前收缩。其具有突然发生、突然终止、频率较快的特征，持续时间长短不等。

（1）分类：按激动起源发生部位不同，可分为房性、交界性及室性心动过速，因房性、交界性阵发性心动过速发作时频率过快，P波与前一周期心动的T波相融不易辨认，一般可统称为阵发性室上性心动过速。

（2）心电图特征。

阵发性室上性心动过速（paroxysmal supraventricular tachycardia）：①连续3个或3个以上房性或交界性前期收缩，QRS波群形态及时限正常，伴有室内差异传导时，QRS波群变宽；②心室率160～250次/min，节律绝对规则；③常伴有继发性ST-T改变，即ST段下移，T波倒置，如图9-44所示。

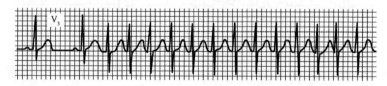

图9-44 阵发性室上性心动过速心电图

阵发性室性心动过速（paroxysmal ventricular tachycardia）：①连续3个或3个以上的室性早搏；②心室率140~200次/min；③如果出现房室分离则可确诊，即窦性P波频率小于QRS波群频率，二者之间无固定关系；④常伴有继发性ST-T改变；⑤偶尔可见心室夺获（提前出现QRS波群，形态似窦性心律）和室性融合波（QRS波群形态介于窦性心律与室性异位心律之间），如图9-45所示。

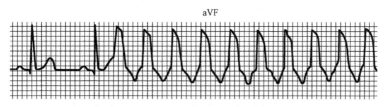

图9-45 阵发性室性心动过速心电图

（3）临床意义：①阵发性室上性心动过速通常见于无器质性心脏病的患者，尤其是预激综合征，也可见于风湿性心脏病、心肌梗死、慢性肺源性心脏病或甲状腺功能亢进症、缺氧、低钾、洋地黄中毒等；②阵发性室性心动过速是一种严重的心律失常，多见于严重器质性心脏病，如冠心病、风湿性心脏病、心肌病、药物中毒（如洋地黄）、电解质紊乱等，偶可见于无器质性心脏病者，常可发展为致命的室扑或室颤，易出现休克或急性心力衰竭，甚至死亡。

3. 扑动与颤动

扑动与颤动（flutter and fibrillation）是一种频率比阵发性心动过速更为快速的异位心律。当心房与心室的自主性异位心律的频率超过了阵发性心动过速的范围时，便形成扑动或者颤动。

（1）分类：根据异位心律的起源与节律不同，可分为心房扑动（atrial flutter）及心房颤动（atrial fibrillation），心室扑动（ventricular flutter）及心室颤动（ventricular fibrillation），扑动和颤动间常相互转换。发生机制多与折返有关。

（2）心电图表现。

心房扑动（atrial flutter）：①正常的窦性P波消失，代之以频率在250~350次/min、形状呈锯齿状、间距及振幅匀齐一致的心房扑动波（F波）；②QRS波群形态和时限正常，有时可伴差异性传导；③房室传导比例多固定，常呈2:1、3:1、4:1传导，如图9-46所示。心室律可规则也可不规则。

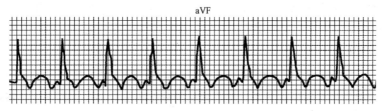

图9-46 心房扑动心电图（呈2:1下传）

心房颤动（atrial fibrillation）：①P波消失，代之以频率在350~600次/min、大小不等、形态不同的心房颤动波（f波）；②QRS波群形态和时限正常，有时可伴差异性传导；③心室率绝对不规则，表现为R-R间期绝对不齐，如图9-47所示。

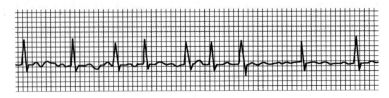

图9-47　心房颤动心电图

心室扑动（ventricular flutter）：①P波、QRS波群及T波消失，代之以连续、快速匀齐、大振幅的室扑波；②频率在200～250次/min，如图9-48所示。

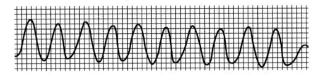

图9-48　心室扑动心电图

心室颤动（ventricular fibrillation）：①P-QRS-T波群消失，代之以形状不同、大小各异、极不均匀的颤动波；②频率在250～500次/min，如图9-49所示。

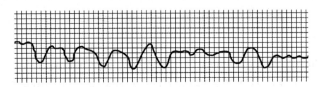

图9-49　心室颤动心电图

（3）临床意义：①房颤和房扑多见于器质性心脏病，如风湿性心脏病二尖瓣狭窄、急性心肌梗死、高血压性心脏病；也可见于甲状腺功能亢进症、洋地黄中毒等。少数心房颤动无器质性心脏病，称为孤立性心房颤动。心房颤动可引起心力衰竭、栓塞（尤其是脑栓塞）等严重并发症，甚至危及生命。②心室扑动与颤动见于急性心肌梗死，严重电解质紊乱或洋地黄中毒，严重的缺血、缺氧、电击伤等，是猝死的常见原因。

（三）传导阻滞

心脏任何部位的心肌不应期延长所引起的激动传导延缓或阻断，统称为心脏传导阻滞（conduction block）。根据其发生部位不同，分为窦房传导阻滞、房内传导阻滞、房室传导阻滞（atrioventricular block）和室内传导阻滞，其中以房室传导阻滞和室内传导阻滞多见。

1. 房室传导阻滞

（1）分类：由于房室交界区不应期的延长，心房的冲动在向心室传导的过程中出现了延缓或中断，主要表现为P-R间期的异常。按其阻滞的程度可分为3度，即一度心室传导阻滞（激动均能下传至心室，但传导时间延长）、二度心室传导阻滞（激动不能全部下传至心室）和三度心室传导阻滞（所有的激动均不能下传至心室，又称完全性房室传导阻滞）。

（2）心电图特征。

一度房室传导阻滞：①P-R间期延长，成人＞0.20 s（老年人＞0.22 s）。②两次检测结果进行比较，心率没有明显改变而P-R间期延长超过 0.04 s，如图 9-50 所示。

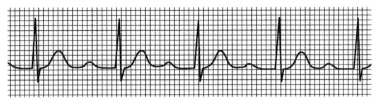

图 9-50 一度房室传导阻滞心电图

二度房室传导阻滞：①二度Ⅰ型房室传导阻滞，又称莫氏Ⅰ型（Mobitz Ⅰ），特点为P波规律地出现，P-R间期逐渐变长，直到一个QRS波群脱漏，出现长R-R间歇，脱漏后的第1个P-R间期最短，以后逐渐延长，再至QRS波群脱漏，如此周而复始，这种现象称文氏现象（Wenckebach phenomenon），如图 9-51 所示；②二度Ⅱ型房室传导阻滞，又称莫氏Ⅱ型（Mobitz Ⅱ），特点为P-R间期规则、固定（正常或延长），部分P波后脱落QRS波群。凡连续出现两次或两次以上的QRS波群脱漏者，称高度房室传导阻滞，如图 9-52 所示。

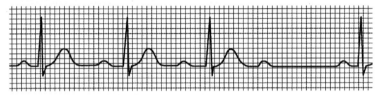

图 9-51 二度Ⅰ型房室传导阻滞心电图

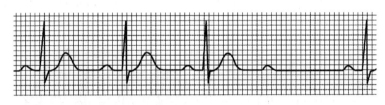

图 9-52 二度Ⅱ型房室传导阻滞心电图

三度房室传导阻滞：①P波与QRS波无关，各自规律出现，互不相关；②P-P间隔小于R-R间距，即心房率大于心室率，如图 9-53 所示。

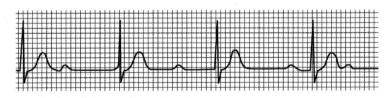

图 9-53 三度房室传导阻滞心电图

（3）临床意义：①一度或二度Ⅰ型房室传导阻滞偶见于正常人，与迷走神经张力增高有关；②二度Ⅱ型以上的房室传导阻滞多见于病理情况，如心肌病变、急性心肌梗死、冠心病、药物中毒及传导系统退行性变等。

2. 室内传导阻滞

室内传导阻滞指阻滞发生于希氏束分叉以下的心室内传导系统或心室肌的传导阻滞，简称室内阻滞。

（1）分类：心室内传导阻滞包括左、右束支传导阻滞，左束支分支（左前、左后分支）阻滞及末梢室内传导阻滞。右束支传导阻滞较常见。

（2）心电图特征。

右束支传导阻滞（right bundle branch block，RBBB）：右束支细长，为单侧冠状动脉分支供血，易发生传导阻滞。右束支传导阻滞的心电图表现为以下几点。①QRS波群变形。V_1、V_2导联呈rsR′型，R′波宽钝；V_5、V_6导联呈qRS或RS型，S波明显增宽≥0.04 s。②QRS时间≥0.12 s，称为完全性右束支传导阻滞。③继发ST-T改变。若QRS时间<0.12 s，称为不完全性右束支传导阻滞如图9-54所示。

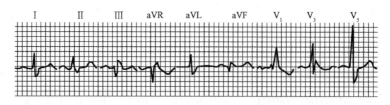

图9-54 不完全性右束支传导阻滞心电图

左束支传导阻滞（left bundle branch block，LBBB）：左束支较粗短，由双侧冠状动脉分支供血，不易发生传导阻滞，所以一旦发生左束支传导阻滞常为器质性心脏病表现。左束支传导阻滞的心电图表现为以下几点。①QRS波变形。Ⅰ、V_5、V_6导联呈宽钝的R波，其前无q波；V_1导联呈QS型或rS型，S波明显增宽。②QRS时间≥0.12 s，称为完全性左束支传导阻滞。

继发ST-T改变：若QRS时间<0.12 s，称为不完全性左束支传导阻滞，如图9-55所示。

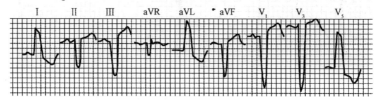

图9-55 不完全性左束支传导阻滞心电图

（3）临床意义：①右束支传导阻滞见于各种器质性心脏病，如风湿性心脏病、冠心病、心肌炎、心肌病、先天性心脏病等，也可见于正常人；②左束支传导阻滞见于器质性心脏病，如冠心病、心肌炎、心肌病等。

（四）预激综合征

预激综合征（pre-excitation syndrome）是指在正常的房室结传导途径之外，心房和心室之间还存在着1支或多支的附加旁路或旁道，使室上性激动抢先抵达心室并提前激动一部分新心室肌。Kent束（房室旁道）最为常见，位于房室之间，形成典型预激综合征。

典型预激综合征（Wolff-Parkinson-White syndrome，WPW综合征）由于心脏房室之间存在附加的特殊肌束，形成附加旁道，心房激动除沿正常房室传导系统下传外，部分（也可是全部心房激动）经旁道下传，使部分心室肌提前激动，典型预激综合征的特征如图9-56所示。心电图表现为：①P-R间期缩短＜ 0.12 s；②QRS波增宽≥ 0.12 s；③QRS波群起始粗钝，形成 δ 波（预激波、delta波）；④继发性ST-T改变。根据胸导联QRS波形态，可分为两种类型：A 型为胸导联QRS波主波方向均向上，如图 9-57 所示，旁道可能位于左心室或右心室后基底部；B 型为V1导联QRS波主波方向向下，V 5 导联QRS波主波方向向上，如图 9-58 所示，旁道可能位于右室前侧壁。

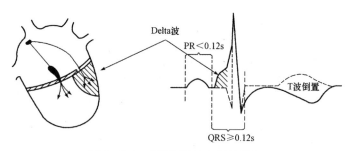

图 9-56　典型预激综合征的特征

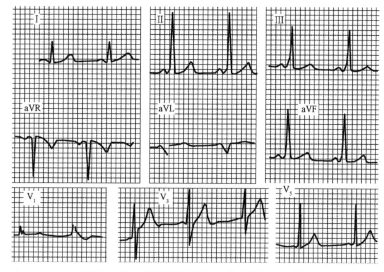

图 9-57　典型预激综合征（A型）心电图

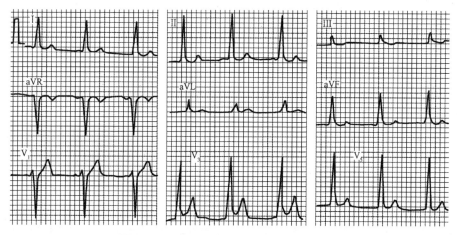

图 9-58　典型预激综合征（B型）心电图

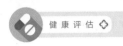

 五 **药物与电解质紊乱对心电图的影响**

（一）药物的影响

1. 洋地黄类药物

洋地黄（digitalis）是临床上治疗心力衰竭及某些心律失常的有效药物。由于其治疗剂量和中毒剂量十分接近，容易出现中毒反应。洋地黄类药物治疗剂量和中毒剂量引起的心电图不同改变分别称为洋地黄效应和洋地黄中毒。

（1）洋地黄效应（digitalis effect）：是指在用治疗剂量的洋地黄后所引起的心电图上Q-T间期缩短和ST-T改变。其心电图的特征为：①ST-T改变。在以R波为主的导联上，最先出现T波低平，继而ST段下斜型压低，T波正负双向，下斜型压低的ST段与倒置的T波融合呈"鱼钩型"如图9-59所示；②Q-T间期缩短（较用药前）。

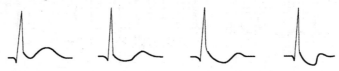

图9-59　洋地黄引起的ST-T改变（鱼钩型）

📎 知识链接 9-2

洋地黄效应心电图

使用洋地黄后心电图出现的"鱼钩型"ST-T改变仅说明患者在接受洋地黄治疗，并不代表洋地黄过量或中毒。应排除有类似ST-T改变的心肌缺血、心室肥大、心肌炎或心肌病等，最好在使用洋地黄药物之前描记一次心电图，以便前后对比。

（2）洋地黄中毒（digitalis toxicity）的心电图特征：主要表现为各种心律失常，常见的心律失常有室性期前收缩二联律或三联律，频发及多源性室性期前收缩，严重者可出现室性心动过速，甚至室颤。还可出现房室传导阻滞、窦性停搏、房扑或房颤等。

2. 普萘洛尔

受普萘洛尔影响的心电图特征表现为窦性心律减慢，P-R间期延长，Q-T间期缩短。长期服用可以出现窦房或房室传导阻滞。

3. 乙胺碘呋酮（胺碘酮）

受乙胺碘呋酮影响的心电图特征表现为窦性心律减慢，T波增宽、圆钝、有切迹；所致Q-T间期延长，则容易引发尖端扭转型室性心动过速。

4. 奎尼丁

奎尼丁属ⅠA类抗心律失常药物，可影响心脏特殊组织的自律性、兴奋性和传导性，引起一系列心电图改变，严重者可诱发致命的心律失常。

（1）奎尼丁使用治疗剂量时的心电图表现：①Q-T间期延长；②T波低平或倒置；③U波增高；④P波稍宽，可有切迹，P-R稍延长。

（2）奎尼丁中毒时的心电图表现：①Q-T间期明显延长；②QRS时限明显延长，超过原来的25%，在用药过程中，QRS时限不应超过原来的25%，如达到50%则应立即停药；③各种心律失常，如窦性心动过缓、窦性静止或窦房传导阻滞，严重时发生短阵性室性心动过速、尖端扭转型室性心动过速或心室纤颤，甚至导致心搏出量锐减，脑缺血缺氧出现突然的晕厥或死亡。

（二）电解质紊乱的影响

血清电解质的增高和降低都会影响心肌的除极、复极和激动的传导，并可反映在心电图上。其中以钾离子和钙离子对心电图的影响最明显。

1. 高钾血症

高钾血症（hyperkalemia）心电图特征与血清钾浓度密切相关：①血清钾＞5.5 mmol/L，T波高尖，基底部变窄，呈"帐篷状"，此为高钾血症最早出现且最常见的心电图改变；②血清钾＞6.5 mmol/L，QRS波开始逐渐增宽，P-R及Q-T间期延长，ST段压低；③血清钾＞7.0 mmol/L，QRS波群继续增宽、畸形，P-R及Q-T间期进一步延长，P波增宽，振幅减低甚至消失；④血清钾＞8.5 mmol/L，QRS波群明显增宽，ST段压低，P波消失；⑤血清钾＞10 mmol/L，QRS波与T波融合，不易辨认，形成双向波浪形；⑥血清钾＞12 mmol/L，可出现室性心动过速、心室扑动或心室颤动，甚至心脏停搏，如图9-60所示。

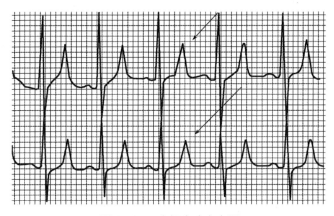

图9-60 高钾血症心电图

2. 低钾血症

低钾血症（hypokalemia）心电图改变为：①T波低平或倒置，ST段压低；②U波显著增高（U波＞0.1 mV），等于或大于同导联T波的振幅；③程度较重的低血钾，U波可显得异常高大，致使T-U融合或T-U-P融合（心率较快时），致使Q-T间期不易测量。随着血钾水平逐渐降低引起的心电图变化如图9-61所示。

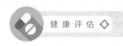

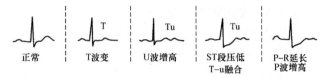

| 正常 | T波变 | U波增高 | ST段压低 T-u融合 | P-R延长 P波增高 |

图9-61　随着血钾水平逐渐降低引起的心电图变化

3. 高钙血症

高钙血症（hypercalcemia）心电图表现：①ST段明显缩短或消失；②Q-T间期缩短；③T波可呈现低平或倒置；④严重时可出现心律失常，如窦性静止、窦性阻滞、室性期前收缩、阵发性室性心动过速。

4. 低钙血症

低钙血症（hypocalcemia）心电图表现：①ST段平坦延长；②T波变窄、低平或倒置；③Q-T间期延长；④单纯性低血钙对心率、节律及P波和QRS波群多无明显的影响。

第四节　心电图的描记、分析和临床应用

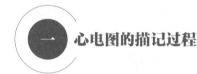 **心电图的描记过程**

心电图机的使用

（一）用物准备

（1）心电图机：连接心电图机电源，选择交流电源。
（2）此外还需准备导联线、生理盐水棉球或导电胶、污物盘、心电图纸等。

（二）环境准备

（1）保持室内适宜的温度，以免寒冷刺激引起干扰。
（2）检查确认床平坦舒适，以免使评估对象肌体紧张造成干扰。
（3）心电图机的电源尽可能远离检查床和导联电线。

（三）评估对象准备

（1）核对姓名，并向评估对象解释心电图检查是一种无创性检查，以消除其紧张的心理。
（2）指导评估对象休息片刻。
（3）指导评估对象平卧在检查床上，去除与身体接触的金属物品，暴露检查部位的皮肤。嘱其平静呼吸、肌肉放松，记录过程中不能移动四肢及躯体，必要时需屏气记录胸导联心电图。

（4）皮肤处理：分别在评估对象两手腕曲侧腕关节上方约 3 cm 处，左脚内踝上部约 7 cm 处，胸前胸导联 $V_1 \sim V_6$ 的位置涂上导电胶或生理盐水，以消除皮肤阻力。若皮肤有污垢或毛发过多，应先清洁皮肤、剃除毛发后再涂上导电胶或生理盐水。

（四）安装电极

按所用心电图机的规定正确安装电极（连接导联线）。上肢：左黄、右红。下肢：左绿、右黑。胸部电极的位置有 6 个，V_1 位于胸骨右缘第 4 肋间（红）；V_2 位于胸骨左缘第 4 肋间（黄）；V_3 位于 V_2 和 V_4 连线的中点（绿）；V_4 位于左锁骨中线与第 5 肋间相交处（褐）；V_5 位于左腋前线 V_4 水平处（黑）；V_6 位于左腋中线 V_4 水平处（紫）。

（五）描记心电图

（1）接通交流电源：打开电源开关，检查心电图机的性能和记录纸。
（2）定好标准：调节电压为 1 mV、走纸速度为 25 mm/s。
（3）待基线稳定后，单击"记录"按钮，记录肢体导联和胸导联的心电图。
（4）记录完毕后，卸下电极，关上电源开关，在记录纸上注明姓名、测定时间和导联等。

（六）操作后处理

（1）记录完毕后将电极解除并洗净、擦干，以防腐蚀。
（2）将心电图机面板上的各控制扭转回原处，最后切断电源。
（3）取下记录纸，记下导联、评估对象姓名、年龄、性别及记录时间（年、月、日、小时，甚至分钟）、病区及床号等。

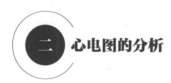
二 心电图的分析

（一）一般浏览

确定各导联标记有无错误，导联有无接错，确认定准电压和走纸速度，判断有无伪差或干扰（如肌肉震颤、基线不稳、交流电干扰）。

（二）P 波

（1）确定基本心律是窦性心律还是异位心律，可以通过检查每个导联、每个心动周期是否有 P 波，以及与 QRS 波群的关系。
（2）观察各导联的 P 波的方向、形态、振幅和宽度，一般在 II、aVF、V_1 导联比较明显。

（三）QRS 波群

观察各导联 QRS 波群的形态、时间、振幅以及有无异常 Q 波出现。

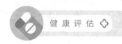

（四）ST 段

观察各导联的ST段有无移位以及移位的类型和程度。

（五）T 波

观察各导联T波的形态、方向、振幅以及与QRS波群的关系。

（六）测量间期

（1）观察P-R间期的时间以及在各导联中是否相等。
（2）观察P-P间距是否规律，同时计算心率。

（七）测量心电轴

可以采取目测法和测量法判断心电轴是否偏移。

（八）判断有无钟向转位

根据胸导联的QRS波群中R波和S波的移行特点，判断有无顺钟向或逆钟向转位。

（九）做出心电图初步诊断

综合心电图特征，结合年龄、病史、临床诊断、治疗情况及既往心电图资料得出心电图初步诊断。应考虑有无心律失常、房室肥大和心肌缺血或梗死等方面的异常。

 三 心电图的临床应用

（一）心律失常

心电图有助于分析与鉴别各种心律失常，对各种心律失常和传导障碍的诊断分析具有肯定价值。到目前为止，尚没有任何其他方法能替代心电图在这方面的作用。

（二）心肌梗死

心电图对心肌梗死的定性、定位、分期的判断具有可靠而实用的临床价值，对于心肌病、心肌炎有辅助诊断作用。

（三）心脏形态

心电图对判定有无心房、心室肥大有一定的辅助诊断作用。但还需结合临床才能确诊。

（四）药物影响和电解质紊乱

心电图可对电解质紊乱的辅助诊断提供依据，如血钙和血钾过低或过高，还需结合实验室检查才能确诊。客观地判断某些药物在应用中对心肌影响的程度，以及对心律失常治疗的效果，为临床用药的决策提供依据。

（五）心电图和心电监护

心电图还广泛应用于手术麻醉、心导管检查、人工心脏起搏、心肺复苏以及各种危重症的抢救。

（六）心电图检查的局限性

许多心脏疾病患者，特别是早期，心电图可以正常。还有许多疾病可以引起同一种图形改变，如心肌梗死和心肌病均可出现异常Q波。所以心电图只有与临床资料密切结合，才能得出全面而正确的诊断。

✿ 本章小结

本章主要阐述了心电图的产生原理，心电图的导联，心电图各波段的组成与命名，正常心电图的波形特点及正常值，心电图的测量，异常心电图如左右心房肥大和左右心室肥大的心电图特点，心肌梗死演变的各期心电图特点，常见心律失常如房性期前收缩、室性期前收缩、阵发性室上性心动过速、阵发性室性心动过速、房扑房颤、室扑室颤以及房室传导阻滞的心电图特点。

Summary

This section mainly expounds the principles of ECG, the lead of ECG, the composition and name of each waveform of ECG, the waveform characteristics and normal values of normal ECG, measurement of ECG and the abnormal electrocardiogram such as the left and right atrial enlargement and left and right ventricular hypertrophy, characteristics of evolution periods of myocardial infarction, the characteristics of common arrhythmias such as premature atrial contraction, premature ventricular contraction, paroxysmal supraventricular tachycardia, paroxysmal ventricular tachycardia, atrial fluter and atrial fibrillation, ventricular flutter and ventricular fibrillation, atrioventricular block.

▣ 目标检测

A_1 型题

1. 单级胸导联 V_5 的电极应安放在（　　　）。

　　A. 左腋中线第5肋间水平

　　B. 左腋前线 V_4 水平处

　　C. 胸骨左缘第4肋间

　　D. 左锁骨中线与第5肋间交点

　　E. 胸骨右缘第4肋间

2. 有关心电图各波段的含义错误的是（　　　）。

　　A. P波为心房除极波　　　　　　　　B. QRS波群为心室除极波

目标检测答案

C. ST段为心室复极波   D. Q-T间期为心室除极和复极时间

E. T波为心房复极波

3. 心电轴的正常范围为（   ）。

  A. 0°～+180°   B. 0°～-90°   C. 0°～+60°   D. -30°～+90°

  E. -30°～-90°

4. 引起心脏猝死最多见的心律失常是（   ）。

  A. 房颤   B. 房性扑动   C. 室颤   D. 房室传导阻滞

  E. 阵发性室上性心动过速

A_2 型题

5. 男，20岁，检查心率120次/min，心电图示：P波在Ⅰ、Ⅱ、aVF直立，aVR倒置，P-R间期0.12 s，下列哪项是正确的？（   ）

  A. 室性心动过速   B. 房性心动过速   C. 室上性心动过速   D. 窦性心动过速

  E. 交界性心动过速

6. 男，70岁，患肺心病10年，心电图检查P波高尖，电压0.5 mV，Rv1+Sv5=1.2 mV，RaVR 0.8 mV，心电轴+110°，其诊断是（   ）。

  A. 左心室肥大   B. 右心室肥大

  C. 左心房、左心室肥大   D. 右心房、左心室肥大

  E. 右心房、右心室肥大

7. 尿毒症患者，3 d来胸憋、气短、尿量减少。实验室检查血清钾6.8 mmol/L，二氧化碳结合力16 mmol/L。心电图特点是S-T压低，T波高尖，最可能的原因是（   ）。

  A. 高血钾   B. 洋地黄效应   C. 普萘洛尔试验   D. 低血钾

  E. 以上都不是

8. 患者女性，42岁，风心病病史10年，心慌气短1个月，查心电图：P波消失，代之以大小不等、形状各异的f波，频率为500次/min，心律绝对不规则，心率130次/min，脉率110次/min，应考虑为（   ）。

  A. 室早二联律   B. 心房扑动   C. 室上性心动过速   D. 心房纤颤

  E. 窦性心律不齐

9. 某患者因心悸而就诊，听诊心律不规整，心电图检查：提前出现宽大畸形的QRS波群，其前无P波，T波方向与QRS波群主波方向相反，该宽大畸形的QRS波群前后两个窦性P波间距离等于正常P-P间距的2倍，应考虑为（   ）。

  A. 室性早搏   B. 插入性前期收缩   C. 房性前期收缩   D. 室内差异性传导

  E. 交界性前期收缩

10. 患者因腹泻、呕吐而入院，心电图表现是：ST段水平压低，T波倒置，U波增高，最可能的病因是（   ）。

  A. 高血钙   B. 低血钾   C. 洋地黄中毒   D. 高血钾

  E. 以上都不是

11. 某大学生，入学体检心率68次/min，心律规整，无杂音，心电图提示：P-R间期0.22 s，

应考虑为（　　　）。

  A. 三度房室传导阻滞   B. 一度房室传导阻滞

  C. 室内传导阻滞   D. 二度房室传导阻滞

  E. 正常心电图

12. 男，60 岁，6 h 前突然感胸骨后严重疼痛，心电图示：$V_1 \sim V_3$ 有宽而深的 Q 波，相应导联上 ST 段抬高，应诊断为（　　　）。

  A. 急性下壁心肌梗死   B. 急性前间壁心肌梗死

  C. 急性侧壁心肌梗死   D. 急性广泛前壁心肌梗死

  E. 急性高侧壁心肌梗死

A_3 型题

13 ~ 15 题共用题干

男，56 岁，胸骨后压榨性疼痛半天，口含硝酸甘油不缓解而就诊，心电图显示：Ⅱ、Ⅲ、aVF 出现异常 Q 波，ST 段弓背抬高，查体：BP 150 / 90 mmHg，心率 92 次 /min。

13. 最可能的诊断是（　　　）。

  A. 高血压   B. 心包积液   C. 急性心肌梗死   D. 心律失常

  E. 肺心病

14. 病变部位是（　　　）。

  A. 下壁   B. 前壁   C. 后壁   D. 前侧壁

  E. 广泛前壁

15. 心肌梗死在心电图上与其他疾病的鉴别要具备（　　　）。

  A. Q 波   B. ST 段改变   C. T 波改变   D. QRS 时限延长

  E. 异常 Q 波、抬高的 ST 段、倒置的 T 波

案例思考

案例 1：男，58 岁。冠状动脉介入治疗 5 年，因胸痛发作 3 年，加重 1 周入院。入院后心电图结果如图 9-62 所示。试根据王某的心电图结果做出诊断。

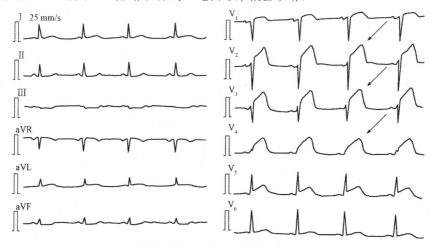

图 9-62 王某心电图检查结果

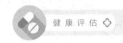

案例2：赵某，女，48岁。因心悸发作3个月，加重1周入院。入院后心电图结果如图9-63所示。试根据赵某的心电图结果做出诊断。

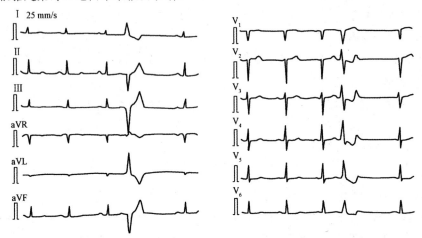

图9-63　赵某心电图检查结果

第十章

影像学检查

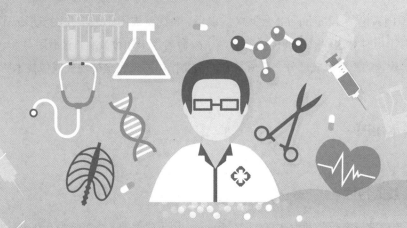

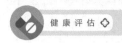
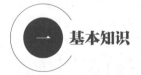 知识目标

1. 掌握各种影像学检查前的准备、注意事项、适应证和禁忌证。
2. 熟悉影像学检查的临床应用。
3. 了解各系统组织器官的正常及基本病变的X线表现。

◎ 能力目标

通过本章学习，强化与评估对象的沟通与交流，并在评估对象的配合下熟练进行影像学检查前的准备。

影像学检查（imaging examination）是以影像方式显示人体内部结构的形态和功能信息，以及实施以影像为导向的介入性治疗的科学。主要包括普通X线检查（X-ray examination）、计算机体层成像（computed tomography，CT）、磁共振成像（magnetic resonance imaging，MRI）、核医学检查（nuclear medicine examination）及超声检查（ultrasound examination，UAE）等。

第一节　X 线 检 查

1895年德国人伦琴（Roentgen）发现X线以后，X线就被用于医学并逐步形成了临床X线诊断学科，由于当时对这种射线的性质不清楚，故命名为未知数X，一直沿用至今。X线检查是医学影像学检查的重要组成部分，其所具有的重要作用并未完全被现代成像技术所取代。

一　基本知识

（一）X线的特性

X线属于电磁波，波长范围为0.000 6 ~ 50 nm。用于成像的X线波长为0.008 ~ 0.031 nm，居γ射线与紫外线之间，比可见光的波长短，肉眼看不见。X线特性中，与X线成像和X线检查相关的特性有如下几项。

1. 穿透性

X线波长短，具有强穿透力，能穿透可见光不能穿透的物体，在穿透过程中有一定程度的吸收即衰减。X线波长愈短，穿透力愈强；反之，其穿透力愈弱。密度高、厚度大的物体对X线吸收多，通过少；反之则通过多。X线的穿透性是其成像的基础。

2．荧光效应

X线能激发荧光物质（如硫化锌镉及钨酸钙等）产生肉眼可见的荧光。荧光效应是进行透视检查的基础。

3．感光效应

X线可以使涂有溴化银的胶片感光，经显影、定影处理，形成黑白影像（感光的金属银呈黑色，未感光的溴化银表现为透明色）。感光效应是X线摄影的基础。

4．电离效应

X线通过任何物质都可使其产生电离。X线穿过人体，产生电离，可引起生物学方面的改变，即生物效应，是放射治疗的基础，也是进行X线检查时需要注意防护的原因。

（二）X线成像的基本原理

X线能使人体组织在荧屏或胶片上成像，一方面是由于X线的穿透性、荧光效应和感光效应；另一方面是由于人体组织之间有密度和厚度的差别。当X线透过人体的不同组织时，由于被吸收的程度不同，到达荧屏或胶片上的X线量也有差异。这样，在荧屏或X线片上就形成明暗或黑白对比不同的影像。人体组织由于元素组成不同而有不同的密度，可分为高密度（骨组织和钙化灶等）、中等密度（软骨、肌肉、神经、实质器官、结缔组织以及体液等）、较低密度（脂肪组织）和最低密度（气体）。当强度均匀的X线穿透厚度相等、密度不同的组织时，由于吸收程度不同，在X线片上或荧屏上显出具有黑白或明暗对比、层次差异的X线影像，如图10-1所示。

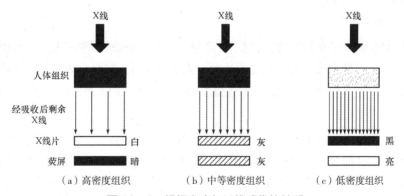

图 10-1 组织密度与X线成像的关系

人体组织器官形态、密度不同，厚度不一，在X线片或荧屏上显示出黑白对比或明暗差别，这种自然存在的差别称为自然对比。对于缺乏自然对比的结构或器官，可将高于或低于该结构或器官的物质引入器官内或其周围间隙，使之产生对比以显影，这种对比称为人工对比，这种检查方法称造影检查（contrast examination）。引入的物质称为对比剂（contrast medium），也称造影剂。

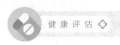

表 10-1　人体组织密度差异和X线成像关系

组　织	密　度	吸收X线量	透过X线量	X线影像	
				透视	胶片
骨、钙化灶	高	多	少	暗	白
软组织、液体	中等	稍少	稍多	较暗	灰
脂肪	较低	少	多	较亮	深灰
气体	最低	最少	最多	最亮	黑

 二　X线检查前的准备和防护

（一）检查前准备

1. 透视检查前的准备

应简单向评估对象说明检查目的和需要配合的姿势，以消除其进入暗室的恐惧心理。应尽量除去透视部位的厚层衣物及影响X线穿透的物品，如发夹、金属饰物、膏药、敷料等，以免干扰检查结果，影响诊断治疗。

2. 摄片检查前准备

应向评估对象解释摄片的目的、方法、注意事项，如充分暴露投照部位、摄片时须屏气等，使其在摄片时合作。除急腹症外，腹部摄片前应先清理肠道，以免气体或粪便影响摄片质量。创伤患者摄片时，应尽量少搬动，危重患者摄片必须有临床医护人员的监护。

3. 造影检查前准备

应向评估对象做必要的解释，以取得合作。一定要了解患者有无造影的禁忌证，如严重的心、肾疾病或过敏体质等。对接受含碘造影剂的评估对象必须做碘过敏试验，并应备齐各种急救药物与用物，掌握严重反应的急救方法。

（二）X线检查的防护

X线穿透人体将产生一定的生物效应，超过允许剂量的照射可导致放射性损失，故检查时无论是评估者还是评估对象都应重视防护。要严格掌握X线检查的适应证，避免不必要的照射，尤其是孕妇和小儿，早孕者应禁忌。检查时注意遵循辐射防护的三项基本原则：①屏蔽防护，用高密度的物质，如含铅的防护服、眼罩、颈套和三角裤等，作为屏蔽物，遮挡敏感部位和器官；②距离防护，利用X线量与距离的平方成反比的原理，适当扩大检查室的空间，减少散射线的辐射；③时间防护，每次检查的照射次数不宜过多，并尽量避免重复检查。放射工作者应遵照国家的有关放射防护卫生标准的规定，制订必要的防护措施，正确进行X线检查操作，认真执行保健条例，工作中应做到加强自我保护，并尽量运用距离防护。

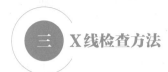

三 X线检查方法

X线检查方法（methods of X-ray examination）包括普通检查、特殊检查、造影检查和数字X线检查。

（一）普通检查

普通检查（general examination）包括透视（fluoroscopy）和摄片（photography）。

（1）透视：是利用荧光屏显影进行直接观察的X线检查方法。其主要优点是可转动评估对象，进行多体位观察；可同时观察器官的形态和功能，如心、大血管的搏动、膈运动及胃肠蠕动等；操作方便；费用较低；可立即得到结果。缺点是影像对比度及清晰度较差，受器官密度和厚度的影响，且缺乏客观的记录，不利于复查对比，且长时间照射对人体有一定的损害。

（2）摄片：是利用透过人体的X线使胶片感光摄取影像的检查方法。X线摄片是应用最广泛的检查方法。优点是成像清晰，对比度较好；可作为客观记录留存，利于复查对比。缺点是对于功能方面的观察不如透视方便和直观，费用比透视高。

（二）特殊检查

由于普通检查受诸多因素的影响，如影像前后重叠、脏器运动等，有时病灶难以清晰显示，需要利用特殊的X线设备和工具，采用某种特殊的摄影技术，这种检查方法称X线特殊检查（special examination）。主要包括体层摄影、软X线摄影、高千伏摄影、放大摄影、荧光摄影等。自CT等现代成像技术应用以来，只有软X线还在应用，主要用于乳腺检查。

（三）造影检查

造影检查（contrast examination）是将造影剂引入器官内或其周围，使之产生明显对比以显示其形态与功能的方法。

X线造影检查

造影剂分为两大类，即高密度造影剂和低密度造影剂。临床常用的高密度造影剂有钡剂和碘剂。钡剂主要用于消化道造影检查。碘剂分为有机碘制剂和无机碘制剂两类。有机碘可用于肾盂及尿路、心血管造影、中枢神经系统检查及增强CT扫描。无机碘制剂现应用较少。某些评估对象在使用碘剂时可产生过敏反应，故用碘剂造影前应做碘过敏试验。低密度造影剂如二氧化碳、氧气、空气等，可用于蛛网膜下腔、关节囊、胸腹腔等造影检查。空气和氧气不能注入正在出血的器官，以免发生气栓，现应用较少。

（1）碘过敏试验：凡需用碘造影剂进行造影时，评估对象或其监护人应签署"碘对比剂使用被检者知情同意书"。提前做碘过敏试验，常用的方法有：①口服试验。检查前2 d服用一定量的造影剂，观察评估对象的反应，如出现结膜红肿、恶心、呕吐、手脚麻木及皮疹等，视为

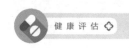

阳性。②皮内试验。用3%的碘剂0.1 mL进行皮内试验，观察20 min，若皮肤局部出现红肿、硬结，直径达1 cm以上者，视为阳性。③静脉注射试验。检查前1 d用同剂型碘造影剂1 mL进行静脉注射，观察15 min，若出现胸闷、心慌、气急、咳嗽、恶心、呕吐、头晕、头痛、荨麻疹等不适，视为阳性。

（2）碘过敏反应的处理原则。

轻度反应：当评估对象出现全身灼热感、头晕、面部潮红、胸闷、气急、恶心、呕吐、皮疹等轻度碘过敏反应时，一般经吸氧或短时休息可好转，必要时可给予肾上腺素1 mg皮下注射。

重度反应：若评估对象出现喉头水肿、支气管痉挛、呼吸困难、心律失常，甚至心搏骤停等严重过敏反应时，应立即停止检查，给予吸氧、抗过敏和对症治疗等抢救措施。

（3）造影方式：有直接引入法和间接引入法。

直接引入：①口服法用于上消化道造影；②灌注法用于支气管、结肠、子宫造影等；③穿刺注入法用于心血管、关节、淋巴管造影、椎管造影等。

间接引入：先将造影剂引入某一特定的组织或器官，经吸收后聚集于某一器官，聚集的方式可分为吸收性聚集和排泄性聚集，从而使器官显影。如经静脉尿路造影、口服胆囊造影、静脉胆道造影等。

在造影检查前应做好充分准备，包括对造影剂反应的预防和处理。各种造影检查都有一定的检查前准备和有关注意事项，必须予以足够重视才能保证造影检查的顺利进行。

（四）数字X线检查

数字X线检查（digital X-ray examination）依据技术原理不同，分为计算机X线成像、数字X线成像、数字减影血管造影。

（1）计算机X线摄影（computed radiography，CR）。CR是X线平片数字化的比较成熟的技术，它不以X线胶片作为记录和显示信息的载体，而是使用可记录并由激光读出X线影像信息的成像板（IP）作为载体，经X线曝光及信息读出处理，形成数字式平片影像。CR系统具有计算机图像后处理功能，增加显示信息的层次；可降低X线摄影的辐射剂量，减少辐射损伤；可实现图像远程传输。但是CR系统也存在不足之处，主要是时间分辨率较差，不能满足动态器官和结构的显示；空间分辨率即显示微细结构方面，低于传统X线摄影系统。

（2）数字X线摄影（digital radiography，DR）。DR是在X线电视系统的基础上，利用计算机数字化处理，使模拟视频信号经过采样、模/数转化后直接进入计算机形成数字化矩阵图像。具有较高分辨率，图像锐利度好，细节显示清楚；放射剂量小，曝光宽容度大；便于临床应用、教学与远程会诊的优点。

（3）数字减影血管造影（digital substraction angiography，DSA）。DSA是利用数字化成像方式获得没有重叠背景结构的血管造影影像，是一种有创伤检查，需插管和注射对比剂。DSA是影像增强技术、电视技术和计算机技术与常规X线血管造影相结合的一种新的医学检查方法，是基于顺序图像的数字化，将未造影的图像和造影图像分别经影像增强器增强，经模/数转换成数字化，两者相减而获得数字化图像，最后经数/模转换成减影图像，使血管在减影图像中显示出来，具有很强的对比度。根据将造影剂注入动脉或静脉而分为动脉DSA（intraarterial DSA，IADSA）和静脉DSA（intravenous DSA，IVDSA）两种。由于IADSA血管成像清楚，造影剂用量少，应用较多。与常规血管造影相比，DSA对比分辨率高；对比剂用量少；具备实时成像和绘制血管路径图的能力；特别有利于介入诊疗操作。对全身各部位血管性病变的诊断和介入性治疗均有不可替代的重要作用，对肿瘤的经血管化疗也很有帮助。

四　X线检查的临床应用

（一）呼吸系统

呼吸系统X线检查方法包括透视、摄片、体层摄影、支气管造影等。对于与支气管有关的病变可用支气管造影，不少胸部病变可借平片结合透视及体层摄影做出诊断。

1. 呼吸系统正常X线表现

（1）胸廓：由骨骼和周围的软组织组成如图10-2所示。胸片上能看到的软组织有胸大肌、胸锁乳突肌、锁骨上皮肤皱褶、女性乳房及乳头。构成胸廓的骨性结构包括肋骨、肩胛骨、锁骨、胸骨与胸椎。

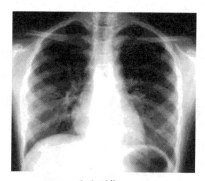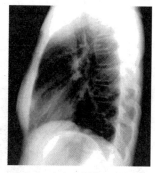

（a）正位　　　　　　　　　　　　（b）左侧位

图10-2　正常胸部X线片

（2）纵隔：后前位上，表现为两肺野之间呈上窄下宽的中央致密阴影。

（3）横膈：后前位上，两侧膈肌向上呈半圆形凸出，上缘轮廓光滑。

（4）胸膜：正常时不显影，只有胸膜反褶处，X线与胸膜走行方向平行时，表现边缘光滑的线条密度增高影，见于肺尖胸膜及叶间胸膜反褶处。

（5）肺：含气肺泡呈现均匀一致的透亮阴影为肺野。正常双肺内含气量相同，故双肺透明度应相等。肺野纵行划分为三等分，称为内、中、外三带。从第2肋和第4肋软骨端下缘各做一条水平线，可将肺野分为上、中、下三个部分。在肺野背景的衬托下，肺动脉、肺静脉、支气管和淋巴管呈放射状条纹影，由粗而细自肺门向外周延伸，称为肺纹理。在正常情况下，肺纹理主要是肺动脉。

2．呼吸系统基本病变的X线表现

肺部疾病在进行X线胸片检查时，可表现为不同形态、大小、密度及数目的异常阴影。虽然肺部疾病多种多样，但不同疾病可有一些共性的影像改变，即为疾病的基本X线表现。肺部疾病的基本X线具有如下表现。

（1）渗出与实变：表现为斑点状、片状密度增高阴影，边缘模糊，密度不均；也可为按肺段或肺叶的大片状高密度实变影。常见于肺部各种炎症和浸润型肺结核如图10-3所示。

（2）增殖：表现为密度较高的结节状或梅花状阴影，边缘清楚。常见于肺结核和各种慢性肺炎。

（3）纤维化：小范围的纤维性病变表现为较局限的条索状阴影，边缘清晰锐利；较广泛的纤维性病变表现为大片状阴影，密度不均，气管、纵隔向患侧移位，肺门上提，肺纹理呈垂柳状；弥漫性纤维病变表现为紊乱的条索状、网状或蜂窝状阴影。常见于慢性肺炎、肺脓肿、肺结核等。

（4）空洞：病变肺组织坏死、液化，经支气管引流排出后即形成空洞。表现为大小、形状不同的透亮区。

（5）空腔：是肺内腔隙的病理性扩大。表现为壁很薄的透亮区腔内无液平面，周围无实变。多见于肺大泡、肺气囊和含气肺囊肿。

（6）肿块：可分为良性肿块和恶性肿块。良性肿块表现为边缘清晰锐利的圆形、椭圆形阴影；恶性肿块表现为不规则的块状致密阴影，边缘呈分叶状，有毛刺如图10-4所示。

（7）钙化：表现为边缘清晰锐利，形态不一，可为斑点状、块状或球状高密度影。多发生于退行性变或坏死组织内。

（8）阻塞性肺气肿：肺气肿是由于支气管部分阻塞产生活瓣作用，导致肺组织过度充气而膨胀的一种状态。根据气肿范围大小可分两种：局限性肺气肿和弥漫性肺气肿如图10-5所示。

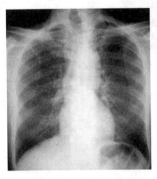 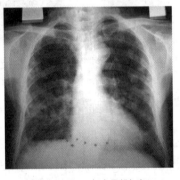 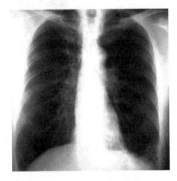

图10-3　两肺粟粒性肺结核　　　图10-4　中心型肺癌　　　图10-5　阻塞性肺气肿

（9）阻塞性肺不张：肺不张是指肺部分或完全无气不能膨胀而导致的肺体积缩小。根据肺不张的范围可分为3种：局限性肺不张、肺叶不张及一侧性肺不张，如图10-6所示。

（10）胸腔积液：是指多种疾病所致的胸膜腔液体积聚。少量积液立位检查难以发现，液体量达到300 mL以上时，立位表现为肋膈角变钝，液体可随呼吸和体位改变而移动。中等量积液时，表现为中下肺野呈均匀的致密影，肋膈角完全消失，上缘呈外高内低的弧形边缘，是胸腔积液的典型X线表现。大量积液时，表现为患侧肺野呈均匀的致密影，有时仅见肺尖部透亮，肋间隙增宽，膈肌下降，纵隔向健侧移位，如图10-7所示。

（11）气胸与液气胸：空气进入胸膜腔内称为气胸如图10-8所示。表现为肺野外带呈高度透亮区，其中无肺纹理，其内侧可见压缩肺的边缘。胸腔积液和积气同时存在称为液气胸。立位检查时，表现为横贯一侧胸腔的液平面，其上方为高度透亮的空气带和被压缩的肺组织，下方为致密的液体影。

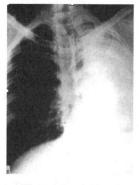
图10-6　左肺不张

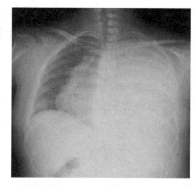
图10-7　左侧大量胸腔积液

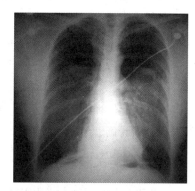
图10-8　双侧气胸

（12）胸膜肥厚、粘连及钙化：轻度胸膜肥厚、粘连表现为肋膈角变钝，膈肌变平。广泛胸膜肥厚、粘连时，患侧肺野表现为均匀的致密阴影，或沿胸廓内缘呈带状致密影，肋间隙变窄，膈肌升高，纵隔向患侧移位。胸膜钙化表现为片状、条状或不规则高密度影，有时包绕于肺表面呈壳状。

3．呼吸系统常见疾病X线应用

X线检查有助于诊断慢性支气管炎、支气管扩张、支气管异物、肺炎、肺脓肿、胸膜疾病、膈肌病变、胸部创伤等。

（二）循环系统

循环系统检查主要包括透视、摄片及造影检查。造影检查包括显示心、大血管内腔形态及血流动力学改变的心血管造影和显示食管与心、大血管关系的食管钡餐造影。

1．心脏、大血管病变的基本X线表现

心脏、大血管的基本病变包括心脏、大血管本身的改变及肺循环的改变，主要表现为心脏各房室增大，心脏形态的改变（常见二尖瓣型如图10-9所示、主动脉型、普遍增大型），心脏、大血管搏动的改变，肺循环的改变（肺淤血、肺充血、肺水肿、肺栓塞与肺梗死、肺动脉高压等）。

2．心脏、大血管常见疾病的X线应用

X线检查有助于诊断风湿性心脏病、冠心病、慢性肺心病、高血压性心脏病、心包炎、心肌病、先天性心脏病等。

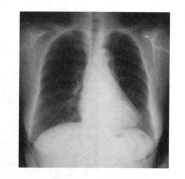
图10-9　二尖瓣型

（三）消化系统检查

消化系统X线检查方法主要为钡剂造影。常用于食管与胃肠道疾病的检查（上消化道造影、空肠与回肠造影、结肠造影）和胆道疾病的检查（口服法胆囊造影、静脉法胆系造影、术后经引流T形管胆管造影、内镜逆行性胰胆管造影和经皮肝穿刺胆管造影）。但对急腹症的影像诊断目前国内一般仍以腹部X线平片和超声作为首选的检查方法，有困难时再做CT扫描。

1．消化道病变的基本X线表现

通过造影检查可以观察到消化道管腔的改变（管腔狭窄及狭窄以上管腔扩张）、轮廓的改变（龛影、充盈缺损、憩室）、黏膜皱襞的改变（黏膜皱襞破坏、平坦、增宽和迂曲、纠集）、肠管位置和蠕动功能的改变等。

2．消化道常见疾病X线应用

X线检查有助于诊断食管癌、食管胃底静脉曲张、胃及十二指肠溃疡、胃癌、肠结核、小肠肿瘤、结肠癌、结肠息肉等。

（四）骨与关节系统检查

X线平片能显示骨与关节病变的范围、部位和程度，还能做出定性诊断，是骨骼肌肉和关节系统疾病临床诊断的最常用和首选检查方法。

1．X线检查方法

摄片是骨、关节的主要检查方法，一般四肢长骨、关节和脊柱应摄正、侧位片。有的部位根据需要加摄斜位和切线位片等，骨盆可只摄正位片。

2．骨、关节疾病基本的X线表现

通过X线检查可以观察到骨质疏松、骨质软化、骨质破坏、骨质增生硬化、骨膜增生、骨坏死、骨或软骨钙化、骨或软骨内钙盐沉着、骨内矿物质沉积、骨骼变形、关节肿胀、关节破坏、关节退行性变、关节强直、关节脱位。

3．骨、关节系统常见疾病的X线应用

X线检查有助于诊断：①骨、关节外伤如骨折如图10-10所示、椎间盘突出、肌腱、韧带或关节损伤、关节脱位等；②骨、关节感染，如骨与关节化脓性感染、骨与关节结核、软组织感染等；③骨肿瘤，如骨软骨瘤、骨巨细胞瘤、骨肉瘤、转移性骨肿瘤如图10-11所示等；④慢性骨关节病，如代谢性骨病、内分泌骨病、退行性骨关节病等。

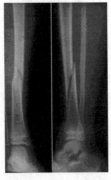

图 10-10　胫骨骨折

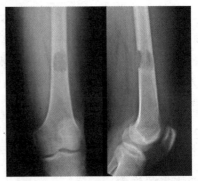

图 10-11　右股骨转移瘤

（五）泌尿系统

1. 泌尿系统常用的X线检查及其适应证

（1）腹部平片：是泌尿系统常用的初查方法。可显示泌尿系统器官的阳性结石和钙化影。检查前应做好充分准备：①检查前2 d不吃产气和多渣食物，禁服能吸收X线的药物；②检查前一晚服植物性轻泻剂，或于检查前1～2 h清洁灌肠；③检查当晨禁食；④检查前导尿或排尿。

（2）尿路造影：有助于诊断肾、输尿管疾病，不明原因的血尿、脓尿、泌尿道损伤等。检查前应注意：①首先要了解有无应用造影剂的禁忌证；②应清除肠管内的气体和粪便；③禁食12 h并限制饮水。

（3）腹主动脉造影与选择性肾动脉造影。

2. 泌尿系统病变的基本X线表现

通过X线检查可以观察到密度的改变、肾脏大小、轮廓和位置的改变、破坏性改变、充盈缺损、梗阻性改变、排泄功能改变。

3. 泌尿系统常见疾病的X线应用

X线检查有助于诊断尿路（肾、输尿管及膀胱）结石，泌尿系统结核、肿瘤，前列腺肥大，等等。

第二节　计算机体层成像

计算机断层成像（computed tomography，CT）是亨斯菲尔德（Hounsfield）于1969年首先设计成功，于1972年问世的。它是利用X线束对人体选定层面进行扫描，取得信息，经计算机处理而获得重建图像的检查技术。

CT诊断的特点是检查方便、迅速而安全、辐射剂量低，断面图像，密度分辨率高，可直接显示X射线照片无法显示的器官和病变；病变的检出率和诊断的准确率较高，而且随访方便。常用设备有普通CT、螺旋CT和电子束CT等。

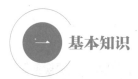

基本知识

1. CT成像的基本原理

CT是以X线束从多个方向沿着身体某一选定层面进行扫射，测定透过的X线量，数字化后经过计算得出该层面组织各个单位容积的系数，然后重建图像的一种成像技术。CT值是指在X线穿过人体的物理过程中，物质对X线的衰减系数，体现了物质的密度。物质的CT值是指该

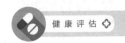
物质的衰减系数与水的衰减系数之差再与水的衰减系数相比之后乘以 1 000，其单位名称为 Hu（Hounsfield unit）。CT值以水为标准，各组织的CT值均与它进行比较。物质的CT值反映物质的密度，CT值越高，其密度越高。

2．CT图像的特点

CT图像不仅可以用不同灰度显示组织密度的高低，还可将组织对X线吸收系数换算成CT值，以说明其密度高低的程度。CT值由高到低：骨骼＞出血＞软组织＞水＞脂肪＞空气。CT是断层图像，常用的是横断面。为了显示整个器官，需要多个连续的层面图像。通过CT设备上图像重建程序的使用，可重建冠状面、矢状面及三维图像。

 CT检查前的准备

CT检查前的准备

CT检查前的准备关系到检查效果和扫描图像的质量，主要包括以下几项。

（1）做好解释工作，消除被检者的紧张与焦虑情绪。

（2）了解病史及有关影像的检查资料，以供扫描时定位和诊断参考。

（3）去除扫描范围内被检者穿戴的金属饰物和异物，如发夹、假牙、金属拉链、皮带扣等，以减少移动性伪影。

（4）儿童或不合作的被检者可用镇静剂，如水合氯醛灌肠后进行检查，危重评估对象须请临床医护人员陪同并监护。

（5）上腹部检查者检查前 1 周不可做钡剂造影；检查前 4 ~ 8 h应禁食，急诊除外；检查前 30 min 口服 1.5% ~ 3% 泛影葡胺溶液 500 ~ 800 mL，临检查前再口服 200 mL，使对比剂充盈胃、十二指肠及近端小肠。

（6）胸腹部检查前，应训练被检者平静呼吸与屏气；喉部扫描时，嘱被检者不要做吞咽动作；眼部扫描时，嘱被检者两眼球向前凝视，闭眼不动。

（7）盆腔检查者检查前一天晚上口服缓泻剂；检查前嘱被检者饮水，使膀胱充盈尿液，以利检查。

（8）增强扫描的被检者须经本人和家属签字后行碘过敏试验，呈阴性者方可进行检查。

 CT检查方法

CT常用的检查分平扫、增强扫描、造影扫描等。多用横断层面扫描，评估对象常规仰卧，把检查部位移入扫描架的孔内，先扫定位图，以确定扫描范围，然后按设定好的扫描程序开始扫描。

1．平扫

平扫（plain scan）是指不用对比剂的普通扫描。一般先进行平扫。

2．增强扫描

增强扫描（enhancement scan）是指经静脉注入水溶性有机碘对比剂后再行扫描的方法，较常应用。血管内注入水溶性有机碘对比剂后，使血供丰富的组织、器官及病灶的碘含量增高，增加正常组织与病变间的密度差，可以使病变显示得更为清楚。

3．造影扫描

造影扫描（contrast scan）是指将某一器官或结构利用对比剂使其显影，然后再行扫描的方法。分为血管造影和非血管造影。造影扫描临床应用不多。例如，向脑池内注入碘海醇或注入空气行脑池造影再扫描，称为脑池造影CT扫描，可清楚显示脑池及其中的小肿瘤。

4．特殊扫描

特殊扫描分为薄层扫描和高分辨率CT扫描。

（1）薄层扫描（thin slice scan）：扫描层厚不大于5 mm的扫描。一般用于检查较小的病灶或组织器官。

（2）高分辨率CT（high-resolution CT，HRCT）扫描：采用薄层扫描、高空间分辨率算法重建及特殊的过滤处理，可取得有良好空间分辨率的CT图像，对显示小病灶及细微结构优于常规CT。常用于肺部弥漫性、间质性或结节性病变、垂体、内耳和肾上腺等检查。

5．螺旋CT检查

螺旋CT（spiral CT或helical CT）检查是CT发展史上一个重要的里程碑。它与常规CT扫描不同，螺旋CT扫描时，检查床沿纵轴方向匀速移动，同时X线球管连续旋转式曝光，采集的扫描数据分布在一个连续的螺旋形空间内，因此螺旋CT扫描又称容积CT扫描（volume CT scan）。螺旋CT扫描具有扫描速度快、可避免小病灶的遗漏、可进行高质量的任意层面的二维图像、多平面重组、三维重组图像的处理等优点，丰富并拓展了CT的应用范围，诊断准确性也有很大提高。近年来出现，并迅速在临床应用的多层螺旋CT（multislice spiral CT，MSCT）技术，进一步完善了上述功能。

 四 CT检查的临床应用

CT诊断现已广泛应用于临床，但CT设备比较昂贵，检查费用偏高，某些部位的诊断价值尤其是定性诊断，还有一定局限性，所以不宜将CT检查视为常规诊断手段，应在了解其优势的基础上，合理地选择应用。

1．中枢神经系统疾病

CT对颅内肿瘤、脓肿、肉芽肿、寄生虫病、外伤性颅内血肿（图10-12）、脑损伤、缺血性脑梗死、脑出血（图10-13），以及椎管内肿瘤与椎间盘突出等病变的诊断效果好，诊断较为可靠。

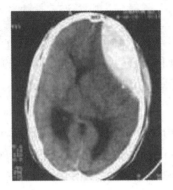

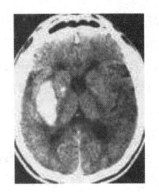

图 10-12　硬膜外血肿　　　　　　　　　　　　　图 10-13　脑出血

2. 头颈部疾病

CT对框内占位病变、早期鼻窦癌、中耳小胆脂瘤、听小骨破坏与脱位、内耳骨迷路的轻微破坏、耳先天发育异常，以及鼻咽癌（图10-14）的早期发现等均有一定价值。

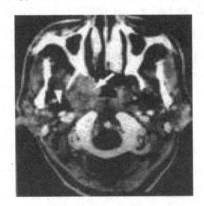

图 10-14　鼻咽癌

3. 胸部疾病

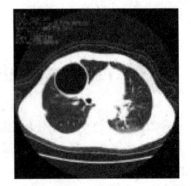

CT对支气管肺癌的早期诊断和显示肺癌的内部结构，观察肺门和纵隔有无淋巴结转移、淋巴结结核，以及纵隔肿瘤的准确定位等具有显著的优越性，亦可较好地显示肺间质和肺实质病变。肺囊肿CT表现如图10-15所示。

4. 腹部和盆腔疾病

CT可用于肝、胆、胰腺、脾、肾、肾上腺、膀胱、前列腺、子宫及附件、腹腔及腹膜后病变的诊断，对于明确占位性病变的部位、大小，以及与邻近组织结构的

图 10-15　肺囊肿CT表现

关系、淋巴结有无转移等具有重要作用。原发性肝癌CT表现如图10-16所示。

5. 脊柱和骨关节病变

CT可用于脊柱退行形变，如椎管狭窄、椎间盘病变、脊柱外伤和脊柱肿瘤的诊断。对骨关节病变，CT可显示骨肿瘤的内部结构和其对软组织的侵犯范围。腰椎间盘突出CT表现如图10-17所示。

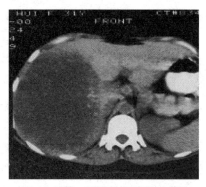

图 10-16 原发性肝癌CT表现

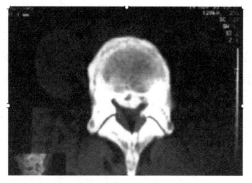

图 10-17 腰椎间盘突出CT表现

第三节 磁共振成像

磁共振成像（magnetic resonance imaging，MRI）是利用原子核在磁场内收到射频脉冲激励，发生磁共振现象所产生的磁共振信号，经计算机处理重建成像的一种影像技术。

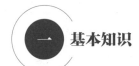

一 基本知识

MRI是生物磁自旋成像技术，是利用人体内氢原子核在磁场中的变化规律进行成像。当置身于外加磁场中时，体内的氢原子核将沿磁场方向有规律地排序，并以拉莫尔（Larmor）频率进动。若以拉莫尔频率发射射频脉冲，氢原子核将吸收射频能量而被激励，即产生共振现象。停止发射射频脉冲，则被激发的氢原子核将吸收的能量逐步释放出来，其相位和能级恢复到激发前的状态，这一过程称为弛豫，而恢复到原来平衡状态所需要的时间称为弛豫时间。弛豫时间分为两种，一种是纵向弛豫时间T_1，反映自旋核把吸收的能传给周围晶格所需的时间，即90°射频脉冲使质子由纵向磁化，转到横向磁化后再恢复到纵向磁化激发前状态所需的时间。另一种是横向弛豫时间T_2，反映横向磁化衰减、丧失的过程，即是横向磁化所维持的时间。

人体不同器官的正常组织与病理组织的T_1、T_2是相对恒定的，而且它们之间有一定差别，这种差别是MRI成像的基础。MRI成像有T_1、T_2和质子密度等几个参数。获得选定层面中各种组织的T_1、T_2和质子密度的差别，就可获得该层面中各种组织影像的图像。

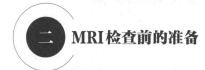

二 MRI检查前的准备

MRI检查前的准备有以下几种。

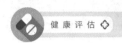

（1）携带相关检查资料，尤其是相关检查部位的X线片、CT、MRI等影像检查资料，供MRI检查时参考。

（2）磁共振检查时间较长且被检者所处环境幽暗、噪声较大，应将上述情况告知评估对象，使其有思想准备。同时告知评估对象检查期间全身放松、平静呼吸，为保证检查质量，一定要在评估者的指导下保持体位不动，注意听从评估者的语言提示，配合检查。癫痫、幽闭恐惧症检查时应慎重对待。

（3）磁共振设备具有强磁场，带有义齿、手表、钥匙、磁卡等各种金属物品，或有磁性物植入，如心脏起搏器、金属人工瓣膜、脑动脉瘤夹闭术、胰岛素泵或神经刺激器、宫内节育器等被检者不能进行检查，以免发生意外。妊娠期妇女、危重症需要使用生命保障系统者检查时应慎重对待。

（4）儿童或不合作的评估对象可用镇静剂，有意识障碍、昏迷、精神症状等不能有效配合检查的被检者及危重评估对象，应有临床医生监护。妊娠3个月内者，应延期或停止检查。

（5）腹部检查前4h禁食、禁水；对于进行胆道水成像（MRCP）的被检者须在检查前1d晚上10时后禁食、禁水；检查头颈部的被检者应在检查前洗头，勿搽头油。

（6）盆腔检查前给予肠蠕动抑制剂，如膀胱检查应于检查前2h饮水充盈膀胱。

 ## 三　MRI检查的临床应用

1. 中枢神经系统

在对中枢神经系统疾病的诊断中，除对颅骨骨折特异性不高及对颅内急性出血信号变化不敏感外，对其他如脑部肿瘤、颅内感染、脑血管病变、脑白质病变、脑发育畸形、脑退行性病变、脑室及蛛网膜下腔病变、脑挫伤、颅内亚急性血肿，以及脊髓的肿瘤、感染、血管性病变及外伤等的诊断，均具有明显的优势。MRI已成为颅颈交界区、颅底、后颅窝及椎管内病变的最佳检查方法。脑肿瘤MRI片见图10-18。

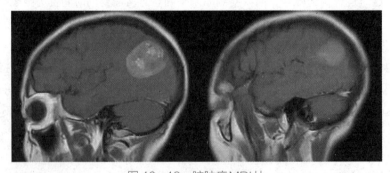

图10-18　脑肿瘤MRI片

2. 心血管系统

MRI可显示心脏大血管内腔与心壁和血管壁的结构，对主动脉瘤、大动脉炎、肺动脉栓塞，以及大血管发育异常等进行诊断，也用于诊断心肌、心包、心腔等病变。还可用于观察纵隔肿瘤及其与血管之间的解剖关系、肺门肿块，以及纵隔淋巴结的转移等情况。

3．肌肉关节系统

MRI已成为肌肉、肌腱、韧带、软骨病变影像检查的主要手段之一，对关节周围病变、关节内病变及骨髓腔内病变，均具有重要的诊断价值。

4．腹部与盆腔病变

MRI对腹部与盆腔器官，如肝、胰、脾、肾、肾上腺、前列腺病变的发现、诊断与鉴别诊断也具有一定的价值。

MRI在显示骨骼、肺、胃肠道方面有一定的局限性。

第四节 核医学检查

核医学（nuclear medicine）是利用放射性核素及其标记的化合物进行疾病的诊断和治疗的医学学科。核医学检查包括放射性核素显像、脏器功能测定及体外免疫分析。

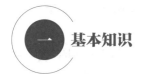

一 基本知识

根据放射性核素及其标记物是否引入评估对象体内，放射性核素检查可分为体内检查法和体外检查法。

（一）体内检查法

体内检查法是将放射性核素或其标记物引入体内，利用放射性核素进行脏器和病变显影，不仅能显示脏器的形态结构，而且能兼顾某些功能和代谢变化的检测。临床上多用于甲状腺、肾脏、心脏、骨骼等疾病的诊断。常用的检查技术：①示踪技术，使用放射性药物作为示踪剂，采用放射性测定作为定量手段，并具有放射性核素示踪技术的基本特点；②动态观察，测定要经历一定的时间，即在测定时间内要动态观察其运动规律；③定量分析，测定通常都是以适当的定量指标来表达结果的。

（二）体外检查法

体外检查法不需要将放射性核素及其标记物引入体内，利用放射性标记的配体作为示踪剂，以竞争结合反应为基础，在试管内完成的微量生物活性物质检测技术。常用的检查技术包括放射免疫分析法（RIA）、竞争性蛋白结合分析法（CPBA）、放射受体分析法（RRA）、放射酶学分析法（REA）等，可用于测定体内某些微量生物活性物质，如激素、蛋白质、抗原、抗体、肿瘤标记物、维生素、药物等。

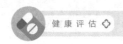

 二 核医学检查前的准备

1．体内检查法

（1）常规准备：①向评估对象解释检查的目的、意义，以消除其恐惧心理。②应用放射性药物前必须认真核对姓名、药物名称、化学形式和活性等。③在检查或治疗中，评估对象可能会发生病情变化，应备好抢救药物和用物。

（2）甲状腺吸碘试验和甲状腺显像：①检查前须禁食含碘食物2～4周，如海带、紫菜、海鱼、海虾等。②停用含碘及含溴、氯药物2～8周，如碘化物、复方碘溶液、碘酊、含碘片、普鲁苯辛、过氯酸钾等。③某些中草药，如海藻、昆布、贝母等须停用2～6个月。④甲状腺片及抗甲状腺药物停服4～6周。⑤激素类药物须停用2～4周。⑥被检者检查日早晨应空腹，服用Na^{131}I 2 h后进食。

（3）心肌显像：用显像剂$^{99\,m}$Tc-MIBI者，于注药后30 min摄脂肪餐，以加速显像剂自胆囊排出，减少对心肌的干扰；用^{201}TlCl（氯化铊）作显像剂者，检查前4 h起禁食，直至检查完毕。

（4）肾显像：检查前30 min饮水300 mL，以保证有一定的尿量，但检查前应排空膀胱，防止膀胱内尿液对肾显影的干扰。

（5）骨显像：被检者注入显像剂后饮水1 000～1 500 mL，一般在注射后2～4 h显像。显像前排空膀胱，以便更好地显示骨盆。尿失禁的被检者应防止尿液污染衣裤和皮肤而造成假阳性。

（6）肝胆显像：检查前被检者禁食至少12 h以上，同时须自备煮鸡蛋或炸鸡蛋2个。

（7）脑血流灌注显像：检查前30 min给被检者口服过氯酸钾400 mg，以封闭脉络丛、甲状腺、唾液腺等易吸收示踪剂的组织，减少对显像的干扰。

（8）肺显像：在吸入显像剂前应指导被检者正确使用呼吸口罩，解释雾化吸入的要求。咳嗽有痰者应将痰排尽后再进行吸入，哮喘被检者应先喷解痉剂，以增加显像剂吸入的量。

2．体外检查法

（1）向被检者解释检查的目的、意义，以消除其恐惧心理。

（2）血液标本一般采集清晨空腹静脉血，抽血速度不宜过快，以免产生气泡导致溶血。

（3）采血前1 d晚上禁饮酒，禁食油腻食物，并注意休息，保持情绪稳定。

（4）测定血中地高辛浓度时，应在给药后6～8 h抽血，因通常血中地高辛浓度在给药后1 h才与心肌内浓度达到平衡。

（5）测定β$_2$微球蛋白时，应弃晨尿，饮水300 mL左右后30～60 min收集尿液，同时抽静脉血送检，以便准确反映肾小球的滤过功能和肾小管的重吸收作用强弱。

核医学检查的临床应用

（一）体内检查法

体内检查主要进行脏器平面或断层显影，或根据放射性核素在脏器内分布的多少，了解脏器的形态结构、功能代谢或血流灌注等情况。

1. 甲状腺摄 ^{131}I率测定

诊断甲状腺功能亢进症（诊断率可达90％以上）、甲状腺功能减退症、甲状腺其他疾病，如地方甲状腺肿、甲状腺炎、甲状腺良、恶性肿瘤和囊肿。

2. 心肌灌注显像

检测心肌梗死、心肌缺血的部位和范围，并判断预后。

3. 肾动态显像

用于肾功能判断、尿路梗阻诊断、肾血管性高血压诊断、移植肾监测、肾损伤诊断，可了解肾血管损伤、肾实质裂伤、尿液外漏等多方面信息。

4. 骨显影

早期诊断恶性肿瘤骨转移灶。诊断原发性骨肿瘤、骨损伤、急性骨髓炎、骨缺血性坏死、代谢性骨病，以及移植骨监测。

5. 肝脏显像

用于原发性肝癌、肝转移癌、肝脓肿、肝血管瘤（最常见的是海绵状血管瘤）等的诊断。

（二）体外检查法

体外检查只需采集极少量的血液或者其他体液标本，即可获得高质量的检查结果，而被检者不接触射线，检查费用较低，临床应用广泛。

第五节 超声检查

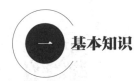 **基本知识**

（一）超声的物理特性

超声是指频率超过人耳的听觉范围，即大于20 MHz的声波。一般临床诊断用的超声频率

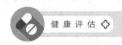

范围为 2 ~ 10 MHz，而最常用的频率范围为 2.5 ~ 5.0 MHz。

1．超声波的方向性

超声波的方向性是指超声波在传播的过程中，沿超声发射的方向呈直线传播的特性。这是超声对人体器官进行定向探测的基础。

2．反射、折射和散射

声波在人体组织内按一定方向传播的过程中，遇到不同声阻抗的分界面，即产生反射与折射，可利用超声波的这一特性来显示不同组织的界面、轮廓，分辨其相对密度。当一束超声波在介质中传播，遇到两种声阻抗不同的介质构成声学界面，一部分声波从界面上反射回来称为反射；而另一部分则能穿过界面进入第二种介质称为折射。当超声波遇到小界面或界面小于波长时，会发生声波向许多方向分散辐射的现象，称为散射。

3．吸收和衰减

吸收是指超声波在介质中传播时，由于介质的导热性和黏滞性，以及介质分子之间的内摩擦，介质吸收声能，使声能损耗的现象。衰减是指超声波在介质中传播时，入射声能随着传播距离的增加而逐渐减弱的现象。

4．多普勒效应

超声束遇到运动的反射界面时，其反射波的频率将发生改变，此现象称为多普勒效应（doppler effect）。多普勒效应已广泛应用于心血管等活动脏器的检测，在判定血流的方向、流速和性质等血流动力学方面有重要价值。

（二）超声成像的基本原理

超声成像的基本原理主要是依据超声在介质中传播的物理特性，最重要的有声阻特性、声衰减特性和多普勒特性。人体结构对超声而言是一个复杂的介质，各种器官与组织，包括病理组织有它特定的声阻抗和衰减特性，因而构成阻抗上的差别和衰减上的差异。超声射入人体内，由表面到深部，将经过不同声阻抗和不同衰减特性的器官与组织，从而产生不同的反射与衰减。这种不同的反射与衰减就是构成声像图像的基础。

不同组织、器官的反射与衰减不同，将接收到的强弱不同的回声，用明暗不同的光点依次显示在荧屏上，则可显出人体的断面超声图像，称为声像图。声像图是以明（白）暗（黑）之间不同的灰度来反映回声之有无和强弱，无回声则为暗区，强回声则为亮区（白影）。

人体器官表面有被膜包绕，被膜同其下方组织的声阻抗差大，形成良好界面反射，声像图上出现完整而清晰的周边回声，从而显示出器官的轮廓。根据周边回声能判断器官的形状与大小。

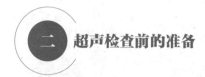

超声检查前的准备有以下几点。

超声检查前的准备

（1）腹部检查宜空腹进行，必要时须饮水充盈胃腔，以此做"透声窗"，进行胰腺或腹内深部病变的检查；胆道系统检查前一天晚上须进清淡饮食，当天禁用早餐，使胆囊充盈胆汁，以利胆囊内病变的显示；在需要评价胆囊收缩功能或了解胆管有无梗阻时，则应备用脂肪餐。

（2）妇产科或前列腺等盆腔内脏器或病变检查，须清洁肠道，并适度充盈膀胱，一般于检查前 1 h 饮水 300 ~ 500 mL，急诊时可用导尿管注入 300 mL 生理盐水，以使盆腔内脏器显示清晰。

（3）婴幼儿或不合作者，可予以镇静剂（水合氯醛）灌肠，待安静后再行检查。

（4）心、大血管及浅表器官等部位的检查，一般不需特殊准备。

（5）若进行介入性超声检查时，首先应了解被检者的凝血功能情况，并准备好必需的器械，同时做好消毒隔离和无菌操作，严格防止交叉感染。

三 超声检查的方法

按显示回声的方式不同可以分为以下几类。

1. A 型超声诊断法

A 型超声（A type ultrasound）诊断法，即幅度调制型，以幅度变化反映回声情况，由于此法过于粗略，目前已基本被淘汰。

2. B 型超声诊断法

B 型超声（B type ultrasound）诊断法，即辉度调制型，以明暗不同的光点反映回声强弱变化，并将声束顺序扫切脏器时，每一单条声束线上的光点群按次分布形成脏器断面二维声像图，即平面图。B 型超声仪图像直观、形象，是目前临床应用最为广泛的超声诊断法，也是最重要、最基本的一种超声诊断法。

3. M 型超声诊断法

M 型超声（M type ultrasound）诊断法，即 M 超声心动图，能将人体内某些器官的运动情况显示出来。探头固定对着心脏的某部位，由于心脏规律性的收缩和舒张，心脏的各层组织和探头之间的距离也随之改变，在显示屏上将呈现出随心脏的搏动而上下摆动的一系列亮点，当扫描线从左到右匀速移动时，上下摆动的亮点便横向展开，全面、直观、实时地呈现出心动周期中心脏各层组织结构的活动曲线。此法在临床主要用于心脏瓣膜病、先天性心脏病、冠心病、心包疾病及大血管疾病等的诊断。

4. D 型超声诊断法

D 型超声（D type ultrasound）诊断法，即多普勒超声心动图（doppler echocardiography），是利用多普勒效应探知心脏血管内血流方向、状态和速度，并以一定音频的声波信号显示。D 型超声仪不仅能清楚地显示心脏大血管的形态结构，而且能直观形象地显示血流的速度、方向、分流范围、异常分流及有无反流等，对心血管疾病的诊断具有重要的临床价值。

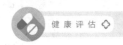

 超声检查的临床应用

超声检查法的应用范围很广，特别是B型超声和D型超声检查法，能形象地显示脏器的解剖结构和某些功能状态，已成为重要临床的诊断手段之一，其主要临床应用范围有以下几种。

（1）检测实质性脏器的大小、形态及物理特性。正常肝脏声像如图10-19所示。

（2）检测某些囊性器官，如胆囊，以及病变的形态、大小、位置及功能状态。正常胆囊声像如图10-20所示。

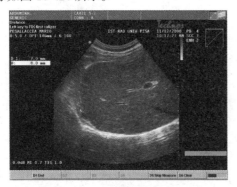
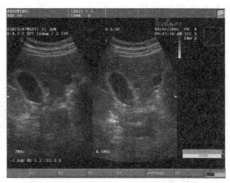

图10-19　正常肝脏声像　　　　　　　　　　　图10-20　正常胆囊声像

（3）检测心脏、大血管及外周血管内径的大小、形态、解剖结构、血流情况和功能状态，用于诊断各种心血管疾病。

（4）检测各种脏器内占位性病变的大小、形态、物理性质及有无转移，对判断病变的病理性质有一定的价值。右肝癌声像如图10-21所示。

（5）诊断各种积液，并大致估计积液量的多少。肩周积液声像如图10-22所示。

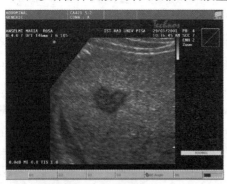
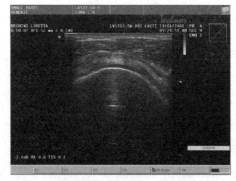

图10-21　右肝癌声像　　　　　　　　　　　图10-22　右肩周积液声像

（6）观察经药物或手术治疗后各种病变的变化情况，为治疗提供依据。

（7）引导穿刺抽液、活检，将声像图和细胞病理检查结合，提高诊断的准确性，也可引导插管引流或注入药物治疗。

📎 知识链接 10-2

彩　超

　　彩超的全名是实时二维彩色多普勒血流显像仪，它是集声学材料、信息检测、电子技术、微计算机技术、图像处理、精密工艺等多学科先进技术于一体的高档医疗设备。它能即时测算出人体血流中血细胞的移动方向、速度、分布，准确显示组织的血流情况。彩超不是"彩色的B超"，它是黑白二维超声与彩色多普勒血流显像结合的先进超声诊断技术，也是超声诊断技术的发展方向。

✿ 本章小结

　　影像检查主要包括普通X线检查、计算机体层成像（CT）、磁共振成像（MRI）、核医学检查及超声检查。①X线检查是临床最常用的影像学检查，包括普通检查（透视和摄影）、造影检查、特殊检查以及数字X线检查。②CT检查技术包括平扫、增强扫描、造影扫描、特殊扫描及螺旋CT检查。其突出的优点是具有较高的密度分辨率，可以清晰显示由软组织构成的器官（脑、脊髓、纵隔、肺等）。CT的临床应用非常广泛，对中枢神经系统及头颈部疾病、胸部疾病、腹部和盆腔疾病、脊柱和骨关节病变的诊断有优越性。③MRI检查对人体无辐射损害，软组织分辨率高，但价格较高，目前对中枢神经系统、心血管系统、肌肉关节系统及腹部与盆腔病变的诊断有优越性。④核医学检查可显示脏器形态和功能两方面的信息，在临床上广泛应用于内分泌、泌尿、循环和骨关节等系统疾病的诊断。⑤超声检查能够显示脏器的解剖结构、某些功能状态和血流，现已广泛应用于内科、外科、妇产科、儿科和眼科等临床科室。

Summary

　　Imaging examination consists of X-ray examination, computed tomography（CT）, magnetic resonance imaging（MRI）, nuclear medicine examination and ultrasound examination. ①X-ray examination is the most common clinical imaging examination, including general examination（fluoroscopy and photography）, special examination, contrast examination, and digital X-ray examination. ②CT examination technology include plain scan, enhancement scan, contrast scan, special scan and spiral CT. Its outstanding advantage is with high resolution, a soft tissue organ（such as the brain, spinal cord, mediastinum, pulmonary, etc.）can be clearly showed. CT has a very wide range of clinical application, it has superiority on the central nervous system, chest disease, heart and great vessels examination, abdominal and pelvic diseases, the diagnosis of spine and joint disease. ③MRI has no radiation damage to human body. Its outstanding advantage is with high resolution of soft tissues. But the price is high. MRI has a very wide range of clinical application, it has superiority on the central nervous system, cardiovascular system, heart and great vessels examination, abdominal and pelvic lesions, the diagnosis of muscle and joint disease. ④Nuclear medical examination can show both morphological and functional information of the viscera, and

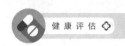

it is widely used in the diagnosis of the disease of clinical endocrine, urinary, circulation and bone-setting system. ⑤ Ultrasound examination now is used not only to observe appearance, but also detect human organ function and blood flow. It has been widely used in the department of medical, surgical, gynecology and obstetrics, pediatrics and of ophthalmology.

目标检测

A₁型题

1. 做磁共振成像检查的绝对禁忌证是（   ）。

　　A. 原因不明的昏迷评估对象

　　B. 头痛、呕吐的评估对象

　　C. 怀疑纵隔病变的评估对象

　　D. 装有心脏起搏器的评估对象

　　E. 有腹部包块的评估对象

目标检测答案

2. X线检查中最常采用的方法是（   ）。

　　A. X线透视　　　　　B. X线摄影　　　　　C. 特殊X线摄影　　　　D. 造影检查

　　E. CT检查

3. 关于B超检查叙述错误的是（   ）。

　　A. 前列腺、子宫、心脏检查无须准备　　　　B. 对肝胆疾病诊断价值较高

　　C. 腹部检查须空腹　　　　　　　　　　　　D. 对心脏、大血管检查不及D型超声

　　E. 经济、无创

4. 与X线CT相比，MRI检查显示不占绝对优势的病变部位为（   ）。

　　A. 头颅病变　　　　　B. 颅颈移行区病变　　C. 肝脏病变　　　　　D. 肺部病变

　　E. 骨关节病变

A₂型题

5. 男，6岁，摔倒，怀疑骨折，可考虑选用的检查方法是（   ）。

　　A. CT检查　　　　　　B. 透视　　　　　　　C. 摄片　　　　　　　D. 造影检查

　　E. 超声检查

6. 女，42岁，因月经量过多1年，加重1d入院。见贫血貌，心率92次/min，为明确病因，须做盆腔超声检查，应嘱患者（   ）。

　　A. 检查前空腹8h　　　　　　　　　　　　B. 检查前2h饮水400～500 mL

　　C. 检查前2h禁食　　　　　　　　　　　　D. 检查前需灌肠

　　E. 以上都不是

7. 男，36岁，心悸、气急3年，加重3d入院。在心尖部可闻及Ⅲ级收缩期吹风样杂音，为明确诊断，下列哪种评估方法最合适？（   ）

　　A. 心电图检查　　　　　B. CT　　　　　　　C. 心脏彩超　　　　　D. X线胸片

　　E. 核医学检查

8.男，70岁，近2个月来，上腹部疼痛，尤以空腹和夜间加剧，进食后可缓解，为明确诊断，行胃肠钡餐检查前，准备错误的是（   ）。

    A.检查前3 d禁服含钠、镁、钙等的药物

    B.禁食8 h以上

    C.检查前3 d禁服影响胃肠道功能的药物

    D.禁食10 h以上

    E.有幽门梗阻者检查前先抽出胃内容物

9.男，48岁，反复无痛性血尿3个月。为明确诊断，行静脉肾盂造影检查前的准备工作中，下列哪项不妥？（   ）

    A.了解患者有无严重的心、肝、肾疾病　　B.做碘过敏试验

    C.清理肠道　　　　　　　　　　　　　　D.向患者做必要的解释

    E.不必限制饮水

案例思考

男，41岁，因寒战、发热、咳嗽、咳痰4 d，咳铁锈色痰1 d入院。伴有右侧胸部持续性钝痛，四肢酸软、乏力，体温最高39 ℃，既往身体健康。体格检查：右上肺部出现实变体征及湿性啰音。辅助检查：WBC 11×10^9/L，N 0.827，Hb 129 g/L，ESR 73 mm/h。胸部正位X线摄影显示右肺上叶大片状阴影，下缘清楚以水平裂为界，病变范围与肺叶解剖形态一致，诊断为右肺大叶性肺炎。

思考：①该被检者为什么要做胸部X线摄影检查？②该被检者做X线摄影检查前应做哪些准备工作？

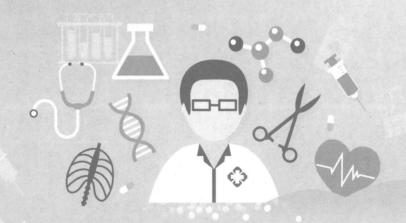

第十一章

护理诊断的思维方法

📖 知识目标

1. 掌握护理诊断的组成和陈述方式。
2. 熟悉医疗诊断和护理诊断的区别。
3. 熟悉护理诊断的步骤和思维方式。
4. 熟悉护理诊断的分类系统和常见的护理诊断。

◎ 能力目标

通过本章的学习，能够结合病例运用辩证思维、系统论和评判性思维的方法分析资料，确认患者的健康问题，并做出正确的护理诊断。

第一节 护理诊断

一 护理诊断的定义

护理诊断（nursing diagnosis）是护士针对个体、家庭、社区对现存的或潜在的健康问题，以及生命过程的反应所做的临床判断。护理诊断为护士在其职责范围内选择护理措施提供了基础，以达到预期的结果。该定义于 1990 年由北美护理诊断协会（north american nursing diagnosis association，NANDA）提出并通过。护理诊断的定义表明护理的内涵和实质是诊断问题和处理人类对现存和潜在的健康问题的反应，这里的反应包括生理、心理和社会适应等方面的反应。护理的对象不仅包括患者，也包括健康人，护理的范围也从个体扩展到家庭和社区。此外，护理诊断不仅关注患者现有的健康问题，同时也关注其潜在的健康问题，反映出护理的预见性。

二 护理诊断的构成

NANDA将护理诊断分为现存性护理诊断、危险性护理诊断、健康促进护理诊断和综合征。不同类型的护理诊断的组成也不同。

（一）现存性护理诊断

现存性护理诊断是对患者已出现的对健康状况或生命过程的反应所做的临床判断。现存性护理诊断由名称、定义、诊断依据和相关因素四部分组成。

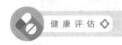

1. 名称

名称（label）是患者对健康状态或疾病的反应的概括性描述，应使用简明扼要的术语，以表达诊断的意义。按照NANDA分类法Ⅱ规定，护理诊断名称由7个部分组成，即诊断概念、时间、护理单位、健康状态、年龄、部位和修饰语，但这7个部分不要求同时出现在同一个护理诊断中。

2. 定义

定义（definition）是对护理诊断名称清晰、准确的描述，并以此与其他护理诊断相区别。每一个护理诊断都有与之相应的特征性的定义，即使有些护理诊断从名称上看很相似，但仍可从各自的定义上发现彼此的差别，如"腹泻"是指个体处于一种正常排便习惯发生改变的状态，其特征为排便次数增加或排出的便质稀薄等。

3. 诊断依据

诊断依据（defining characteristics）是做出护理诊断的临床判断标准，多来自健康评估所获得的有关患者健康状况的主观和客观资料，也可以是危险因素。诊断依据按其重要性分为：①主要诊断依据。做出某一个护理诊断必须具备的诊断依据。②次要诊断依据。对某一个护理诊断有支持作用的依据，但在每次做出该诊断时不一定都存在次要依据。例如，护理诊断"体温过低"的主要诊断依据是体温低于正常范围；次要诊断依据是皮肤苍白、呼吸频率降低、心动过缓等。

4. 相关因素

相关因素是促成护理诊断成立和维持的因素，指现存的或健康促进护理诊断的相关因素。相关因素主要来自以下几个方面。

（1）病理生理因素。如与"有皮肤完整性受损的危险"这一护理诊断相关的病理生理因素可能是久病长期卧床。

（2）治疗因素。如乳腺癌患者乳腺切除可能是导致"身体意象紊乱"这一护理诊断的治疗相关因素。

（3）情境因素。排除涉及环境、生活经历、生活习惯、角色等方面的因素。如与"营养失调：高于机体需要量"这一护理诊断相关的情境因素可能与不科学饮食有关。

（4）成熟因素。与年龄有关的健康影响因素，包括认知、生理、心理、社会、情感的发展状况，比单纯年龄因素所包含的内容更广。如与老年人"躯体活动障碍"这一护理诊断相关的成熟方面的因素可能是老化所致的运动能力减退。一个护理诊断常可涉及多个方面的相关因素，如"睡眠型态紊乱"这一护理诊断，可由疾病所致的尿频引起，或由手术后的伤口疼痛引起，还可因住院后环境改变引起等。确定相关因素可以为制订护理措施提供依据。

（二）危险性护理诊断

危险性护理诊断是护士对易感的个体、家庭或社区对健康状况或生命过程可能出现的反应所做出的临床判断。患者此时虽然还没有发生问题，但如果不采取护理措施则很可能出现问题，如腹泻患者存在"体液不足的危险"。因此，危险性护理诊断要求护士具有预见性，当患者有导致易感性增加的危险因素存在时，要能够预测可能会出现哪些问题，有危险的护理诊断由名称、定义和危险因素三部分组成。

1. 名称

名称是对患者的健康状态或疾病可能出现的反应的描述。冠以"有……危险"，如"有体液不足的危险"为有危险的护理诊断名称的表述形式。

2. 定义

定义与现存性护理诊断相同，在有危险的护理诊断中应该清楚、准确地表明某一诊断的定义。

3. 危险因素

危险因素是指导致患者发生健康状况改变的可能性增加的因素。症状和体征是确认现存性护理诊断的依据，与之不同的是，危险因素是确认有危险的护理诊断的依据。危险因素的来源与现存性护理诊断的相关因素相同。

（三）健康促进护理诊断

健康促进护理诊断是护士对个体、家庭或社区增进健康、实现人健康潜力的动机和愿望做出的临床判断。健康促进护理诊断仅包含名称而无相关因素。名称以有更大的健康趋势的形式表述，如"有营养改善的趋势""有排尿功能改善的趋势"。

（四）综合征

综合征的表述仅有名称，如"有废用综合征的危险""强暴创伤综合征"等。它是对一组由特定且同时发生的，最好采用相似的措施进行干预的现存的或潜在的护理诊断。

 三 **护理诊断的陈述**

护理诊断的陈述是对患者健康状态的反应及其相关因素、危险因素的描述，可分为一部分陈述、二部分陈述和三部分陈述等三种形式。

1. 一部分陈述

一部分陈述仅包含名称，常用于健康促进护理诊断，如"有睡眠改善的趋势"。对健康促进护理诊断来说，相关因素是不必要的，因其都具有共同的提高健康水平的意愿。

2. 二部分陈述

二部分陈述，即PE公式，包含名称和相关因素，如"有感染的危险：与营养不良有关"。二部分陈述常用于有危险的护理诊断。

3. 三部分陈述

三部分陈述，即PES公式，其中P代表问题（problem），与名称同义；E代表原因（etiology），即相关因素；S为症状和体征（symptoms and signs），也包括实验室检查与其他辅助结果。如"清

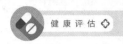

理呼吸道无效：痰液不易咳出与无力咳嗽有关"。其中，清理呼吸道无效为P，痰液不易咳出为S，与无力咳嗽有关为E。三部分陈述多用于现存性护理诊断。

 护理诊断与医疗诊断的区别

医疗诊断是医生使用的名词，关注的是疾病；护理诊断是护士使用的名词，关注的是健康。每位患者的医疗诊断数目只有一个或较少，且在病情发展过程中相对稳定；护理诊断可有多个，且在病情发展的不同阶段会随时发生变化。

📎知识链接 11-1

> 患者李某，男性，60岁，突发心前区压榨性疼痛，伴头晕、冷汗，服用硝酸甘油后30 min疼痛未缓解。入院诊断为心肌梗死，医嘱心电监护、绝对卧床休息。该病例中"心肌梗死"为医疗诊断，医生重点关注的是如何改善心肌缺血缺氧，目的是治疗心肌梗死；而护士可以提出"急性疼痛"的护理诊断，关注的是如何缓解患者的疼痛。

第二节 合作性问题

 合作性问题的定义

1983年卡彭尼托（Carpenitieri）提出了合作性问题（collaborative problems）的概念，其又被称为潜在并发症（potential complications）。在临床护理实践中，某些需要护理干预的情况并未被包含在现有护理诊断体系中。因此，需要护理人员提供护理的情况可以分为两大类：①护士可以通过采取护理措施，独立预防和处理，这种情况属于护理诊断；②护士需要与其他医务人员合作才能解决，尤其是与医生合作，这种情况属于合作性问题。

合作性问题是指护士不能通过采取护理措施独立解决的由疾病、检查、治疗所引起的并发症。护士需要通过观察监测，及时发现和预防合作性问题的发生和发展，并与医生合作，共同处理。

 合作性问题的陈述

记录合作性问题时，应在其前面加上"潜在并发症"字样，以此与医疗诊断相区别，说明与之相关的是护理措施。例如，"潜在并发症：低血容量性休克""潜在并发症：心力衰竭"。一旦被护士诊断为潜在并发症，就意味着患者可能发生或正在发生某种并发症，无论是哪一种情况，护士都应将病情监测作为护理的重点。

 护理诊断与合作性问题的区别

护理诊断采取护理措施解决问题属于护士职责范围内，如"体温过高"时，护士需要通过物理降温使患者体温下降。合作性问题是护士不能独立处理和预防的并发症，属于潜在并发症，如急性广泛前壁心肌梗死的患者在发病后 24 h 内最易出现较为严重的心律失常。而护士能够独立处理和预防的并发症属于护理诊断。合作性问题的解决需要护士、医生、技师多方面协作。对于合作性问题，护士工作的重点在于监测病情发展，例如，护士无法通过护理措施预防心律失常并发症的出现，此时，护士的职责是采取连续的心电监测，以便及时发现严重的心律失常，并应记录合作性问题"潜在并发症：心律失常"。

第三节 护理诊断的步骤

护理诊断的整个过程需要采用临床辩证思维方法，包括收集资料、整理资料、分析资料、选择并确定护理诊断四个步骤，而后还需要动态的观察和验证护理诊断。

 **收集资料**

全面、真实、准确和持续地收集资料是确定护理诊断的基础。健康评估所收集的资料不仅包括患者身体的健康状态，还包括其心理和社会的健康状况；不仅包括来自患者或其他人员的主观描述（主观资料），还包括体格检查、实验室及其他辅助检查结果等客观资料。确保资料全面的方法是根据收集的不同资料，逐项检查有无遗漏。注意有无只重视患者的某种征象而忽略了其他征象的可能，如一位因咳嗽、咳痰而就医的患者，只注意了其呼吸系统的症状，而忽略了其可能还有原发性高血压或其他系统的问题。对于缺漏的资料一定要及时补充。

在收集资料的过程中，还要注意影响主观资料或客观资料真实性和准确性的因素。由于收集主观资料与客观资料的方法不同，其影响因素也不同。影响主观资料真实性和准确性的常见因素主要有：患者的理解力或语言表达能力差；患者有意夸大病情，以期引起医护人员的重视；因某种原因而隐瞒病情；代述者不能真实体验病者的痛苦和感受；不完全了解病情；护士在收集主观资料时采取主观臆断及先入为主的方式。导致客观资料不真实、不准确的可能原因主要

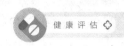
有：护士对体格检查的意义认识不足，未能为患者进行全面、细致的检查；采取不负责任的态度；检查方法不正确、不熟练，因而不能发现异常体征；护士医学知识及临床经验不足，对异常体征视而不见；由于各种原因或客观条件不能对患者进行满意的检查；实验室及其他检查结果不真实或错误。因此，护士应根据具体情况对资料的真实性和准确性做出恰当的判断，确认有无上述情况存在而导致的资料相互矛盾和不真实，一旦发现一定要采取适当的方式及时予以纠正。

此外，收集资料是一个连续的不断问诊的过程，应该贯穿护理的全过程。护理诊断是否全面、正确，还要通过不断地收集资料进行验证，只有这样，才有可能使患者得到连续的、系统的和整体的护理。

整理资料

（一）资料的核实

资料是否全面、系统、真实、可靠直接影响护理诊断和相应护理计划的正确程度。为确保收集的资料是真实、准确的，在完成资料收集后，需要对资料进行核实。

1. 核实主观资料

核实主观资料的必要性在于，有时患者自认为是正常或异常的健康状况与医学上的正常或异常的判断标准并不相同，有时患者也会因对自己所患疾病的恐惧而对病情加以夸大或隐瞒，因而需要用客观资料对主观资料进行核实。

2. 澄清模糊不清的资料

如患者主诉排便异常，这项资料不够确切，护士须进一步询问患者排便的具体情况，如性状等，以确认和补充新的资料。

（二）资料的分类

将问诊、体格检查、实验室和特殊检查中所获得的资料进行综合归纳，将相关的资料组合在一起，对资料进行分类，常用的分类方法如下。

1. 生理系统-心理系统-社会系统模式

该系统模式是在传统的身体系统模式的基础上演变而来的，随着医学模式的转变又增加了心理和社会内容，将资料按照生理系统-心理系统-社会系统进行分类，是目前国内护理评估较常用的模式。

2. 功能健康型态模式

将资料按照玛乔丽·戈登（Marjory Gordon）的11项功能性健康型态进行分类，可分为健康感知与健康管理型态、营养与代谢型态、排泄型态、活动与运动型态、睡眠与休息型态、认知与感知型态、自我概念型态、角色与关系型态、性与生殖型态、应对与应激耐受型态、价值与信念型态。该分类方法受到越来越广泛的关注和应用。

3. 人类反应型态模式

人类反应型态模式是1986年于NANDA第7次会议上通过的护理诊断分类系统，又称为"NANDA护理诊断分类I"。2001年NANDA在分类法I的基础上提出了新的护理诊断分类系统，即分类法II。这一分类系统是在功能性健康型态的基础上进行改进和发展的，更方便操作。

4. 马斯洛需要层次模式

马斯洛需要层次模式的缺点是与护理诊断没有直接的对应关系，按照需要层次将资料分为以下5个方面。

（1）生理需要：包括患者的饮食习惯、排泄习惯、活动及休息型态、睡眠型态、个人嗜好、主诉或就医理由等。

（2）安全需要：包括对家庭、社区、工作和医院环境的感受，对目前健康和疾病的期望，住院对日常生活的影响等。

（3）爱及归属的需要：包括患者的支持系统、社交状况、宗教文化背景、生活习惯和禁忌、在家庭和工作中扮演的角色、家庭对健康和疾病转归的影响。

（4）自尊的需要：包括患者对自己身体的感觉、对工作的评价、对家庭的评价、教育程度、职业、收入、服装、仪表、个人卫生等。

（5）自我实现的需要：包括患者住院后引起的心理反应，如焦虑、抑郁、愤怒、攻击、快乐，还包括患者的价值观、对自我目标的设立、压力处理方式、思维能力、注意力等。

 三 分析资料

资料的分析过程，即对资料的解释和护理推理过程，得出正确的结论，从而产生护理诊断。

1. 寻找有意义的资料和线索

在对资料进行解释和推理时，护士可根据自己的临床经验及所学的基础医学知识、护理学知识、人文社会学科知识等，将所收集的资料与正常型态相比较，以发现异常。

2. 找出相关因素和危险因素

发现异常后，应进一步寻找引起异常的相关因素。如患者主诉"最近我总是感到非常疲乏，但不知为什么"。护士通过血常规检查结果，发现患者血红蛋白含量为80g/L（正常范围：男性120～160g/L，女性110～150g/L，新生儿170～200g/L），这样就找到了引起异常的可能原因。至于危险因素，是指患者目前虽处于正常范围内，但存在着促使其向异常转化的因素。找出相关因素和危险因素可指导护士制订相应的护理措施。

 四 选择并确定护理诊断

护士经过反复分析、综合、推理、判断，对所提出的护理诊断进行评价和筛选，最后对照

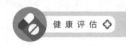

相应的护理诊断标准做出恰当的护理诊断。

1. 护理诊断名称应规范

护理诊断名称应具有严谨性、科学性，必须使用NANDA认可的护理诊断名称。标准化的护理诊断名称有助于护士之间交流工作，有助于开展规范的护理教学，有助于促进护理学科的发展，也有助于与国际接轨。

2. 护理诊断必须恰当、准确

有些护理诊断的概念非常接近，需要仔细甄别。护理诊断必须真实、准确、恰当，才能反映患者的护理需求，并为制订护理计划提供依据。

3. 严格依照诊断依据提出护理诊断

这就要求护士必须熟记每一个护理诊断的依据，不断提高自己的专业水平。

4. 遵循"一元化"的原则

提出的护理诊断并非越多越好，尽量用一个护理诊断名称解释多种健康问题。"一元化"的原则主要适用于当一种原因造成多种结果，这些结果可以用一个适用范围广的护理诊断涵盖的情况。

5. 验证和修订护理诊断

已确立的护理诊断是否正确，还须在临床实践中进一步验证。随着健康状况的改变，患者对健康问题的反应也随之改变，需要动态的评估，以维持护理诊断的有效性，护士须客观、细致地观察病情变化，随时提出问题。对新的发现、新的检查结果不断进行反思，予以解释，进一步验证和修订护理诊断。

6. 护理诊断的排序

如果多个护理诊断或合作性问题同时存在，还需要将其按照重要性和紧迫性进行排序。通常按照优先诊断、次优诊断、其他诊断来排序。

（1）优先诊断：护理诊断中有些紧急情况威胁到患者的生命安全，护士必须立即采取措施处理。例如，气道、呼吸、心脏等问题应被列为优先诊断。

（2）次优诊断：某些问题虽然尚未威胁生命，但如果护士没有及时采取措施，有可能进一步恶化。例如，急性排尿困难、感染的风险、急性疼痛、高钾血症等。

（3）其他诊断：其他诊断对护理措施的必要性和及时性要求并不高，但对患者的健康同样重要。例如，家庭作用改变、父母不称职、活动耐力下降、知识缺乏等。

根据问题之间的相互关系及问题的严重程度，护理诊断的排序具有可变性。例如，某患者因急性疼痛而发生呼吸受限，疼痛是导致呼吸受限的原因，所以应把急性疼痛排在呼吸受限之前。

 五 护理诊断的思维方法

1. 辩证思维

护理实践并不只是简单的、一成不变的技术操作，每个患者的评估方法都是个性化的，因为每个患者的病情不同、存在的问题不同、经济条件不同。疾病本身是一个不断发展变化的动态过程，护理过程中总是有旧矛盾的解决和新矛盾的出现，需要根据具体情况对护理方案及时调整。这就需要护士要始终以变化发展的视角认识现存的或潜在的健康问题，用辩证思维去分析和把握护理诊断。

2. 系统论

护士要有系统论的观念，从生理系统–心理系统–社会系统中去认识和分析患者的疾病。不仅要分析病症表现，还要分析疾病产生和发展中存在的相关因素，更要关注疾病变化的发展趋势，及早预判是否有潜在并发症，判断可能导致的严重后果，针对性地制订护理措施。

3. 评判性思维

在评估过程中运用评判性思维分析问题，有利于根据患者需要和病情发展调整护理措施，根据评价效果，科学分析护理诊断的正确性和护理目标的适当性，找出干扰护理目标实现的相关因素，从而不断改进护理工作，最终提高护理服务水平。

第四节 常用的护理诊断

护理人员将收集到的健康资料整理分析后，做出护理诊断。常用的护理诊断如下。

交换（exchanging）

营养失调：高于机体需要量（altered nutrition：more than body requirements）

营养失调：低于机体需要量（altered nutrition：less than body requirements）

营养失调：潜在高于机体需要量（altered nutrition：potential for more than body requirements）

感染的危险（risk for infection）

体温过低（hypothermia）

体温过高（hyperthermia）

体温调节无效（ineffective thermoregulation）

反射失调（dysreflexia）

便秘（constipation）

感知性便秘（perceived constipation）

结肠性便秘（colonic constipation）

腹泻（diarrhea）

大便失禁（bowel incontinence）

排尿异常（altered urinary elimination）

压迫性尿失禁（stress incontinence）

反射性尿失禁（reflex incontinence）

急迫性尿失禁（urge incontinence）

功能性尿失禁（functional incontinence）

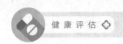

完全性尿失禁（total incontinence）

尿潴留（urinary retention）

组织灌注量改变（altered tissue perfusion）

体液过多（fluid volume excess）

体液不足（fluid volume deficit）

体液不足的危险（risk for fluid volume deficit）

心排血量减少（decreased cardiac output）

气体交换受损（impaired gas exchange）

清理呼吸道无效（ineffective airway clearance）

低效性呼吸型态（ineffective breathing pattern）

呼吸机依赖（dysfunctional ventilatory weaning response）

保护能力改变（altered protection）

组织完整性受损（impaired tissue integrity）

口腔黏膜改变（altered oral mucous membrane）

皮肤完整性受损（impaired skin integrity）

皮肤完整性受损的危险（risk for impaired skin integrity）

适应能力下降：颅内的（decreased adaptive capacity：intracranial）

精神困扰（spiritual distress）

语言沟通障碍（impaired verbal communication）

家庭作用改变（altered family process）

家庭作用改变：酗酒（altered family process：alcoholism）

预感性悲哀（anticipatory grieving）

功能障碍性悲哀（dysfunctional grieving）

亲子依恋改变的危险（risk for altered parent/infant attachment）

父母不称职（altered parenting）

父母角色冲突（parental role conflict）

角色紊乱（altered role performance）

社交活动障碍（impaired social interaction）

社交孤立（social isolation）

性功能障碍（sexual dysfunction）

性生活型态改变（altered sexuality patterns）

精神困扰（spiritual distress）

调节障碍（impaired adjustment）

照顾者角色困难（caregiver role strain）

个人应对无效（ineffective individual coping）

防卫性应对（defensive coping）

无效性否认（ineffective denial）

家庭应对无效：无能性（ineffective family coping：disabling）

家庭应对无效：妥协性（ineffective family coping：compromised）

家庭应对：潜能性（family coping：potential for growth）

社区应对无效（ineffective community coping）

潜在的社区应对增强（potential for enhanced community coping）

生长发育改变（altered growth and development）

保持健康能力改变（altered health maintenance）

寻求健康行为（特定的）[health seeking behaviors（specify）]

受伤的危险（risk for injury）

窒息的危险（risk for suffocation）

外伤的危险（risk for trauma）

中毒的危险（risk for poisoning）

误吸的危险（risk for aspiration）

不合作（特定的）[noncompliance（specify）]

睡眠型态紊乱（sleep pattern disturbance）

决策冲突（特定的）[decisional conflict（specify）]

围手术期受伤的危险（risk for perioperative positioning injury）

活动无耐力（activity intolerance）

口腔黏膜改变（altered oral mucous membrane）

吞咽障碍（impaired swallowing）

母乳喂养无效（ineffective breast feeding）

母乳喂养中断（interrupted breast feeding）

母乳喂养有效（effective breast feeding）

持家能力障碍（impaired home maintenance management）

缺乏娱乐活动（diversional activity deficit）

身体移动障碍（impaired physical mobility）

单侧感觉丧失（unilateral neglect）

废用综合征（disuse syndrome）

周围神经血管功能障碍的危险（risk for peripheral neurovascular dysfunction）

进食自理缺陷（feeding self care deficit）

婴儿行为紊乱（disorganized infant behavior）

婴儿行为紊乱的危险（risk for disorganized infant behavior）

潜在的婴儿行为调节增强（potential for enhanced organized infant behavior）

认识环境受损综合征（impaired environmental interpretation syndrome）

自我形象紊乱（body image disturbance）

自我认同紊乱（personal identity disturbance）

自尊紊乱（self esteem disturbance）

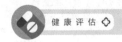

长期性自卑（chronic low self esteem）

情境性自卑（situational low self esteem）

感知改变（特定的）[sensory/perceptual alterations（specify）]

绝望（hopelessness）

疲劳（fatigue）

焦虑（anxiety）

害怕（fear）

无能为力（powerlessness）

知识缺乏（特定的）[knowledge deficit（specify）]

急性意识障碍（acute confusion）

慢性意识障碍（chronic confusion）

思维过程改变（altered thought processes）

记忆力障碍（impaired memory）

感觉（feeling）

疼痛（pain）

急性疼痛（acute pain）

慢性疼痛（chronic pain）

创伤后反应（post-trauma response）

强暴创伤综合征（rape-trauma syndrome）

强暴创伤综合征：复合反应（rape-trauma syndrome：compound reaction）

强暴创伤综合征：沉默反应（rape-trauma syndrome：silent reaction）

暴力行为的危险（risk for violence）

自伤的危险（risk for self-mutilation）

✿ 本章小结

　　健康评估是有计划、系统地收集患者有关健康资料，并对其进行分析判断的过程。收集资料时应该重视资料的真实性、系统性和完整性，并在整理和分析的基础上做出护理诊断。系统化整体护理的核心是"护理程序"。护理诊断是护理程序的重点，主要包括护理诊断的定义、分类、组成、陈述，资料的收集、整理、分析，如何利用合作问题解决患者的问题。同时本章还介绍了常用的护理诊断。

Summary

Health assessment is to collect relevant health information of the patient prepensely and systematically，and then analyze and judge the information.When collecting the information，we should pay attention to the authenticity and systematic and completeness of the information，and propose nursing diagnosis on the basis of the course of collating and analyzing.Holistic care is the core of "nursing program".Nursing diagnosis is the focus of nursing procedures，including the definition，classification，composition，representation of nursing diagnosis and data collection，collation and analysis and how to use cooperative problem to solve patient problems，while this chapter describes common nursing diagnosis.

目标检测

A₁型题

目标检测答案

1. 不能作为护理诊断依据的是（   ）。
    A. 症状
    B. 体征
    C. 存在的危险因素
    D. 有关的推理
    E. 主诉

2. 下列护理诊断不正确的是（   ）。
    A. 语言沟通障碍：不能说话与气管插管有关
    B. 可能发生褥疮：与高位截瘫有关
    C. 有皮肤完整性受损的危险：与昏迷、大小便失禁有关
    D. 有母乳喂养增强的潜力
    E. 发热：与体温过高有关

3. 现存护理诊断的构成不包括（   ）。
    A. 名称
    B. 定义
    C. 健康问题
    D. 诊断依据
    E. 相关因素

4. 下列哪项不是护理诊断的类型（   ）。
    A. 现存性护理诊断
    B. 危险性护理诊断
    C. 健康促进护理诊断
    D. 综合护理诊断
    E. 皮肤完整性受损的危险

5. 下列关于护理诊断的概念错误的是（   ）。
    A. 需要用诊断依据来解决
    B. 一个诊断只针对一个问题
    C. 对病人健康问题的描述
    D. 针对现存的或潜在的健康问题
    E. 包括生理、心理、社会方面的问题

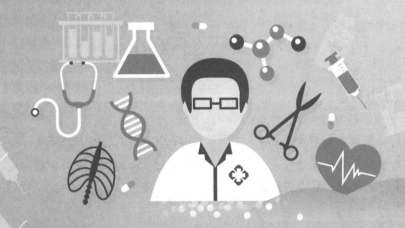

第十二章

健康评估记录

1. 掌握正确填写健康评估记录的方法。

2. 熟悉健康评估记录的基本要求。

3. 了解健康评估记录的意义。

通过本章的学习，能够正确填写各种健康评估记录单。

第一节　健康评估记录概述

 健康评估记录的意义

健康评估记录是对患者健康状况、护理诊断、预期目标、护理措施、效果评价等动态的、系统的记录，是住院病历的重要组成部分。健康评估记录作为原始的文件记录，具有以下意义：①及时、动态、全面地提供患者的信息资料，利于医护间的合作及协调；②为护理教学及科研提供重要的资料；③体现护理服务的质量和专业水平；④作为法律证明文件，在发生医疗纠纷、进行伤残处理等情况时，提供法律依据。因此，书写完整而规范的健康评估记录是每一位护理人员必须掌握的一项临床基本技能。

 健康评估记录的基本要求

1. 及时

健康评估记录书写应及时（timely）完成，不得拖延或提早，更不能漏记，并随时反映患者的健康状况，使记录资料保持最新。一般新患者入院护理评估单应在 24 h 内完成。危急患者因抢救未能及时书写者，抢救结束后应立即据实补齐，并标注"补记"。记录者必须是执行者，各种记录须注明日期和时间，并签全名，以示负责。

2. 真实、准确

健康评估记录必须真实（true）、准确（accurate），描述应详细、客观，如实地反映患者的健康状况、健康问题、病情转归、所采取的治疗和护理措施等。护士要认真、仔细、全面、系

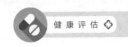

统地收集患者的有关资料，尤其对患者的主诉和行为应进行详细、真实、客观的描述，避免主观臆断。

3. 完整

健康评估记录内容应全面、完整（complete），眉栏、页码、各项记录尤其是护理表格应按要求逐项填写，避免遗漏。记录应连续、不留空白。每项记录后应签上全名，以明职责。健康评估记录不得随意损坏、拆散或外借，以免丢失。

4. 简明扼要

健康评估记录内容要简明扼要（concise）、重点突出、表述准确、简练通顺、避免重复。使用中文、通用的外文缩写和医学术语。无正式译名的症状、体征、疾病名称等可以使用外文。

5. 规范

健康评估记录要规范（standard），字体端正，字迹清楚，不跨行，不出格，不随意涂改、剪贴或滥用简化字。使用红、蓝墨水钢笔或签字笔。使用规定的点、线、圈。如果必须修改，用原色双横线划在原文字上，需修改的文字当时在双横线右侧连续书写，若之后修改的文字用红笔在双横线上方书写，并在上面签全名。不得以涂、刮、擦、粘等方法掩盖或去除原来的字迹，要求保持原记录清晰可辨。实习期和试用期护士书写的记录，须经合法执业护士审阅、修改、签全名，并注明日期。进修护士由接受进修的医疗机构核定其执业资格后方可书写。

第二节　健康评估记录的内容和格式

健康评估记录的内容主要包括入院护理评估单、护理计划单、护理记录。基本都是采取表格形式进行书写。

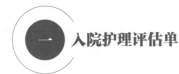

一　入院护理评估单

患者入院后，护士对其进行系统的健康评估，将收集的资料进行归纳、分析与整理，并如实填写入院护理评估单。内容包括健康史、身体评估、各种辅助检查的结果、护理诊断等，一般要求患者入院后 24 h 内完成。书写格式包括填写式、表格式及混合式三种，临床多采用以表格为主、填写为辅的混合式评估记录表。

关于患者入院护理评估单的内容和格式，国内外并没有统一的规定，总体要求是：①简洁省时；②体现整体护理的理念和需要；③起到标准化护理评估表的作用。目前国内应用较多的是按功能性健康型态模式，生理系统–心理系统–社会模式，或介于两者之间的模式。表 12–1 是以功能性健康型态为框架设计的入院护理评估单。

表 12-1　入院护理评估单

科室：＿＿＿＿＿　　病区：＿＿＿＿＿　　床号：＿＿＿＿＿　　住院号：＿＿＿＿＿

一、健康史

（一）一般资料

姓　名＿＿＿＿＿＿　　性　别：□男　□女　　年　龄＿＿＿＿＿＿　　职　业＿＿＿＿＿＿

婚　姻＿＿＿＿＿＿　　民　族＿＿＿＿＿＿　　籍　贯＿＿＿＿＿＿　　文化程度＿＿＿＿＿＿

住　址＿＿＿＿＿＿＿＿＿＿＿＿＿＿＿＿＿＿＿＿＿＿　　联系电话＿＿＿＿＿＿

联系人＿＿＿＿＿＿　　住　址＿＿＿＿＿＿＿＿＿＿＿＿＿　　联系电话＿＿＿＿＿＿

入院时间＿＿＿＿＿＿　　入院诊断＿＿＿＿＿＿

评估时间＿＿＿＿＿＿　　资料来源＿＿＿＿＿＿　　可靠程度＿＿＿＿＿＿

医疗费用支付形式：□公费　□自费　□保险　□其他＿＿＿＿＿＿

入院类型：□门诊　□急诊　□转入（转出的医院或科室＿＿＿＿＿＿）

入院方式：□步行　□扶行　□平车　□轮椅　□担架　□其他（＿＿＿＿＿＿）

陈述者：　□本人　□家属　□其他（＿＿＿＿＿＿）

入院宣教：□住院须知　□对症宣教　□饮食　□作息制度　□探陪制度　□其他（＿＿＿＿＿＿）

接受能力：□能接受　□部分接受

（二）主诉：＿＿＿＿＿＿＿＿＿＿＿＿＿＿＿＿＿＿＿＿＿＿＿＿＿＿＿＿＿＿＿

（三）现病史：＿＿＿＿＿＿＿＿＿＿＿＿＿＿＿＿＿＿＿＿＿＿＿＿＿＿＿＿＿

（四）既往史

健康状况：□良好　□一般　□较差

曾患疾病或传染病：□无　□有（描述＿＿＿＿＿＿＿＿＿＿＿＿）

外伤史：□无　□有（描述＿＿＿＿＿＿＿＿＿＿＿＿＿＿＿＿）

手术史：□无　□有

过敏史：□无　□有（□药物＿＿＿＿＿＿　□食物＿＿＿＿＿＿）

（五）用药史：□无　□有（药物名称＋剂量用法：＿＿＿＿＿＿）

（六）系统回顾

1. 健康感知 / 健康管理

自觉健康状况：□良好　□一般　□较差　□其他

家族史：□无　□有（描述＿＿＿＿＿＿＿＿＿＿＿＿＿＿＿）

吸烟：□无　□有（＿＿＿＿＿＿年，＿＿＿＿＿＿支 / 天。戒烟：□未戒　□已戒＿＿＿＿＿＿年）

饮酒 / 酗酒：□无　□有（＿＿＿＿＿＿年，＿＿＿＿＿＿mL/d。戒酒：□未戒　□已戒＿＿＿＿＿＿年）

其他：□无　□有（＿＿＿＿＿＿＿＿＿＿＿＿＿＿＿＿）

2. 营养 / 代谢

饮食种类：□普食　□软质　□半流质　□流质　□禁食　□治疗饮食

食欲：□正常　□亢进（＿＿＿＿＿＿天）　□减退（＿＿＿＿＿＿天）

饮水：□正常　□多饮（＿＿＿＿＿＿mL/d）　□减少（＿＿＿＿＿＿mL/d）

近 6 个月体重变化：□无　□增加＿＿＿＿＿＿kg　□减少＿＿＿＿＿＿kg

咀嚼困难：□无　□有（原因：＿＿＿＿＿＿＿＿＿＿＿＿＿＿＿）

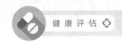

吞咽困难：□无　□有（原因：_____）

3. 排泄

排便：次数：_____次/d　　　　　　　　性状：_____

□便秘　□腹泻（_____次/d）　□失禁（_____次/d）

□造瘘（类型：_____，自理：□能　□否）

应用泻剂：□无　□有（药物名称：_____，剂量用法：_____）

排尿：_____次/d　颜色：_____　性状：_____　量：_____

□失禁（_____级）　□尿潴留　□排尿困难　□尿路刺激征　□夜尿增多（_____次/夜）

□膀胱造瘘　引流：□无　□有（类型：_____，性状_____，量_____mL/d）

□留置导尿

4. 活动/运动

生活自理：□全部　□部分（□进食　□沐浴/卫生　□穿衣/修饰　□如厕）□不能

活动能力：□行走　□上下床　□坐椅子　□卧床（□自主翻身　□协助翻身）

活动耐力：□正常　□容易疲劳（描述_____）

疾病限制：□医嘱卧床　□持续静点　□石膏　□牵引　□瘫痪（_____）

辅助用具：□无　□有（□手杖　□拐杖　□轮椅　□助行器　□义肢　□其他_____）

5. 睡眠/休息

睡眠习惯：_____h/d　□正常　□入睡困难　□多梦　□易醒　□早醒　□失眠

睡眠/休息后精力充沛：□是　□否

午睡：□无　□有

辅助睡眠：□无　□有（□药物_____，□准备睡眠环境_____）

6. 认知/感知

疼痛：□无　□有（□急性_____h/d，□慢性_____月/年，□发作性_____）

视力：□正常　□近视　□远视　□白内障　□青光眼　□失明（□左　□右）

听力：□正常　□减退（□左　□右）　□耳鸣　□耳聋（□左　□右）□辅助设备

味觉：□正常　□减退　□缺失　□其他（_____）

嗅觉：□正常　□减退　□缺失　□其他（_____）

语言表达：□清楚　□含糊　□语言困难　□失语　□其他（_____）

定向力：□准确　□障碍（□自我　□时间　□地点　□人物）

眩晕：□无　□有（原因_____）

7. 自我感知/自我概念

对自我的看法：□肯定　□否定　□紊乱（描述：_____）

情绪：□镇静　□乐观　□焦虑　□恐惧　□悲哀　□沮丧　□烦躁　□绝望（描述：_____）

对疾病的认识：□能接受　□不接受（描述：_____）

家属对疾病的认识：□知道　□一知半解　□不知道

8. 角色/关系

就业状态：□固定职业　□失业　□丧失劳动力（□短期　□长期）

家庭情况：结构_____；家庭关系：□和谐　□紧张

社会交往：□正常　□较少　□回避

经济情况：□良好　□一般　□较差

角色适应：□良好　□角色冲突　□角色缺如　□角色强化　□角色消退

9. 性/生殖

性生活：□正常　□障碍

夫妻状态：□欠佳　□分居　□离异　□丧偶　.

月经：□正常　□紊乱　□痛经　□绝经

经量（□正常　□多　□少）周期_____天，持续时间_____天

生育史：孕次：_____　产次：_____

10. 压力应对/应激耐受

对疾病和住院的反应：□适应　□否认　□依赖

近期重要生活事件：□无　□有（描述：_____）

适应能力：□能独立解决问题　□需要寻求帮助　□依赖他人解决

支持系统：照顾者：□胜任　□勉强胜任　□不胜任

家庭应对：□忽视　□能满足　□过于关心

11. 价值/信念

宗教信仰：□无　□有（描述：_____）

精神支持：□无　□有

二、身体评估

生命体征：体温_____℃，脉搏_____次/min，呼吸_____次/min，血压_____mmHg

　　　　　身高_____cm　体重_____kg

（一）全身状况

意识：□清醒　□嗜睡　□模糊　□谵妄　□昏睡　□浅昏迷　□深昏迷

面容：□正常　□急性病容（类型：_____）　□慢性病容（类型：_____）

表情：□平静　□痛苦　□忧郁　□其他_____

发育：□正常　□不良　□超常　□其他_____

营养：□良好　□中等　□不良　□恶病质

体位：□主动体位　□被动体位　□强迫体位_____

步态：□正常　□异常_____

（二）皮肤黏膜

色泽：□正常　□苍白　□潮红　□黄染　□发绀　□其他_____

湿度：□正常　□干燥　□潮湿　□多汗　□其他_____

弹性：□正常　□减退

完整性：□完整　□皮疹　□皮下出血（描述：_____）□破溃（描述：_____）

压疮：□无　□有（□Ⅰ度　□Ⅱ度　□Ⅲ度　描述：_____）

水肿：□无　□有（描述：_____）

肝掌：□无　□有（描述：_____）　蜘蛛痣：□无　□有（描述：_____）

瘙痒：□无　□有（描述：_____）

（三）淋巴结：□正常　□肿大（描述：_____）

（四）头部

头发：□正常　□变形（描述：_____）　头颅：□正常□变形（描述：_____）

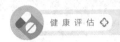

眼睑：□正常　□水肿　□其他（描述：_____）

结膜：□正常　□出血　□水肿　□其他（描述：_____）

巩膜：□正常　□黄染　□其他（描述：_____）

瞳孔：□等大　□等圆　□不等大（左_____mm，右_____mm）

　　　　对光反射：□灵敏　□迟钝（□左　□右）□消失（□左　□右）

□唇：□红润　□发绀　□苍白　□疱疹　□其他（描述：_____）

□腔黏膜：□正常　□充血　□溃疡　□其他（描述：_____）

牙齿：□完好　□缺失（部位：_____）□义齿（部位：_____）

（五）颈部

颈静脉：□正常　□充盈　□怒张　　　颈项强直：□无　□有

肝颈静脉回流征：□阴性　□阳性　　　气管：□居中　□偏移（描述：_____）

（六）胸部

1. 肺部

呼吸频率：_____次/min　　　呼吸方式：□自主呼吸　□机械呼吸　□简易呼吸器辅助

呼吸节律：□规则　□潮式呼吸　呼吸困难：□无　□轻度　□中度　□重度　□极重度

呼吸音：□正常　□异常（描述：_____）

啰音：□无　□干啰音　□湿啰音　□其他（描述：_____）

2. 心脏

心率：_____次/min　　心律：□规则　□心律不齐（描述：_____）

心脏杂音：□无　□有（描述：_____）

（七）腹部

外形：□正常　□凹陷　□膨隆　□凹陷　□胃型　□肠型

腹肌紧张：□无　□有（描述：_____）

压痛：□无　□有（描述：_____）　　反跳痛：□无　□有（描述：_____）

肝：□正常　□肿大（描述：_____）　　脾：□正常　□肿大（描述：_____）

移动性浊音：□阴性　□阳性　　　　　肠鸣音：_____次/min（描述：_____）

（八）脊柱四肢

脊柱：□正常　□畸形（描述：_____）活动：□正常　□受限

四肢：□正常　□畸形（描述：_____）活动：□正常　□受限

（九）神经系统

肌张力：□正常　□增强　□减弱　　　肌力：_____级

肢体瘫痪：□无　□有描述：_____）　　　腹壁反射：□阴性　□阳性（描述：_____）

巴宾斯基征：□阴性　□阳性（描述：_____）颈项强直：□无　□有（描述：_____）

三、辅助检查结果

四、其他

五、初步护理诊断

签名：

日期：

 **护理计划单**

护理计划单是护士为患者住院期间制订的护理计划及其效果评价的系统记录。其内容一般包括做出护理诊断的日期、名称、预期目标、护理措施、停止时间、护理效果评价及护士签名。通过护理计划单可以对患者在整个住院期间的所有护理诊断、护理措施及其效果进行全面的了解。2010 年，中华人民共和国卫生部（现中华人民共和国国家卫生和计划生育委员会）和各省卫生厅（现卫生健康委员会）出台了关于简化护理文书的政策，自此各地区、各医疗机构不再规定护士必须书写护理计划单，其在各医院应用的范围正逐渐缩小。

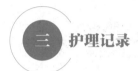 **护理记录**

护理记录应从护理观察的角度，动态、连续地反映患者的客观情况，病情观察内容避免与医生书写的病历重复。护理记录可分为一般护理记录、危重护理记录和特殊护理记录。

（一）一般护理记录

一般护理记录适用于所有住院患者，由护士根据医嘱和病情对患者住院期间的经常性、连续性的护理过程进行客观记录，其内容包括患者姓名，科室，住院号，床号，病室，时间，生命体征，基础护理措施，医疗诊断，病情观察，措施和效果评价，护士签名等。一般护理记录频次具体要求：①一级护理患者每班记录，每日 2 ~ 3 次；②二级护理患者每周至少记录 2 次；③三级护理患者至少每 5 日记录 1 次；④如病情有变化应随时记录。一般护理记录单见表 12-2。

表 12-2　一般护理记录单

科室＿＿＿＿　病室＿＿＿＿　床号＿＿＿＿　姓名＿＿＿＿　住院号＿＿＿＿　医疗诊断＿＿＿＿

时间	生命体征	基础护理措施	病情观察、措施及效果评价	护士签名

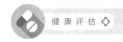

（二）危重护理记录

危重护理记录是指护士根据医嘱和病情对危重患者住院期间护理过程的客观记录，适用于生命体征不稳定，医嘱告"病危"或"病重"的患者，较一般患者护理记录更详细，其内容包括科室，病室，床号，姓名，住院号，医疗诊断，时间意识，脉搏，体温，血压，呼吸，血氧饱和度，吸氧，出入量，病情观察，护理措施及效果和护士签名等，危重护理记录单见表12-3。病情观察是指患者的肢体活动、皮肤颜色、意识等异常情况；护理措施及效果是指护士为患者采取的相关护理措施及效果观察，如导尿、吸氧、物理降温或使用特殊药物（利尿药、血管活性药等）。

表 12-3　危重护理记录单

科室_____　　病室_____　　床号_____　　姓名_____　　住院号_____　　医疗诊断_____

时间	意识	体温	脉搏	呼吸	血压	血氧饱和度	吸氧	入量	出量	病情观察、护理措施及效果	护士签名

（三）特殊护理记录

随着医学专科分工越来越细化和诊疗新技术的不断开展，在临床护理工作中经常需要记录某些专项内容或特殊情况，因而选用专项或专科的护理记录单，如化疗药物使用记录单、引流管（导管）观察记录单、疼痛观察记录、高热患者的观察记录等，统称为特殊护理记录单。记录频次同一般护理记录单，记录的内容包括科室，病室，床号，姓名，住院号，医疗诊断，时间，生命体征，血氧饱和度，治疗情况，特殊观察内容和护士签名等，特殊护理记录单见表12-4。

表 12-4　特殊护理记录单

科室_____　　病室_____　　床号_____　　姓名_____　　住院号_____　　医疗诊断_____

时间	生命体征	血氧饱和度	治疗情况	特殊观察内容	护士签名

知识链接 12-1

健康评估记录书写的常见问题

健康评估记录书写中存在一些问题：①编造虚假数据。由于患者外出或拒绝配合等原因，有的护士随意编造虚假数据。根据《医疗事故处理条例》第五十八条的规定，这种行为可受到警告、行政处分或纪律处分、吊销执业证书或资格证书的处罚。为此，本着实事求是的态度，对于未检项目，应当保持空缺，并注明"离院""拒测"等字样。②医嘱执行者与签名者不符。③盲目执行口头医嘱，不及时补记。无论该医嘱是否存在过失，一旦出现纠纷，护士无法提供书面证据为自己辩解。④对有疑问或不确切的医嘱不及时沟通，并提出质疑，却盲目执行。⑤执行医嘱的时间不准确或空缺。⑥护理记录单内容前后矛盾，抄袭医生病程记录，涂改现象突出等。

✿ 本章小结

健康评估纪录书写的基本要求是及时、真实、准确、完整、简明扼要和规范。健康评估纪录内容主要包括入院护理评估单、护理计划单和护理记录。

Summary

The basic requirements of health assessment record writing are timely, true, accurate, complete, concise and standard. Health assessment records mainly include admission nursing assessment sheet, nursing plan sheet and nursing record.

目标检测

A₁ 型题

1. 以下哪一项不是健康评估记录的意义（   ）。

目标检测答案

    A. 及时、动态、全面地提供患者的信息资料

    B. 为护理教学及科研提供重要的资料

    C. 体现护理服务的质量和专业水平

    D. 作为法律证明文件

    E. 为医生提供诊断依据

2. 下列哪一项不符合健康评估纪录的基本要求（   ）。

    A. 内容要全面、真实   B. 字迹要清晰

    C. 简明扼要   D. 有错误时可以粘贴后重写

    E. 用笔、用字、用语要统一，格式内容要遵守规范

3. 完成入院护理评估单的时间一般要求在患者入院后（   ）。

    A. 24h内   B. 24h后   C. 12h内   D. 6h内

    E. 10h内

健康评估实训指导

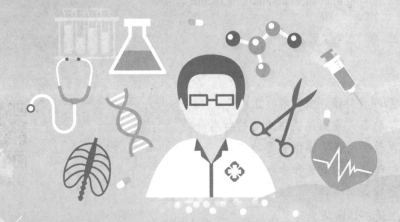

实训一　健康史采集

⌖ 实训目的

1. 掌握健康史采集方法、技巧、注意事项及内容。
2. 能熟练采集健康史。
3. 培养尊重患者、认真、严谨的工作作风与合作精神。
4. 通过健康史的采集能够书写病历的病史部分。
5. 在临床护理实践中培养尊重患者、关爱患者的良好医德，认真、严谨的工作作风和团结协作的合作精神，理解医学模式转变的内涵。

⟷ 实训准备

评估对象、健康史采集内容的影像资料、病历资料。

☰ 实训内容与方法

1. 实验前由教师根据班级人数分好组，4～6人为一组，教师提前设计好内科常见疾病的资料，包括年龄、性别、家庭基本情况、主要症状等。学生根据病例扮演不同角色，同时录像，之后再回放，让学生看自己扮演角色的录像，找出问诊存在的问题，如态度、问诊技巧、内容安排等，以及问诊的注意事项，可与学生共同讨论，及时纠正。
2. 根据学生存在的问题进行总结。
3. 整理问诊内容，书写病历（病史部分），交给教师审阅、修改。

⚠ 实训注意事项

1. 实验前认真阅读病历资料。
2. 保持环境安静，评估对象衣帽整洁，言语行为规范，举止得体。
3. 被评估对象要认真扮演自己的角色，与其他学生配合。

⏱ 实训思考

提高护士的沟通能力对采集病史有哪些帮助？

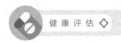

实训二 一般状态评估

⊙ 实训目的

1. 掌握生命体征的测量方法及其正常值。
2. 熟悉一般状态评估的方法。
3. 了解一般状态评估的内容。

⟨⟩ 实训准备

评估对象、诊断床、体温表、血压计、秒表。

☰ 实训内容与方法

1. 教师示教一般状态评估的方法和内容，并注意指出评估要点。
2. 学生分组练习，轮流扮演不同角色进行一般状态评估。
3. 教师进行指导，及时纠正学生在评估过程中所犯的错误。
4. 教师请数名学生代表演示一般状态评估的方法，其他学生观看并进行点评，教师做总结。
5. 学生完成实训报告，记录评估结果。

⚠ 实训注意事项

1. 在进行一般状态评估的过程中注意与评估对象进行交流，并在规定的时间内得到全面、完整的评估资料，体现护士的专业素养。
2. 在评估过程中注意时刻关心、关爱评估对象，养成为患者着想的习惯，体现护士的人文关怀精神。

⊙ 实训思考

1. 如何为昏迷患者测量体温？
2. 如何为哭闹的小儿测量体温？

实训三　皮肤、黏膜与淋巴结评估

◈ 实训目的

1. 掌握皮肤、黏膜评估的内容与方法。
2. 掌握淋巴结评估的内容与方法。
3. 了解淋巴结肿大的临床意义。

⟷ 实训准备

评估对象、诊断床、铅笔。

☰ 实训内容与方法

1. 教师示教皮肤、黏膜的评估内容和方法，并注意指出评估要点、颜色、湿度、弹性、皮疹、压疮、皮下出血、蜘蛛痣与肝掌、水肿。

2. 教师示教淋巴结的评估内容和方法，并注意指出评估要点。触诊时按照一定的顺序进行：耳前、耳后、乳突区、枕骨下区、颈后三角、颈前三角、锁骨上窝、腋窝、滑车上、腹股沟、腘窝。触诊肿大的淋巴结时，应注意其部位、大小、数目、硬度、活动度、有无粘连、局部有无红肿、瘢痕、瘘管等。

3. 学生分组练习，轮流扮演不同角色，进行皮肤、黏膜与淋巴结评估。

4. 教师巡视指导，随时纠正学生在评估过程中所犯的错误。

5. 教师请数名学生代表演示皮肤、黏膜与淋巴结评估的方法，其他学生观看，并对学生代表的体检方法进行评价，教师做临床实习小结。

6. 学生完成实训报告，记录评估结果。

⚠ 实训注意事项

1. 皮肤、黏膜评估应在自然光线下进行，以免影响评估结果。

2. 评估淋巴结时应充分暴露评估部位，并让评估对象放松，按照一定的顺序进行，避免遗漏。

3. 边评估边思考，养成手脑并用的好习惯。

4. 注意保护评估对象的隐私。

◷ 实训思考

触及肿大的淋巴结时，要注意什么？

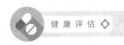

实训四　头面部与颈部评估

◈ 实训目的

1. 掌握头面部、颈部检查的内容、方法、顺序及正常表现。
2. 熟悉头面部、颈部常见体征的判断和临床意义。

◈ 实训准备

检查床或椅，治疗盘内准备听诊器、手电筒、棉签、压舌板、软尺。

≡ 实训内容与方法

1. 教师示教头面部与颈部的检查方法和内容，并注意指出检查要点。

（1）视诊。①头部：头部外形、头发、有无异常运动、颜面。②眼：双侧瞳孔大小与形状、巩膜、瞳孔直接与间接对光反射、角膜反射、视力。③耳：双侧外耳、耳郭及耳后区，双耳粗听力。④鼻：鼻前庭。⑤口：口唇、颊黏膜、牙齿、牙龈、舌、硬腭、口底和口咽部（软腭、腭垂、扁桃体、咽后壁）。⑥颈部：外形、运动情况、颈静脉、颈动脉、甲状腺。

（2）触诊。头颅、眼睑、球结膜、左右鼻腔是否通畅、双侧额窦、筛窦、上颌窦有无压痛，乳突，双侧耳前、耳后、枕后、颌下、颏下、颈前、颈后及锁骨上淋巴结，甲状腺、气管的位置。

2. 学生分组练习，轮流扮演不同角色进行护理体检。

3. 教师巡视指导，及时对学生的体检方法进行指导和纠正。

4. 教师请数名学生代表演示护理体检的方法，其他学生观看，并对学生代表的体检方法进行评价，教师做临床实习小结。

5. 学生完成实训报告，记录评估结果。

⚠ 实训注意事项

1. 头面部器官丰富，检查时要按次序，以防遗漏，检查以视诊和触诊为主，检查动作要熟练轻快。

2. 触诊甲状腺时，嘱患者做吞咽动作，以确定包块是否来自甲状腺。

3. 检查淋巴结时，被检查部位一定要放松。

⏱ 实训思考

1. 口腔检查的顺序及口腔黏膜的常见病变有哪些？
2. 体检发现患者李某左锁骨上窝有肿大的淋巴结，试分析原因。
3. 说出颈静脉怒张、颈动脉搏动的常见原因。

实训五 胸部评估

⊙ 实训目的

1.掌握胸廓、胸壁、乳房、肺及胸膜检查的内容、方法、顺序及正常表现。

2.熟悉胸廓、胸壁、乳房、肺及胸膜常见体征的判断和临床意义。

⟨⋯⟩ 实训准备

检查床，治疗盘内准备听诊器、手电筒、棉签、软尺、直尺。

☰ 实训内容与方法

1.教师示教胸部的检查内容和方法，并注意指出检查要点。

（1）前、侧胸部。①视诊：胸部的外形、对称性、皮肤和呼吸运动、乳房。②触诊：乳房、腋窝淋巴结、胸廓扩张度、肺部语音震颤、胸膜摩擦感。③叩诊：间接叩诊前胸和侧胸，必要时直接叩诊。④听诊：前胸、侧胸呼吸音。

（2）背部。①视诊：脊柱、胸廓外形、皮肤。②触诊：胸廓扩张度、语音震颤。③叩诊：间接叩诊后胸部、肺下界、肺下界移动度。④听诊：后胸部呼吸音。

2.学生分组练习，轮流扮演不同角色进行护理体检。

3.教师巡视指导，及时对学生的体检方法进行指导和纠正。

4.教师请数名学生代表演示护理体检的方法，其他学生观看，并对学生代表的体检方法进行评价、教师做临床实习小结。

5.学生完成实训报告，记录评估结果。

⚠ 实训注意事项

1.检查环境要安静、温暖，检查时充分暴露胸部，注意左右、上下、前后对比。

2.乳房触诊时不能用手指抓捏，并要按一定顺序进行。

3.叩诊肺脏时板指紧贴皮肤，叩指力量均匀，富有节律和弹性；听诊时注意力集中，排除心音的干扰。

⊙ 实训思考

1.说出乳房检查的方法、内容及注意事项。

2.一大叶性肺炎患者，体检时可能有哪些体征？

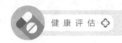

实训六　心脏与周围血管评估

◎ 实训目的

1.掌握心脏及周围血管检查的内容、方法、顺序及正常表现。

2.熟悉心脏及周围血管常见体征的判断和临床意义。

⟷ 实训准备

检查床，治疗盘内准备听诊器、直尺、记号笔、血压计。

≡ 实训内容与方法

1.教师示教胸部的检查内容和方法，并注意指出检查要点。

（1）心脏。①视诊：心尖、心前区搏动。②触诊：心尖、心前区搏动。③叩诊：左右心界。④听诊：二尖瓣区、肺动脉瓣区、主动脉第一听诊区、主动脉第二听诊区、三尖瓣听诊区。

（2）周围血管。①视诊：肝颈静脉回流征、毛细血管搏动征。②触诊脉搏。③听诊：大动脉搏动。④测量肱动脉血压。

2.学生分组练习，轮流扮演不同角色进行护理体检。

3.教师巡视指导，及时对学生进行体检方法的指导和纠正。

4.教师请数名学生代表演示护理体检的方法，其他学生观看，并对学生代表的体检方法进行评价，教师做临床实习小结。

5.学生完成实训报告，记录评估结果。

⚠ 实训注意事项

1.检查环境要安静、温暖。

2.叩诊心界时板指紧贴皮肤，叩指力量均匀，仔细辨别声音变化。

3.心脏听诊时注意力要集中，排除呼吸音的干扰，仔细听取心音、杂音等。必要时可以改变体位，深吸气或适当运动后听诊，以利于辨别心音和杂音。

◷ 实训思考

1.房颤动患者心脏听诊有何特点？

2.说出血压的正常值。

实训七 腹部评估

◎ 实训目的

1. 掌握腹部评估的合理顺序和正确视诊、触诊、叩诊和听诊方法。
2. 熟悉腹部分区及其与内脏器官的对应关系。
3. 熟悉腹部视、触、叩、听诊的内容，能判断其临床意义。

↔ 实训准备

评估对象、诊断床、皮尺、听诊器。

☰ 实训内容与方法

1. 教师示教腹部评估的内容和方法，并注意指出评估要点。

（1）视诊：腹部外形、呼吸运动、腹壁静脉、腹壁皮肤、胃肠形态及蠕动波。

（2）听诊：肠鸣音、血管杂音、振水音。

（3）叩诊：腹部叩诊音、肝脏叩诊（肝界叩诊和肝区叩击痛）、胆囊叩击痛、移动性浊音、肋脊角叩击痛、膀胱叩诊和脾脏叩诊。

（4）触诊：腹壁紧张度、压痛和反跳痛、脏器触诊（肝脏触诊、胆囊触诊、脾脏触诊及膀胱触诊）。

2. 学生分组练习，轮流扮演不同角色进行护理体检。

3. 教师巡视指导，及时对学生的体检方法进行指导和纠正。

4. 教师请数名学生代表演示护理体检的方法，其他学生观看，并对学生代表的体检方法进行评价，教师做临床实习小结。

5. 学生完成实训报告，记录评估结果。

⚠ 实训注意事项

1. 腹部评估的对象是人体，因此在评估过程中，评估对象要与被评估对象交流，并在规定的时间内得到全面、完整的主观资料，并建立良好的护患关系。

2. 评估腹部时必须充分暴露腹部，并让被评估对象放松。

3. 触诊肝脾时一定要配合呼吸运动。

◷ 实训思考

腹部评估检查为什么不按照视、触、叩、听诊的顺序？

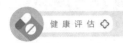

实训八 脊柱与四肢评估

◈ 实训目的

1. 掌握脊柱、四肢评估的检查内容及方法。
2. 熟悉正常的脊柱弯曲度和关节活动范围。
3. 熟悉脊柱和关节视、触、叩诊的内容，能判断其临床意义。

⟨⋯⟩ 实训准备

评估对象、诊断床、皮尺、听诊器、叩诊锤。

☰ 实训内容与方法

1. 观看脊柱、四肢评估检查的录像，或由教师做示范性检查，指出检查要点和操作技巧，内容包括以下几点。

（1）脊柱弯曲度的评估方法。

（2）评估四肢关节有无畸形及四肢活动范围，浮髌试验评估方法。

（3）上、下肢肌力和肌张力的检查方法。

2. 学生分组，每组由1名教师带教。

3. 检查于观看录像或教师示范性检查后在正常人之间进行，每2名学生为1组，按要求进行相互检查，教师巡回查看，随时纠正互相检查过程中出现的各种错误。

4. 教师抽查1组学生的脊柱、四肢检查操作，边检查边报告结果，其他学生评议其检查顺序及方法是否正确、内容有无遗漏。

5. 学生完成实训报告，记录评估结果。

⚠ 实训注意事项

1. 评估的对象是人体，因此在评估过程中，要与评估对象交流，并在规定的时间内得到全面、完整的主观资料，并建立良好的护患关系。

2. 评估四肢与关节时要注意有无单侧或双侧病变，两侧对称检查。

◷ 实训思考

脊柱病理性变形常见于哪些疾病？

实训九　神经系统评估

⊙ 实训目的

1. 掌握神经系统评估的检查内容及方法。
2. 熟悉神经系统的病理体征。
3. 熟悉神经系统病理体征的发生机制及其临床意义。

⟨⟩ 实训准备

评估对象、诊断床、皮尺、听诊器、叩诊锤、棉签。

☰ 实训内容与方法

1. 观看神经系统评估的录像，或由教师做示范性检查，指出检查要点和操作技巧。
（1）感觉功能：痛、触觉评估方法。
（2）神经反射：角膜反射、肱二头肌反射、膝腱反射的评估方法。
（3）病理反射：巴宾斯基（Babinski）征的评估方法。
（4）脑膜刺激征：颈强直、克尼格（Kernig）征、布鲁金斯（Brudzinski）征的评估方法。
2. 学生分组，每组由 1 名教师带教。
3. 检查于观看录像或教师示范性检查后在正常人之间进行，每 2 名学生为 1 组，按要求进行相互检查，教师巡回查看，随时纠正互相检查过程中出现的各种错误。
4. 教师抽查 1 组学生的神经系统评估检查操作，边检查边报告结果，其他学生评议其检查顺序及方法是否正确、内容有无遗漏。
5. 学生完成实训报告，记录评估结果。

⚠ 实训注意事项

1. 评估的对象是人体，因此，在评估过程中，要与评估对象交流，并在规定的时间内得到全面、完整的主观资料，建立良好的护患关系。
2. 评估神经系统时应注意按顺序进行，并注意两侧对比观察。

⊙ 实训思考

神经系统病理体征的评估要点是什么？

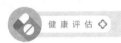

实训十　血液、尿液和粪便检查

◎ 实训目的

1. 掌握血液、尿液和粪便一般检查的标本采集方法。

2. 熟悉血液、尿液和粪便一般检查的正常值。

3. 了解血液、尿液和粪便一般检查结果的临床意义。

⟨⟩ 实训准备

评估对象、影像资料等。

☰ 实训内容与方法

根据学校具体情况灵活选择下列实训方法。

1. 观看影像资料

（1）观看前，提出观看要求和重点注意的问题。

（2）观看时，认真思考，找出问题的答案。

（3）观看后，教师总结、提问，学生分组讨论，回答问题。

（4）学生完成实训报告，记录结果。

2. 示教与技能实训

（1）教师演示毛细血管的采集过程，并详细讲解。

（2）学生2人1组，练习毛细血管的采血过程。

3. 病例讨论

（1）学生每4～6人一组。

（2）教师选择血液、尿液和粪便一般检查的检测报告若干份或简单病例，分发给各组学生，教师指导各组学生对报告单或病例进行分析讨论。

（3）小组推选代表汇报讨论结果，教师总结、点评。

4. 医院参观

（1）教师介绍医院的检验科情况，并带领学生参观。

（2）根据医院的具体情况，让学生分组观察标本采集的过程。

⚠ 实训注意事项

血液、尿液和粪便的一般检查是实践性很强的内容，尤其是标本采集，因此在教授过程中，可以采用几种方法联合教学。

⏱ 实训思考

血液、尿液和粪便一般检查的标本采集有哪些注意事项？

实训十一　心电图检查

◈ 实训目的

1.了解心电图的描记方法，掌握心电图仪的操作流程。

2.初步掌握正常心电图的各波图像，了解心电图的分析步骤及心电图各波段波形的测量方法。

3.写出正常心电图的正式报告。

⟷ 实训准备

心电图机1台，分规，正常心电图及心电图报告单每人1套。

☰ 实训内容与方法

心电图的描记方法如下。

1.被检查方面的准备

（1）核对姓名，并向评估对象解释心电图检查是一种无创性检查，以消除其紧张的心理。

（2）指导评估对象休息片刻。

（3）指导评估对象平卧检查床上，暴露检查部位的皮肤。嘱其平静呼吸、肌肉放松。

（4）皮肤处理：分别在评估对象两手腕曲侧腕关节上方约3 cm处，左脚内踝上部约7 cm处，胸前胸导联$V_1 \sim V_6$的位置涂上导电胶或生理盐水，以消除皮肤阻力。若皮肤有污垢或毛发过多，应先清洁皮肤、剃除毛发后再涂上导电胶或生理盐水。

2.心电机的操作步骤

（1）接通交流电源：打开电源开关，检查心电图仪的性能和记录纸。

（2）定好标准：调节电压为1 mV，走纸速度为25 mm/s。

（3）待基线稳定后，点击"记录"按钮，一词记录肢体导联和胸导联的心电图。

（4）记录完毕后，卸下电极，关上电源开关，在记录纸上注明姓名、测定时间和导联等。

⚠ 实训注意事项

1.检查前不能饱饮、饱食、吃冷饮和抽烟，需要平静休息20 min。

2.检查时要平卧，全身肌肉放松，平稳呼吸，保持安静，切勿讲话或移动体位。

3.放置胸导联的电极片时，应注意给检查者保暖；对于女性检查者应注意保护其隐私。

4.放置电极片的皮肤处应先用酒精擦拭，然后涂抹导电胶，以减少电阻对心电波形的干扰。

5.对于消瘦的评估对象，导联吸球力度要足够，以避免电极滑脱。

⟲ 实训思考

对于四肢有残缺的患者，如何为其实施心电图检查？

中英文名词对照表

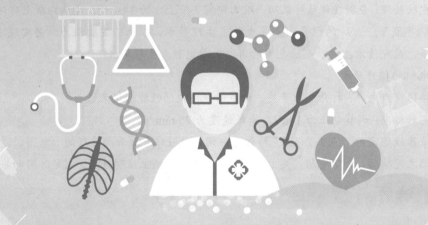

A

abdominal pain	腹痛
abdominal reflex	腹壁反射
abdominal wall vein	腹壁静脉
abnormal movement	不自主运动
absolute hepatic dullness	肝脏绝对浊音
accommodation and convergence reflex	调节与集合反射
accompanied symptom	伴随症状
acromegaly facies	肢端肥大症面容
acropachy	杵状指（趾）
activated partial thromboplastin time，APTT	活化部分凝血活酶时间
active position	自主体位
activities of daily living，ADL	日常生活活动
activity-exercise pattern	活动与运动型态
acute myocardial infarction	急性心肌梗死
acute pain	急性疼痛
acute peritonitis	急性腹膜炎
acute sickly appearance	急性病容
alanine aminotransferase，ALT	血清丙氨酸氨基转移酶
albinismus	白化症
alkaline phosphatase，ALP	碱性磷酸酶
allergic history	过敏史
alpha-fetoprotein，AFP	血清甲胎蛋白
anaemic countenance	贫血面容
anasarca	全身性水肿
anterior axillary line	腋前线
anterior superior iliac spine	髂前上棘
anterior midline	前正中线
antinuclear antibody，ANA	抗核抗体
anuria	无尿
anus	肛门
anxiety	焦虑
aortic valve area	主动脉瓣区
apical impulse	心尖冲动
ascites	腹水
aspartate aminotransferase，AST	天门冬氨酸氨基转移酶

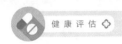

asphyxia	窒息
assessment	评估
ataxia	共济失调
athetosis	手足徐动
atrial fibrillation	心房颤动
atrial flutter	心房扑动
atrioventricular block	房室传导阻滞
auditory acuity	听力
auricle	耳郭
auscultation	听诊
autoimmune disease，AID	自身免疫性疾病
autonomic nerve	自主神经
axis	心电轴

B

bacteriuria	菌尿
ballottement	冲击触诊法
barrel chest	桶状胸
basophile granulocyte	嗜碱性粒细胞
bedsores	压疮
bi-atrial enlargement	双心房肥大
biceps reflex	肱二头肌反射
bigeminy	二联律
bile-pigment	胆色素
bilirubin	胆红素
bilirubin metabolism	胆红素代谢功能
bilirubinuria	胆红素尿
bimanual palpation	双手触诊法
bladder	膀胱
bleeding time，BT	出血时间
blood dyspnea	血液源性呼吸困难
blood pressure，BP	血压
blood urea nitrogen，BUN	血尿素氮
boatshaped abdomen	舟状腹
body image	体像
bowel sound	肠鸣音
bradypnea	呼吸过缓

breast	乳房
bronchial breath sound	支气管呼吸音
bronchial disease	支气管疾病
bronchovesicular breath sound	支气管肺泡呼吸音
bronchus	支气管

C

cachexia	恶病质
capillary pulsation sign	毛细血管搏动征
capillary resistance test，CRT	毛细血管抵抗力试验
carbohydrate antigen125，CA125	血清糖类抗原125
carcinoembryonic antigen，CEA	癌胚抗原
cardiac arrhythmia	心律失常
cardiac asthma	心源性哮喘
cardiac dullness	心浊音界
cardiac edema	心源性水肿
cardiac murmur	心脏杂音
cardiac neurosis	心脏神经官能症
cardiac rhythm	心律
cardiac sound	心音
cardiogenic dyspnea	心源性呼吸困难
carotid sinus reflex	颈动脉窦反射
central terminal	中心电端
central vomiting	中枢性呕吐
cerebro-spinal fluid，CSF	脑脊液
chest assessment	胸部评估
chest pain	胸痛
chest surface symbol	胸部体表标志
chest wall	胸壁
chicken breast	鸡胸
chief complaints	主诉
childbearing history	生育史
chloride	氯化物
cholestatic jaundice	胆汁淤积性黄疸
chronic sickly appearance	慢性病容
chyluria	乳糜尿
circulatory system diseases	循环系统疾病

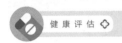
clitoris	阴蒂
coagulation time，CT	凝血时间
cognition	认知
color doppler flow imaging，CDFI	彩色多普勒血流成像
coma	昏迷
compensatory pause	代偿间歇
complement 3，C3	补体C3
complement 4，C4	补体C4
complement hemolysis，CH	总补体溶血活性
compulsive position	强迫体位
computed radiography，CR	计算机X线摄影
computer tomography，CT	计算机断层成像
conjugated bilirubin，CB	结合胆红素
conjunctiva	结膜
consciousness	意识
constipation	便秘
continued fever	稽留热
contrast examination	造影检查
contrast medium	对比剂，造影剂
contrast scan	增强扫描
convulsion	抽搐
coordination	共济运动
corneal reflex	角膜反射
costal margin	肋弓下缘
costal spinal angle	肋脊角
costophrenic sulcus	肋膈沟
cough	咳嗽
coupling interval	联律间期
crackles	啰音
cranial nerve	脑神经
cremasteric reflex	提睾反射
cretinism	呆小病
cryptorchism	隐睾症
crystal	结晶体
curvature of the spine	脊柱弯曲度
cyanosis	发绀

D

deep palpation	深部触诊法
deep press palpation	深压触诊法
deep reflex	深反射
deep slipping palpation	深部滑行触诊法
definition	定义
delirium	谵妄
depolarization	除极
depression	抑郁
dermatodynia	皮肤痛
development	发育
diagnosis	诊断
diaphragmatic respiratory	腹式呼吸
diarrhea	腹泻
digital radiography，DR	数字X线摄影
digital rectal examination	肛诊或直肠指诊
digital subtraction angiography，DSA	数字减影血管造影
digital X-ray examination	数字X线检查
digitalis toxicity	洋地黄中毒
distention of jugular vein	颈静脉怒张
Doppler effect	多普勒效应
double pain	双重痛觉
drunken man gait	醉酒步态
dullness	浊音
dynamic diarrhea	动力性腹泻
dynamic jaundice	溶血性黄疸
dysmenorrhea	痛经
dyspnea	呼吸困难

E

ecchymosis	瘀斑
edema	水肿
electrocardiogram，ECG	心电图
elimination pattern	排泄型态
emaciation	消瘦
endogenous creatinine clearance rate，Ccr	内生肌酐清除率

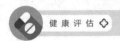
endogenous pyrogen	内源性致热源
enhancement scan	增强扫描
eosinophil granulocyte	嗜酸性粒细胞
epididymis	睾丸
epigastric angle	腹上角
epistaxis	鼻出血
erythrocyte sedimentation rate，ESR	红细胞沉降率
etiology	病因
exogenous pyrogen	外源性致热源
expectoration	咳痰
expiratory dyspnea	呼气性呼吸困难
expression	表情
external auditory canal	外耳道
extra cardiac sound	额外心音
exudate	渗出液
eye heart reflex	眼心反射

F

fallopian tube	输卵管
family history	家族史
fasting plasma glucose，FPG	空腹血糖
Fatigue	疲乏
fatty cast	脂肪管型
fear	恐惧
female organ	女性生殖器
festinating gait	慌张步态
fever	发热
fever type	热型
finger-nose test	指鼻试验
fist heart sound，S1	第一心音
flat chest	扁平胸
flatness	实音
fluoroscopy	透视
form interview	正式交谈
fourth heart sound，S4	第四心音
free fatty acid，FFA	游离脂肪酸
frequent micturition	尿频

funnel chest	漏斗胸

G

gait	步态
gallbladder palpation	胆囊触诊
gallop rhythm	奔马律
gastric pattern	胃型
gastrointestinal pattern	胃肠型
Gd-DTPA	二乙烯五胺乙酸钆
gelsolin	凝溶胶蛋白
gibbus	驼背
gigantism	巨人症
glomerular filtration rate，GFR	肾小球滤过率
glucose	葡萄糖
guarding	腹壁紧张度
gums	牙龈
gurgling sound	肠鸣音

H

habitus	体质
headache	头痛
health assessment	健康评估
heart assessment	心脏评估
heart rate	心率
heart sound	心音
hell-knee-tibia test	跟–膝–胫试验
hematemesis	呕血
hematochezia	便血
hematocrit，HCT	血细胞比容
hematoma	血肿
hematuria	血尿
hemoglobin，Hb	血红蛋白
hemoptysis	咯血
hemorrhagic shock	失血性休克
hepatic dullness	肝浊音界
hepatitis A virus，HAV	甲型肝炎病毒
hepatitis B virus，HBV	乙型肝炎病毒

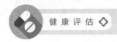

hepatitis C virus，HCV	丙型肝炎病毒
hepatitis D virus，HDV	丁型肝炎病毒
hepatitis E virus，HEV	戊型肝炎病毒
hepatic facies	肝病面容
hepatocellular jaundice	肝细胞性黄疸
hepatojugular reflex sign	肝颈静脉回流征
high-density lipoprotein，HDL	高密度脂蛋白
high-resolution CT，HRCT	高分辨率CT
history of present illness	现病史
hydrothorax	胸腔积液
hyperpyrexia	高热
hyperresonance	过清音
hypertension	高血压
hypotension	低血压

I

image examination	影像检查
impaired social interaction	社交障碍
indirect auscultation	间接听诊法
indirect percussion	间接触诊法
ineffective airway clearance	清理呼吸道无效
ineffective breathing pattern	低效性呼吸型态
infectious disease history	传染病史
inform interview	非正式交谈
infrasternal angle	胸骨下角
inspection	视诊
inspiratory dyspnea	吸气性呼吸困难
interferon，IFN	干扰素
interleukin-1，IL-1	白细胞介素
intermittent claudication	间歇性跛行
intermittent fever	间歇热型
interscapular region	肩胛间区
intestinal obstruction	肠梗阻
intestinal pattern	肠型
intra-arterial digital subtraction angiography，IADSA	动脉法数字减影血管造影术
intravenous digital subtraction angiography，IVDSA	静脉注射数字减影血管造影术
intussusception	肠套叠

iris	虹膜
irregular fever	不规则热
irritable bowel syndrome	肠易激综合征
itch	瘙痒

J

jaundice	黄疸
joint	关节

K

ketone checks	尿酮体检查
knee reflex	膝反射
koilonychia	反甲
kyphosis	脊柱后凸

L

labia majora	大阴唇
labia minora	小阴唇
laboratory examination	实验室检查
lactate dehydrogenase，LD	乳酸脱氢酶
last menstrual period	末次月经
latent jaundice	隐性黄疸
lateral border of rectus muscles	腹直肌外缘
lead	导联
lead pipe rigidity	铅管样强直
left atrial enlargement	左心房肥大
left bundle branch block，LBBB	左束支传导阻滞
left ventricular hypertrophy	左心室肥大
leukocyte	白细胞
leukoplakia	白斑
light palpation	浅部触诊法
limb leads	肢体导联
limbs	四肢
lipoprotein	脂蛋白
live cirrhosis	肝硬化
liver palm	肝掌
lordosis	脊柱前凸

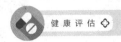
low-density lipoprotein，LDL	低密度脂蛋白
lower limbs	下肢
low-grade fever	低热
lymph node	淋巴结
lymphocyte	淋巴细胞

M

maculae	斑疹
maculopapular	斑丘疹
magnetic resonance imaging，MRI	磁共振成像
male genital organ	男性生殖器
malnutrition	营养失调
marital history	婚姻史
masked facies	面具面容
masses	包块
mastoid	乳突
mean corpuscular hemoglobin，MCH	平均红细胞血红蛋白含量
mean corpuscular hemoglobin concertation，MCHC	平均红细胞血红蛋白浓度
mean corpuscular volume，MCV	平均红细胞体积
medication history	用药史
melena	黑便
menarche	月经初潮
meniere	梅尼埃病
meningeal irritation sign	脑膜刺激征
menstrual history	月经史
methemoglobinemia	高铁血红蛋白血症
microscopic hematuria	镜下血尿
microscopic pyuria	镜下脓尿
midabdominal line	腹中线
midclavicular line	锁骨中线
midgetism	侏儒症
mitral facies	二尖瓣面容
mixed dyspnea	混合性呼吸困难
moderate fever	中度发热
moist rales	湿啰音
monoamine oxidase，MAO	单胺氧化酶
moon facies	满月面容

mucocutaneous hemorrhage	皮肤黏膜出血
multislice spiral CT，MSCT	多层螺旋CT
muscle power	肌力
muscle tone	肌张力
mucous edema facies	黏液性水肿面容
myocardial ischemia	心肌缺血

N

narcolepsy	嗜睡症
nasal ale flap	鼻翼扇动
nasal sinus	鼻窦
nausea	恶心
neck tumor	颈部包块
nephrogenic edema	肾源性水肿
nervous system	神经系统
neutrophil granulocyte	中性粒细胞
north american nursing diagnosis association，NANDA	北美护理诊断协会
nursing diagnosis	护理诊断
nursing process	护理程序
nursing record	护理病历
nutrition	营养
nutrition-metabolism pattern	营养–代谢型态

O

oliguria	少尿
obesity	肥胖
observation	观察
occult blood test，OBT	隐血试验
olfactory examination	嗅诊
opening snap	二尖瓣开放拍击音
oral glucose tolerance test，OGTT	口服葡萄糖耐量试验
oral mucosa	口腔黏膜
orientation	定向力
orthopnea	端坐呼吸
orthostatic test	卧立位试验
osmotic diarrhea	渗透性腹泻
ovary	卵巢

P

pallor	苍白
palpation	触诊
palpitation	心悸
papule	丘疹
parasite body	寄生虫体
parotid	腮腺
paroxysmal supraventricular tachycardia	阵发性室上性心动过速
paroxysmal ventricular tachycardia	阵发性室性心动过速
passive position	被动体位
past history	既往史
pathogen	病原体
pathological reflex	病理反射
penis	阴茎
perception	感知
percussion	叩诊
peristalsis	蠕动波
peritoneal irritation sign	腹膜刺激征
personal history	个人史
personal identity	自我认同
petechia	瘀点
phospholipid	磷脂
pigmentation	色素沉着
pilomotor reflex	竖毛反射
plain scan	平扫
platelet count，PC或Plt	血小板计数
pleural friction sound	胸膜摩擦音
pleural friction fremitus	胸膜摩擦感
pulmonary dyspnea	肺源性呼吸困难
polarization	极化
polyuria	多尿
position sense	位置觉
posterior axillary line	腋后线
potential complication	潜在并发症
precordial or chest leads	胸导联
pre-excitation syndrome	预激综合征

premature atrial contraction	房性期前收缩
premature contraction	期前收缩
premature junctional contraction	交界性期前收缩
premature ventricular contraction	室性期前收缩
prepuce redundant	包皮过长
primary role	第一角色
prothrombin time，PT	凝血酶原时间
psychological assessment	心理评估
psychometrics	心理测验学
pubic hair	阴毛
pubic symphysis	耻骨联合
pulmonary atelectasis	肺不张
pulse，P	脉搏
pupil	瞳孔
purpura	紫癜
pyrogen	致热源
pyuria	脓尿

R

rachitic chest	佝偻病胸
rachitic rosary	佝偻病串珠
rale	啰音
rebound tenderness	反跳痛
rectum	直肠
red blood cell count，RBC	红细胞计数
referred pain	牵涉痛
reflex vomiting	反射性呕吐
relapsing fever	回归热
relative hepatic dullness	肝脏相对浊音界
remittent fever	弛张热
renal edema	肾源性水肿
renal failure cast	肾衰竭管型
repolarization	复极
reproductive pattern	生殖型态
resonance	清音
respiration rate	呼吸频率
respiration rhythm	呼吸节律

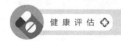

respiration，R	呼吸
review of systems	系统回顾
r-glutamyl transferase，GGT或r-GT	γ-谷氨酰转移酶
rheumatoid factor，RF	类风湿因子
rhonchi	干啰音
right atrial enlargement	右心房肥大
right bundle branch block，RBBB	右束支传导阻滞
right ventricular hypertrophy	右心室肥大
role ambiguity	角色模糊
role conflict	角色冲突
role strain	角色紧张
Romberg syndrome	闭目难立征
roseola	玫瑰诊
rotation test	轮替试验

S

sardonic facies	苦笑面容
scale	量表
scapula	肩胛骨
scapular line	肩胛线
scissors gait	剪刀步态
sclera	巩膜
scrotum	阴囊
second heart sound，S2	第二心音
secondary infection	继发感染
self-raring depression scale，SDS	抑郁自评量表
self-rating anxiety scale，SAS	焦虑自评量表
self-respect	自尊
sensory nerve	感觉神经
serum albumin，A	血清蛋白
serum complement，C	血清补体
serum creatine kinase，CK	血清肌酸激酶
serum creatinine，Scr	血清肌酐
serum electrolytes	血清电解质
serum globulin，G	血清球蛋白
serum immunoglobulin，Ig	血清免疫球蛋白
serum protein electrophoresis，SPE	血清蛋白电泳

serum total bilirubin，STB 血清总胆红素

serum total protein，STP 血清总蛋白

setpoint 体温调定点

sex 性别

shape and movement of neck 颈部外形与运动

shift to left 左移

shift to right 右移

shifting dullness 移动性浊音

sick sinus syndrome，SSS 病态窦房结综合征

sign 体征

sinus arrest 窦性停搏

sinus bradycardia 窦性心动过缓

sinus rhythm 窦性心律

sinus tachycardia 窦性心动过速

skin color 皮肤颜色

skin eruption 皮疹

skin location awareness 皮肤定位觉

skin pain 皮肤痛

skin scratch test 皮肤划痕试验

skull 头颅

sleep pattern disturbance 睡眠型态紊乱

smelling 嗅诊

solid edema 黏液性水肿

somatic pain 躯体痛

somnolence 嗜睡

specific gravity 比密

spider angioma 蜘蛛痣

spine 脊柱

spiral CT或helical CT 螺旋CT

spleen 脾脏

splitting of heart sounds 心音分裂

spoon nails 匙状甲

sputum 痰

stained yellow 黄染

standard leads 标准导联

state of consciousness 意识状态

steppage gait 跨阈步态

stercobilin	粪胆素
stereognosis	实体觉
sternal angle	胸骨角
stiff neck	颈项强直
strawberry tongue	草莓舌
stress	压力
subcutaneous emphysema	皮下气肿
subcutaneous hemorrhage	皮下出血
succussion splash	振水音
sulfhemoglobinemia	硫血红蛋白血症
superficial appearance	外观
superficial reflex	浅反射
supraclavicular fossa	锁骨上窝
suprasternal fossa	胸骨上窝
surface pattern perception	体表图形觉
surface symbol	体表标志
symptom	症状

T

tarry stool	柏油便
temperature，T	体温
tenderness	压痛
testis	附睾
tetany	手足抽搐
the second aortic valve area，E	主动脉瓣第二听诊区
third heart sound，S3	第三心音
thoracic expansion	胸廓扩张度
thoracic respiratory	胸式呼吸
thrush	鹅口疮
thyroid	甲状腺
tic	抽搐
total cholesterol，TC	总胆固醇
transudate	漏出液
triceps reflex	肱三头肌反射
tricuspid valve area	三尖瓣区
trigeminy	三联律
triglycerides，TG	甘油三酯

tube	管型
tumor cells	肿瘤细胞
tumor marker	肿瘤标志物
tumor necrosis factor，TNF	肿瘤坏死因子
two-point discrimination	两点辨别觉
tympany	鼓音
typhoid facies	伤寒面容

U

ulcerative colitis	溃疡性结肠炎
ultra hyperpyrexia	超高热
umbilicus	脐
unconjugated bilirubin，UCB	非结合胆红素
undulant fever	波状热
upper abdominal angle	腹上角
upper limbs	上肢
urinary α_1-microglobulin	尿α_1-微球蛋白
urinary glucose quantitative，UGQ	尿糖定量
urinary incontinence	尿失禁
urinary protein quantity	尿蛋白定量
urine	尿量
urine amylase	尿淀粉酶
urine bilirubin，BIL	尿胆红素
urine concentration-dilution experiments，CDT	尿浓缩–稀释实验
urine glucose	尿糖
urine protein checks	尿蛋白检查
urinary β_2-microglobulin	尿β_2-微球蛋白
urobilin	尿胆素
urobilinogen，UBG	尿胆原
urticaria	荨麻疹
uterus	子宫

V

vagina	阴道
vaginal vestibule	阴道前庭
ventricular fibrillation	心室颤动
ventricular flutter	心室扑动

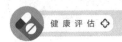

very low density lipoprotein，VLDL	极低密度脂蛋白
vesicular breath sound	肺泡呼吸音
viral hepatitis markers	病毒性肝炎标志物
visceral pain	内脏痛
vitiligo	白癜风
vocal fremitus	语音震颤
volume CT scan	容积CT扫描
vomiting	呕吐
voxel	体素

W

waddling gait	蹒跚步态
WBC differential count，DC	白细胞分类计数
white blood cell count，WBC	白细胞计数

X

| xiphoid process | 剑突 |

参 考 文 献

［1］ 白人驹，徐克.医学影像学［M］.7版.北京：人民卫生出版社，2013.

［2］ 吕探云，孙玉梅.健康评估［M］.北京：人民卫生出版社，2012.

［3］ 张维，雍怡敏.诊断学［M］.北京：科学出版社，2012.

［4］ 余丽君，姜亚芳.健康评估［M］.北京：中国协和医科大学出版社，2012.

［5］ 莫新玲.健康评估［M］.北京：中国协和医科大学出版社，2011.

［6］ 陈瑄瑄.健康评估［M］.北京：人民卫生出版社，2011.

［7］ 王丽，肖国华，王雪琴.护理实验基础教程［M］.北京：军事医学科学出版社，2010.

［8］ 刘成玉.健康评估［M］.4版.北京：人民卫生出版社，2018.

［9］ 吴光煜.健康评估［M］.北京：北京大学医学出版社，2008.

［10］ 陈文彬，潘祥林.诊断学［M］.北京：人民卫生出版社，2008.

［11］ 张淑爱.健康评估［M］.北京：人民卫生出版社，2008.

［12］ 徐淑秀.健康评估与护理诊断［M］.南京：东南大学出版社，2005.

［13］ WEBER J，KELLEY J. Health Assessment in Nursing ［M］. 2 nd ed. Philadelphia：Lippincott Williams & Wilkins，2003.

［14］ SWARTZ MH. Physical Diagnosis and Examination ［M］. 4th ed. Elsevier Science，2002.

［15］ FULLER J，SCHALLER-AYERS J. Health Assessment：A Nursing Approach ［M］. 3 rd ed. Philadelphia：Lippincott Williams & Wilkins，2000.

［16］ 孙玉梅，张立力，张彩虹.健康评估［M］.北京：人民卫生出版社，2021.

［17］ 孙志岭，李壮苗.健康评估［M］.3版.北京：人民卫生出版社，2021.

［18］ 万学红，卢雪峰.诊断学［M］.北京：人民卫生出版社，2018.